ATLASで学ぶ
歯科用コーンビームCT診断のポイント64

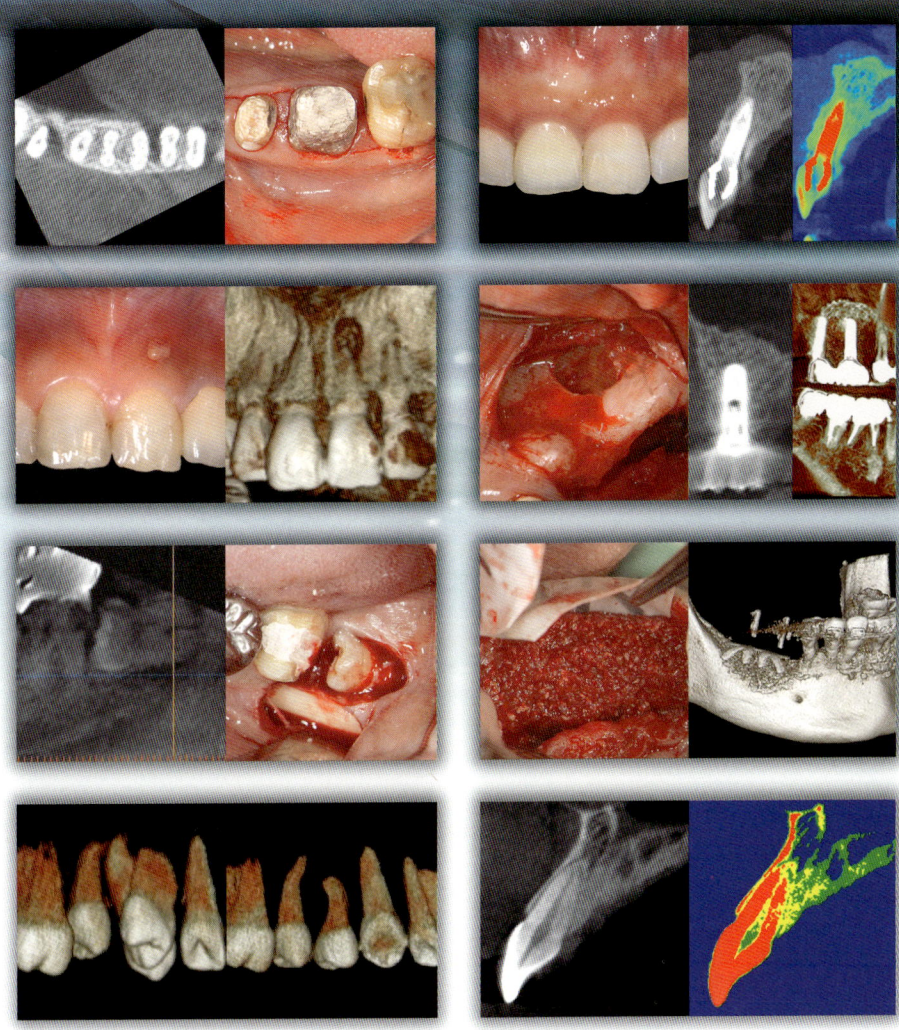

監修
糸瀬正通
山道信之

著
水上哲也
安東俊夫
葛西秀夫
荒木秀文
泥谷高博
金成雅彦
島田昌明
吉村理恵
林　美穂
柳　智哉

クインテッセンス出版株式会社　2011

Tokyo, Berlin, Chicago, London, Paris, Barcelona, Istanbul, Milano, São Paulo, Moscow, Prague, Warsaw, New Delhi, Beijing, and Bukarest

序文

　近年，歯科用コーンビームCT(CBCT)は，コンピュータソフトの発展にともない画質の精度が一段と向上し，よりいっそう診査診断に不可欠なツールとなってきている．

　われわれは2010年7月～12月号まで6回にわたり，the Quintessence誌に「CTなしではできない診断を知ろう」と題して，CBCTでの画像診断について「明日に役立つ臨床アドバイスを読者に届けたい」との思いで連載を行った．その結果，当初の予想以上の大きな反響があった．そこで本書は，限られた誌面で詳説できなかった箇所の反省を踏まえて，大幅な加筆・修正を行ったものである．各々の臨床でのCBCTの使いどころが目で見てすぐわかるよう，ATLAS様の構成に重点をおいた．なお，本書の著者は全員同じ機種のCBCT(Prevista，日本メディカルマテリアル株式会社)を使用しているため，規格性を統一しての執筆が可能であった．このCBCTの大きな特徴・利点は，①解像度が高い，②撮影時間が短い，③被曝線量が少ない，④金属によるアーティファクトが少ない，⑤設置面積が小さい，⑥維持費が安いなどがあげられる．一方，数少ない欠点は，軟組織の描出能が低い，骨密度のCT値については医科用ヘリカルCT値のような定量性がない点である．

　歯科臨床における診査診断は，治療優先順位の決定，長期的に安定した予後観察のための治療計画，術式選択など，すべての根幹をなす．二次元のデンタル・パノラマエックス線写真で診査診断し，長年の経験と勘に頼って診療していた自分自身が，CBCT画像診断により各種症例を検討していると，ある親友の先生が云った「CTは名医を超える」というジョークがあながち間違いではなかったと思う毎日である．現在，CBCT画像診断を適正に行い，より安全で適確な臨床を行うことが患者への配慮だと考えている．すでにCBCTを導入・活用されている先生方のなかには，導入前の診査診断がいかにアバウトなものだったか痛感している方も私を含めて多いのではないか．

　最近では，医科同様，歯科でもCT撮影により正確な診査診断を行うことに関しては，検査費用やエックス線被曝線量の問題があるとしても同意してくれる患者さんがほとんどである．多くの症例はデンタルエックス線写真だけで二次元的な病態の診査診断は十分に可能であるが，さらにCT画像の三次元的な診査診断を加えることで，治療の難易度，危険性，治療の予後観察の推測などが，より確実に行えるようになった．CBCTはインプラント治療だけの診査診断機器ではなく，歯科医療全般の診査診断に不可欠なのである．なお，撮影時にはもちろん医療のプロである歯科医師として，放射線被曝量を考慮したうえで撮影領域・回数を決めているのはいうまでもない．

　また，CBCTは2010年12月6日より一部保険導入(難治性根尖性歯周炎，根分岐部病変を有する中等度以上の歯周炎，下顎管と接触している恐れがある下顎智歯の抜歯，顎骨囊胞，変形性顎関節症，その他)が認められるようになり，その撮影頻度は増加の傾向にあり，医院経営における経済効果は間違いなく上昇している．歯科医療がまさに分岐点に立っている今，患者さん・術者の双方に，安全安心という恩恵を与えるCBCTの導入は，まさにまったなしと言わざるをえない．

　本書を通じてCBCTによる適確な診査診断を理解していただければ幸いである．

2011年8月吉日
糸瀬正通

CONTENTS

序文 3
　　　　　　　　　　　　　　　　　　　　　　　　　　糸瀬正通

執筆者一覧 6

1章　CBCTとは？

1.1. CBCTを解き明かす 8
　　　── CBCTにより変わる歯科診療
　　　　　　　　　　　　　　　　　　　　　　　　　　柳　智哉

2章　CBCTを臨床でフル活用するには？

2.1. 総論と歯周治療 22
　　　──歯周治療・歯周外科処置におけるCBCTの有効活用法
　　　Point 1〜5
　　　　　　　　　　　　　　　　　　　　　　　　　　水上哲也

2.2. 歯内療法 45
　　　──三次元的な病変の診断と根管単位での治療戦略が可能！
　　　Point 6〜15
　　　　　　　　　　　　　　　　　　　　　　　安東俊夫／葛西秀夫

2.3. 抜歯・小外科 67
　　　── CBCTで変わる抜歯難易度の基準
　　　Point 16〜26
　　　　　　　　　　　　　　　　　　　　　　　荒木秀文／泥谷高博

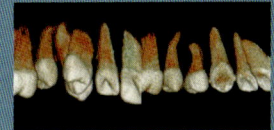
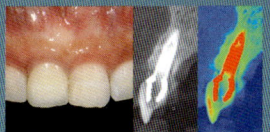
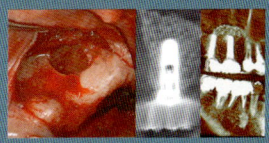
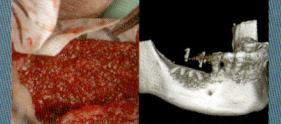

2.4. 矯正治療 ... 85
──矯正治療の診査・診断も三次元の時代へ

Point 27〜36　　　　　　　　　　　　　　　　　　　金成雅彦

2.5. 上顎前歯部インプラント ... 111
── CBCT を用いた補綴主導型インプラント治療

Point 37〜43　　　　　　　　　　　　　　　　　　　島田昌明

2.6. 上顎臼歯部インプラント ... 127
── CBCT により上顎洞の三次元的な把握が可能に

Point 44〜54　　　　　　　　　　　　　　　　　　　吉村理恵

2.7. 下顎インプラント ... 151
──安心・安全で予知性のあるインプラント治療に不可欠な CBCT

Point 55〜64　　　　　　　　　　　　　　　　　　　林　美穂

索引 ... 173

おわりに ... 177
　　　　　　　　　　　　　　　　　　　　　　　　　　山道信之

執筆者略歴 ... 179

執筆者一覧

●監修
糸瀬正通(福岡県・歯科糸瀬正通医院)
山道信之(福岡県・山道歯科医院)

●著
水上哲也(福岡県・水上歯科クリニック)
安東俊夫(福岡県・安東歯科医院)
葛西秀夫(福岡県・かさい歯科医院)
荒木秀文(福岡県・荒木歯科医院)
泥谷高博(福岡県・ひじや歯科医院)
金成雅彦(山口県・クリスタル歯科)
島田昌明(山口県・しまだ歯科医院)
吉村理恵(福岡県・よしむら歯科医院)
林　美穂(福岡県・歯科・林美穂医院)
柳　智哉(北海道・滝川歯科医院)

● CBCT画像読影協力
吉浦一紀(九州大学大学院歯学研究院口腔顎顔面病態学講座口腔画像情報科学分野・教授)

●症例提供および協力(50音順)
小山浩一郎(長崎県・おやま歯科中通り診療所)
梶原浩喜(福岡県・かじわら歯科小児歯科医院)
神田　亨(長崎県・かんだ歯科)
園田哲也(福岡県・園田歯科医院)
土肥博幸(長崎県・どひ歯科クリニック)
原田武洋(福岡県・山道歯科医院)
平井友成(福岡県・平井歯科クリニック)
村岡卓也(福岡県・むらおか歯科医院)
柳川淳子(福岡県・歯科・林美穂医院)
山口康介(佐賀県・こうすけデンタルクリニック)
吉浦由貴子(福岡県・歯科糸瀬正通医院)
吉松繁人(福岡県・吉松歯科医院)

1章 CBCTとは？

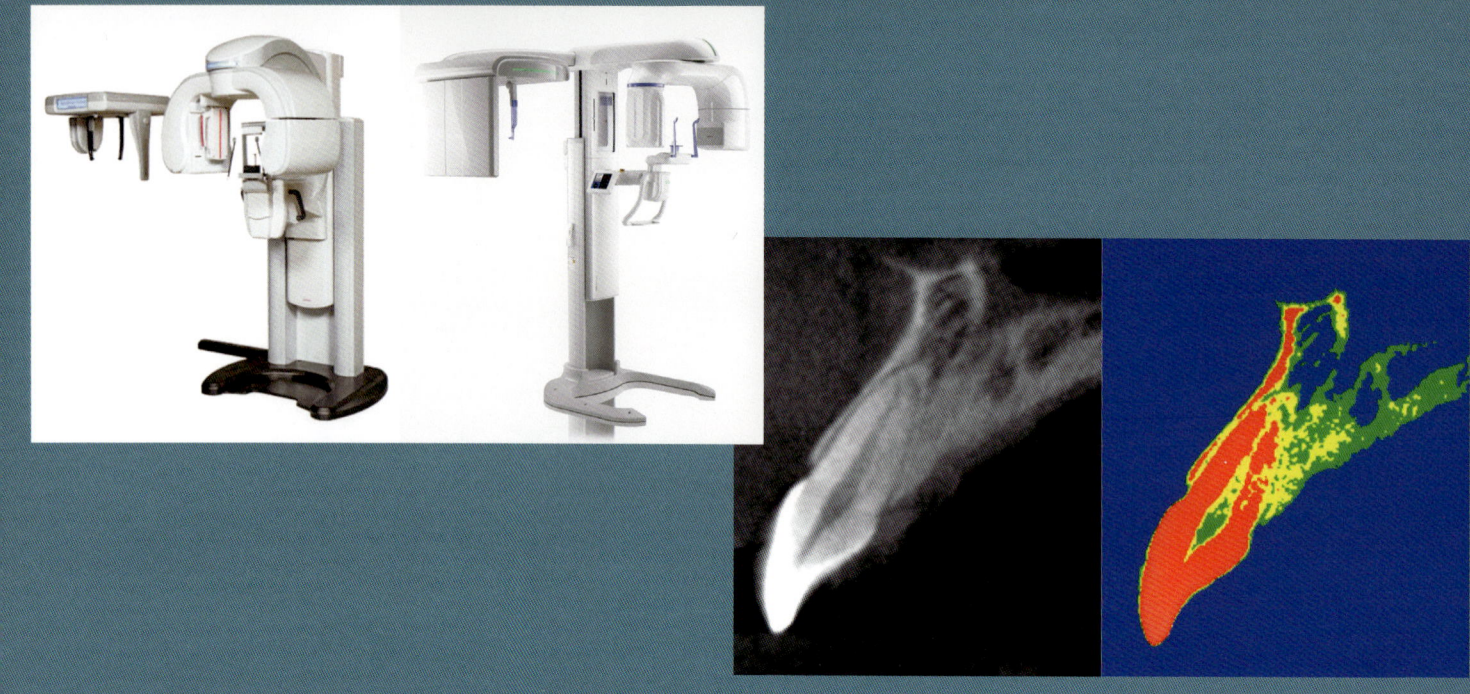

1.1. CBCTを解き明かす
―――― CBCTにより変わる歯科診療

解説　柳　智哉

■ 歯科用コーンビームCT 開発の歴史

CT(computed tomography)はHounsfieldらによって，1971年に開発され40年が経過した．1980年代に入り，第三世代の高解像度のCTが開発されてからは，頭頸部領域への臨床応用が広まり，1990年代後半から，体軸方向に対して多列に検出器を配置したmulti detector CT（多重検出器列CT）が開発され，高画質で高速度のCT撮影が可能となった．この頃から，歯科領域においてもインプラント治療などの術前検査としてCTの臨床応用が始まった．

また歯科用コーンビームCT（以下，CBCT）の理論は，同年代にコーン型のエックス線束を用いた技術として存在していたが，大きなサイズのエックス線検出器の開発が必要であったことや，撮影範囲が大きくなるほど散乱線によるノイズが増加することなどが障害となり，開発までには至らなかった．しかしながら，歯科領域での応用であれば，撮影領域が狭いためエックス線検出器のサイズも限局でき，その結果，散乱線も少なくなる．さらに，硬組織を対象とするため，線量範囲も限定することができる．このようなことから1986年に豊福ら[1]によってコーン型のエックス線束を歯科医療に応用することは有用であることが実験的に示され，1997年にはMozzoら[2]がimaging intensifier（画像倍増管）を利用したCBCTの開発を行うこととなった．

昨今では，CBCTも全世界のさまざまなメーカーより販売されるようになった．CBCT普及にともないわれわれ歯科医師の診療体系は，従来の二次元画像のみならず三次元画像を用いた歯科治療を行う時代へと変化してきている．これからの歯科医師には，CBCTの基礎知識（CT画像の読影や仕組み）を理解し，臨床に活用できるスキルが必須であるといえよう．

1.1. CBCTを解き明かす

被曝線量が少なく安全なCBCT

CBCTの特長

CBCTは，医科用CTに比べて，「被曝線量が少ない」「空間分解能が高い」ということが特長なのは周知のことであろう．医科用のファンビームと異なり，コーンビーム形式（**図1**）のCBCTは，小照射野CTのため，撮影領域を局所に制限している（**図2**）．また，硬組織を撮影対象とすることでエックス線量の少ない撮影が可能となるため，被曝線量が少なくなるのである．硬組織を扱うことの多い歯科診療で，硬組織の抽出がすぐれているCBCTの有用性を**表1**に示す．

表1 医科用CTと歯科用CBCTの性能比較（参考文献3より引用）．

	医科用CT	歯科用CBCT
軟組織の描出	○	△
硬組織の描出	○	◎
コントラスト分解能	○	△
空間分解能	○ 0.3mm×0.3mm×0.3mm	◎ 0.1mm×0.1mm×0.1mm
撮影時間	◎	○ or △
被曝線量	大	小 （ただし大照射野ではほとんど被曝が変わらなくなることに注意）
装置の大きさ	大	小

CBCTの特長

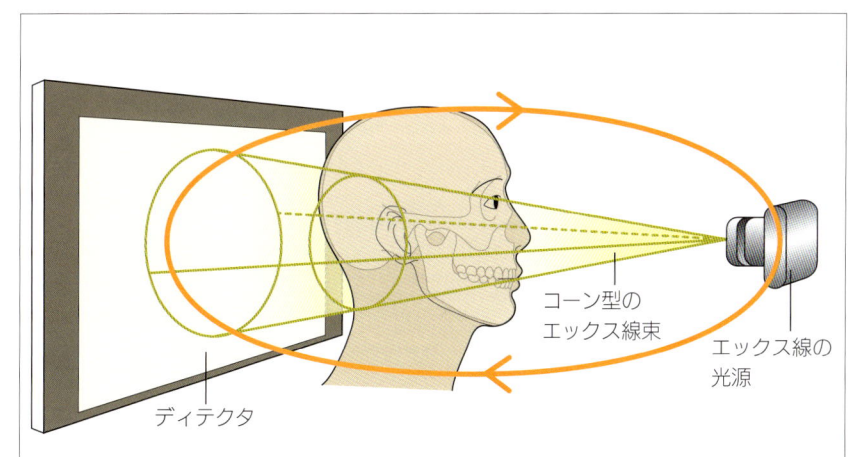

図1 CBCTは医科用CTのファン(扇)型とは違い，コーン(円錐)型のエックス線束を使用している．

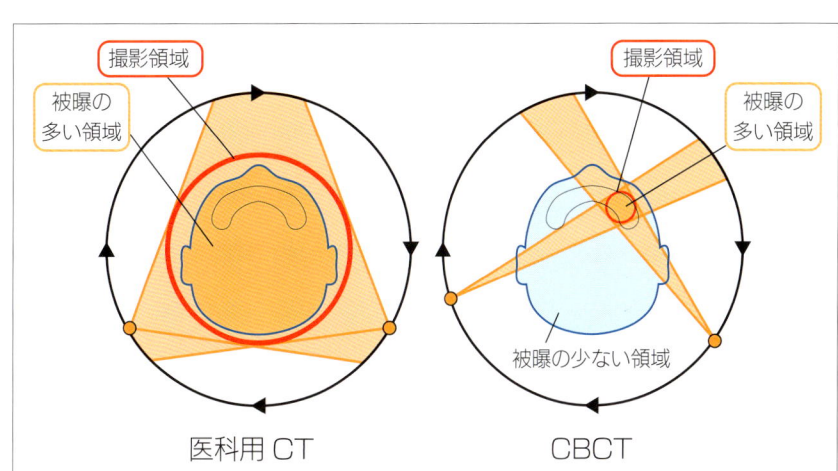

図2 エックス線束も小照射野としていることで，撮影領域を局所に制限し，少ない被曝線量での撮影を可能にしている．

表2 口腔領域の臓器吸収線量と実効線量（参考文献4より引用）.

		歯科用CT （A機） (80KV, 5 mA, 6 cm)	歯科用CT（B機） (120KV, 15mA, implant mode)	マルチスライスCT (120KV, 100mA, 77mm 上下顎スキャン)	パノラマ装置 (62KV, 16mA)
臓器吸収線量 (mGy)	脳	0.19	3.67	4.42	0.03
	水晶体	0.25	5.76	2.45	0.01
	耳下腺	3.81	13.69	27.81	0.61
	顎下腺	4.13	14.24	25.77	0.08
	甲状腺	0.62	3.72	4.63	0.05
	骨髄（下顎骨）	5.00	13.64	23.52	—
	乳房	0.03	0.16	0.24	0.00
実効線量 (mSv)		0.10	0.51	0.77	0.01

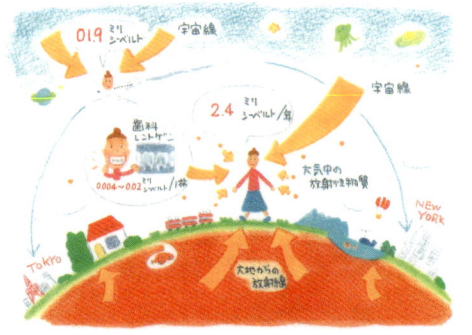

図3 当院で使用している患者説明用資料. 患者説明用に簡易化するため「エックス線」を「レントゲン」と表記している（イラストは, 倉林亨. nico 2007：3より引用改変）.

医療被曝と安全性

一般的な「被曝」と「医療被曝」はまったく違う意味合いをもっている．日本は世界で唯一の被爆国であるため，われわれ医療従事者は適切に，かつ安全であることをしっかりと説明しなければならない．その説明用のツールと，口腔領域の臓器吸収線量および実効線量を**図3**，**表2**に示す．

被曝線量のリスクはどれくらいか？

「0.01mSvの放射線被曝」＝「デンタルエックス線写真撮影0.5枚分」といわれている．この被曝ごとに癌で死に至るリスクは400万分の1増大するとされている．このように生命と直結する表現では，危険度が高いと感じてしまうが，たとえば以下のリスクとも同等なのである[5,6].
□道路を5回横断する．
□タバコを2〜3服吸う（1本だと10分余命短縮）．
□メタボリックシンドロームの人が20kcal余計に食べる（4分の1切れのパンとバター）．
□自動車で8km走る．

また，余命を1日短縮するリスクとしての放射線被曝を，デンタルエックス線写真撮影枚数に換算すると720

枚分ということになる．このような表現で表すと，いかに小さいリスクかが伝わりやすいのではないか．さらに，さまざまなリスクによる寿命の短縮日数について**表3**に示す．

ご覧いただけるように，医療放射線は自然放射線のリスク以下であり，さらにコーヒーを飲む習慣と同等であるという報告がある[6]．

したがって，医療被曝のリスクは非常に低く，それに対して得られる情報が非常に大きいため，エックス線検査の利害を適切にお伝えし，理解を得ることが重要なのではないかと考える．

医療被曝にまさる患者の利益

通常われわれが医科を受診し，エックス線検査(CTのみならず，胸部撮影，消化管造影，エックス線TVなど)を行うことは，当然のこととして受け入れるだろう．なぜなら，医科でのエックス線検査の重要性が理解できるからである．一般歯科でもまったく同じではないだろうか？う蝕の治療でも状態を把握せずに処置を進めることはないはずである．従来の二次元情報であるデンタルエックス線写真やパノラマエックス線写真も，必要な情報を得るための重要なエックス線検査であることは明白である．しかしながら，CBCTによる被曝の影響は小さいものの，すべてにおいて三次元情報が必要であるということではない．

医療被曝には，患者自身エックス線撮影により利益を得るという前提があるため，エックス線量の制限はない．国際放射線防護委員会(ICPR)は，「放射線防護方策は，個人の線量の分布，被曝する人数，被曝の可能性を，経済的および社会的要因を考慮して合理的に達成しうるだけ低く保つように選択する必要がある」と「ALARAの原則」(As Low As Reasonably Achievable)として1990年に勧告している．

表3 さまざまなリスクによる寿命短縮日数(参考文献6より引用・訳)．

原因	生命の損失(日)
独身(男性)	3,500
タバコ	2,250
心疾患	2,100
癌	980
20％肥満	900
自動車事故	207
アルコール	130
糖尿病	95
自然放射線	8
医療放射線	6
コーヒー	6

表4 歯科診療におけるエックス線検査と被曝線量(参考文献7より引用・改変)．

デンタルエックス線写真が0.0163〜0.0391mSv
　(デジタルは，約1／10の被曝線量)
パノラマエックス線写真が0.0399〜0.0436mSv
　(デジタルは，約1／3の被曝線量)

放射線技士は50mSv／年を超えない(ICRPの定義)
　(デンタル約2,500枚分)
胸部エックス線写真が0.13〜0.29mSv
　(デンタル約10枚分)

自然界で1年にわれわれが被曝するのは，約2.4 mSv
　(デンタル約120枚分)．
妊娠可能な(閉経前)女性の腹部は13 mSv／3か月まで
　(デンタル約650枚分)．
妊娠から出産までは10 mSv／10か月まで
　(デンタル約500枚分)．

CBCTの撮影領域

　CBCT撮影領域(field of view：以下，FOV)は，各メーカー機種のコンセプトにより異なるものが多い．たとえば，根管治療のために必要な撮影領域と，顎顔面矯正治療のために必要な撮影領域では必要な情報の質が異なる．自身が行う専門治療により，機種の選択をすべきであると考える．JMM(日本メディカルマテリアル)社のCBCTを例にFOV(円柱直径cm×高さcm)を図4に提示する．

　それぞれ12×7，8×5，5×5の3機種と，マルチFOV(12×8.5，8.5×8.5，8×5，5×5)を搭載した新機種が販売されている．FOVの円柱直径は12cmで顎骨を撮影，8cmで歯列弓を撮影，5cmで局所の撮影となるコンセプトである．FOVが小さければ，当然被曝線量は小さくなる(表5)．しかしながら，撮影時の位置設定が難しいため，ピンポイントでの三次元画像を得たい場合，再撮影となる可能性も考えられる．正確な撮影のためにはスカウト撮影(位置確認のためのエックス線撮影)機能の付属も大切である．

　現在，小視野撮影データを繋ぎ合わせて広範囲データとするスティッチング(stitching)機能を有する機種も販売されているが，撮影回数が増えることで被曝線量が増し，撮影時間が長くなるため，モーションアーティファクト(突発的な動きによる偽像)が出現しやすく，合成されたデータは正確とは言いがたい．

　また，撮影時の注意点として，エックス線の入射方向を咬合平面と一致させることで，メタルアーティファクト(金属によって信号が乱れて発生する偽像)の影響を最小限にすることができ，より正確な画像を得ることが可能となる．

CBCTの撮影領域

機種	PreVista	PreVista Uni-3D	PreVista Uni-3D Multi
FOV (cm)	12×7もしくは8×5 FOV固定	8×5もしくは5×5 FOV固定	12×8.5，8.5×8.5，8×5，5×5 FOV選択可能
撮影時間	パノラマ 13秒 セファロ 12秒 CT 15秒	パノラマ 13.5秒 セファロ 0.5秒 CT 15秒	パノラマ 13.5秒 セファロ 0.5秒 CT 15秒
ボクセルサイズ(mm)	0.2	0.12 / 0.20　　0.08 / 0.12	0.12 / 0.2
撮影範囲の形(cm)	直径12×高さ7	直径8×高さ5　　直径8×高さ5　　直径5×高さ5	直径12×高さ8.5　　直径8.5×高さ8.5　　直径8×高さ5　　直径5×高さ5

図4　JMM社のCBCTにおける撮影時間，ボクセルサイズ，撮影範囲の一覧．

表5 「PreVistaシリーズ」の被曝線量の比較．被曝線量は線量の大きさとリスクを考えた場合，非常に小さな値である（mSv）．

モデル	FOV	ICRP	CT	パノラマ Normal	パノラマ TMJ	パノラマ Sinus	セファロ Sagittal	セファロ Coronal
PreVista-Uni3D	8×5	ICRP2005	0.037	0.014	0.004	0.006	0.003	0.005
		ICRP2007	0.037	0.014	0.004	0.006	0.003	0.004
	5×5	ICRP2005	0.035					
		ICRP2007	0.036					
Prevista	12×7	ICRP1990	0.062					
		ICRP2005	0.090					

CBCTの操作画面

CBCTのデータを扱ううえで，必要な用語を**図5 a〜e，表6**に示す．

現在は「DICOM」（digital imaging and communications in medicine）という，医療デジタル画像データ・医療データを通信・保存する方法の国際標準規格があり，IT技術の進歩により医療分野でもデジタル診断が急速に進歩した．

さらに，CBCTに付属しているソフトウエアのなかには，フィクスチャー植立のシミュレーションが可能となっているものがあり，エックス線診断用ステントにて補綴を含めた治療計画の立案が可能である．「PreVistaシリーズ」にも「Ez 3 D」というソフトが付属しているため（**図6**），インプラント治療計画はもちろんのこと，三次元的な表示も非常に繊細で見やすく，操作も簡単である．さらに，フィクスチャー植立予定部位の骨密度を計測することが可能である（**図7**）．また，基本操作画面のレイアウトは各種メーカーにより異なるため（**図8**），事前の操作確認も必要である．

CBCTの基本用語

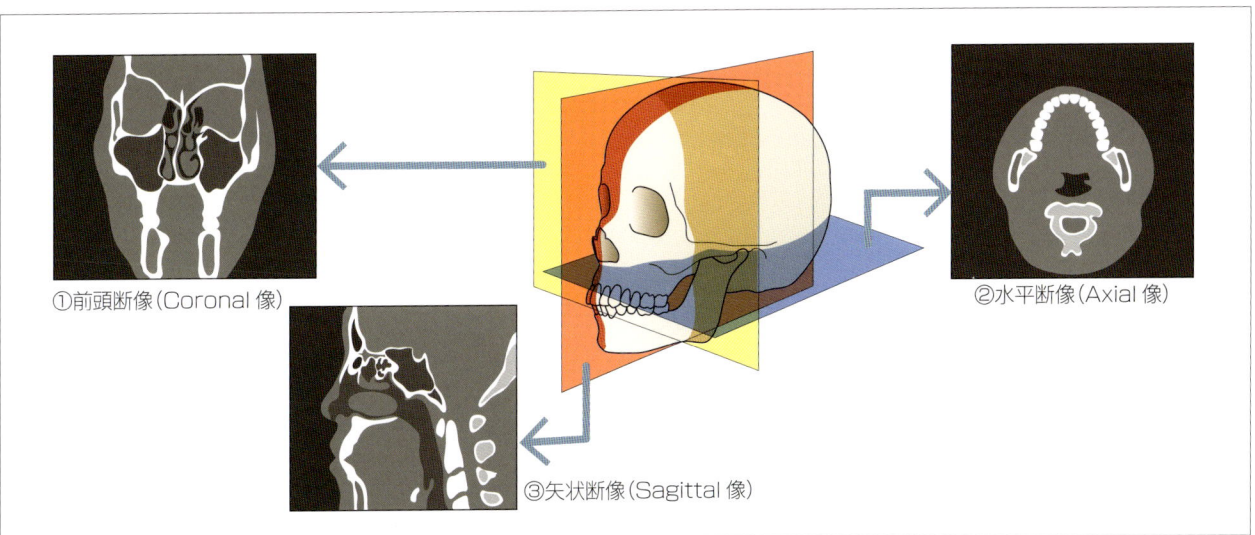

①前頭断像（Coronal像）
②水平断像（Axial像）
③矢状断像（Sagittal像）

図5 a 断面の解説．本書ではAxial像は咬合平面と平行となる平面とする．

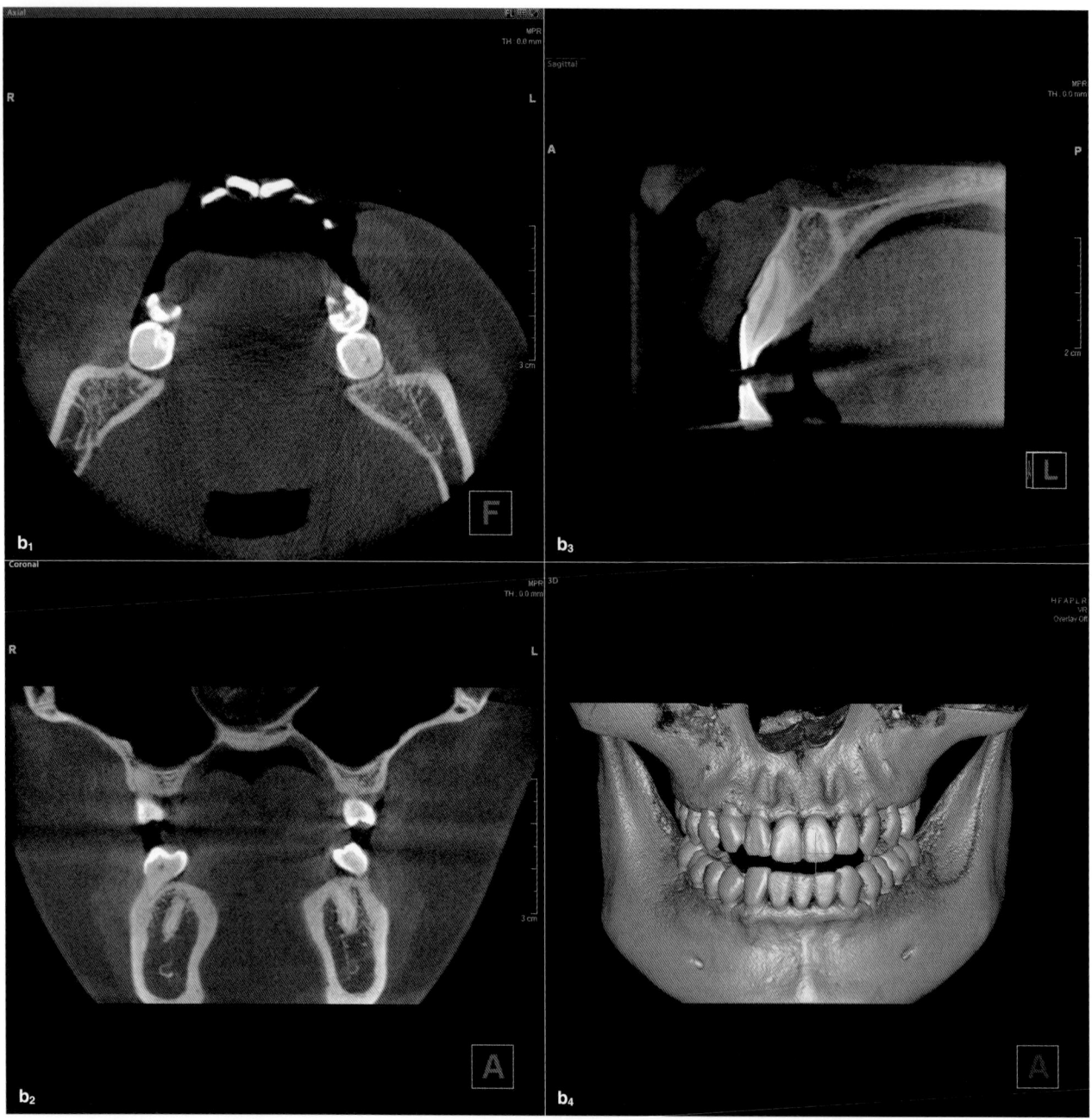

図5 b₁〜₃ MPR(multi planar reconstruction). Axial 像, Coronal 像, Sagittal 像からなる. 従来, CT 撮影により得られる像は Axial 像であるが, 体軸方向に複数の Axial 像を得ることにより, 三次元化し, それを並び替えることで, ほかの断面での表示が可能となる.
図5 b₁ Axial 像. 体軸または頭軸に直交した横断像(**図5a** ②).
図5 b₂ Coronal 像. 頭部の矢状断面に直交した頭軸方向の断面像(**図5a** ①).
図5 b₃ Sagittal 像. 体軸または頭軸に対して平行で, 前後方向の断面像(**図5a** ③).
図5 b₄ VR(Volume Rendering)像. ボリューム情報をもとに三次元的な画像を構築した立体像.

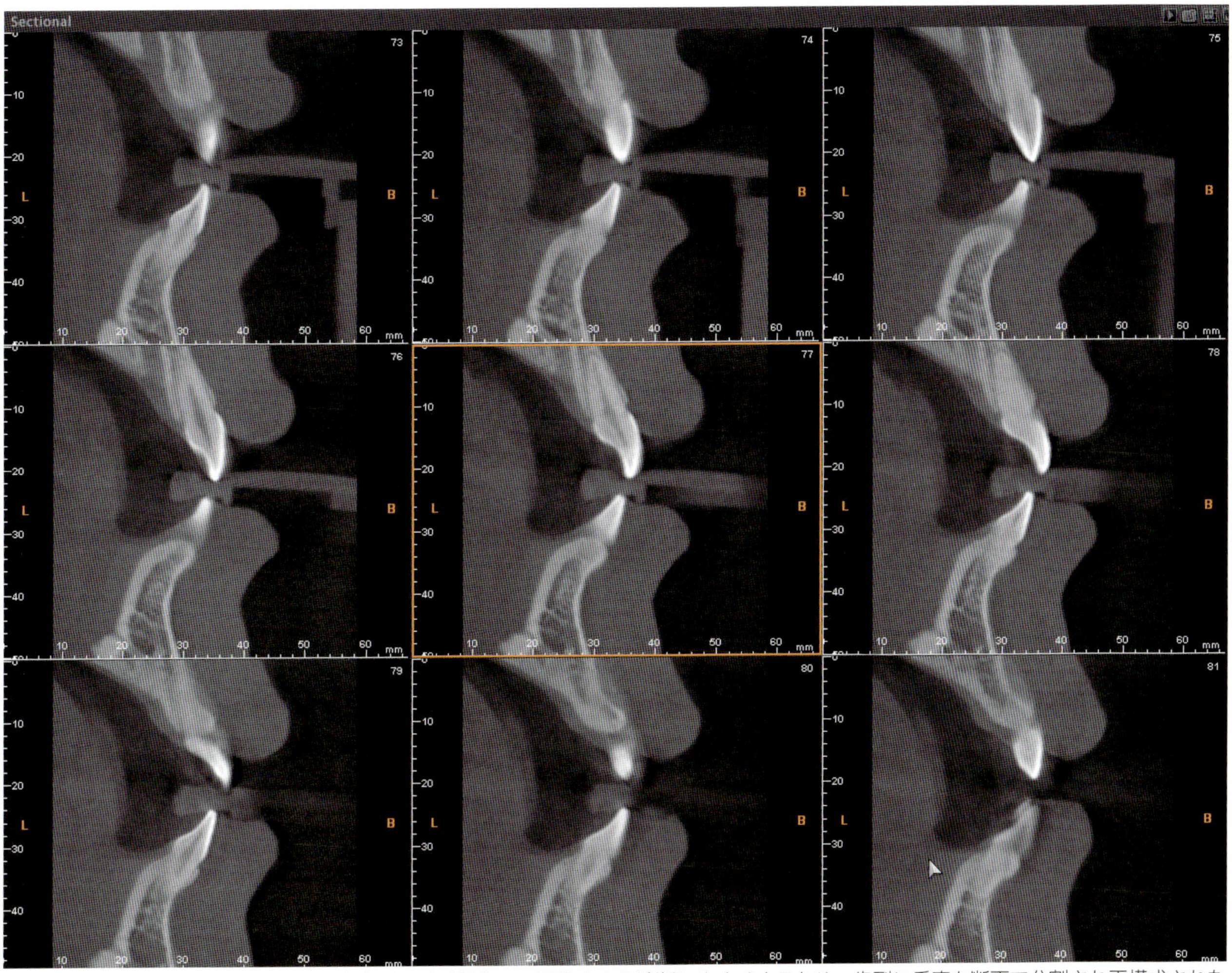

1.1. CBCTを解き明かす

図 5 c　Cross Sectional 像．前頭断（または矢状断）での画像をより診断しやすくするため，歯列に垂直な断面で分割され再構成された画像．

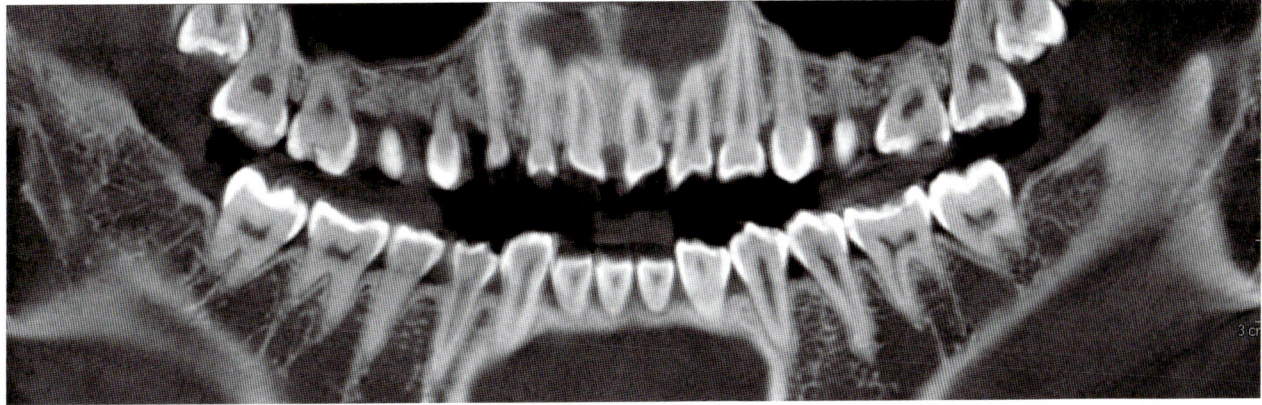

図 5 d　Panoramic 像．顎骨・歯列弓などに沿った任意の曲面の断層画像．

表6 日本歯科放射線学会の用語（学会HPより）と，本書での用語の対照表．

日本歯科放射線学会の用語	本書での用語	註
MPR（多断面再構成）	MPR（多断面再構成画像）	
axial view（軸方向像）	Axial 像（水平断像）	本書では咬合平面と平行な断像とする
coronal view（冠状方向像）	Coronal 像（前頭断像）	
sagittal view（矢状方向像）	Sagittal 像（矢状断像）	本書では臼歯部歯列弓と平行な断像を示す（＝臼歯部歯列平行断像）
cross – sectional（歯列直行断面像）	Cross Sectional 像（歯列直行断像）	
panoramic view（多断面像）	Panoramic 像（多断面像）	
volume rendering（体積構築表示）	Volume Rendering（体積構築表示画像）	

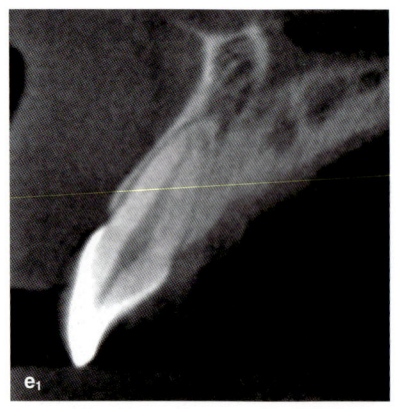
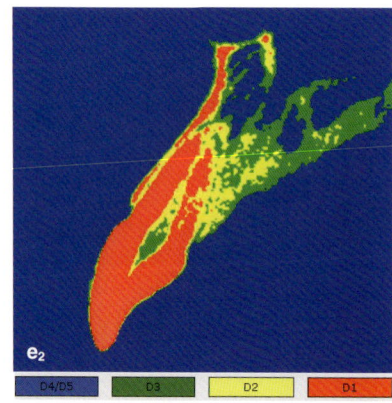

図5e 左：切歯部の Sagittal 像．右：切歯部のカラー表示（骨質の分類[8,9]）．

CBCTの操作画面

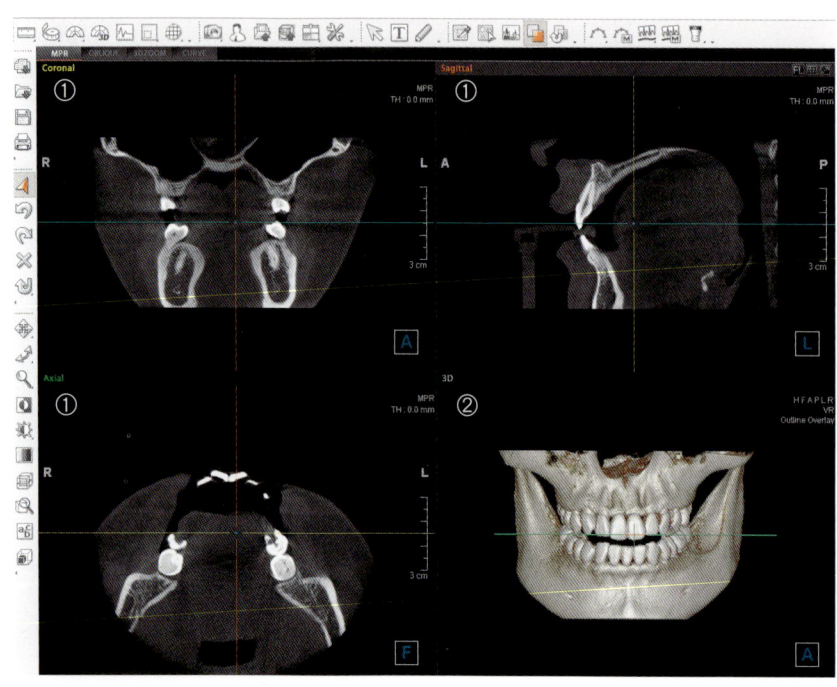

図6 「PreVista」付属の「Ez 3 D」操作画像．①MPR像と，②VR像の構成となっている．

1.1. CBCT を解き明かす

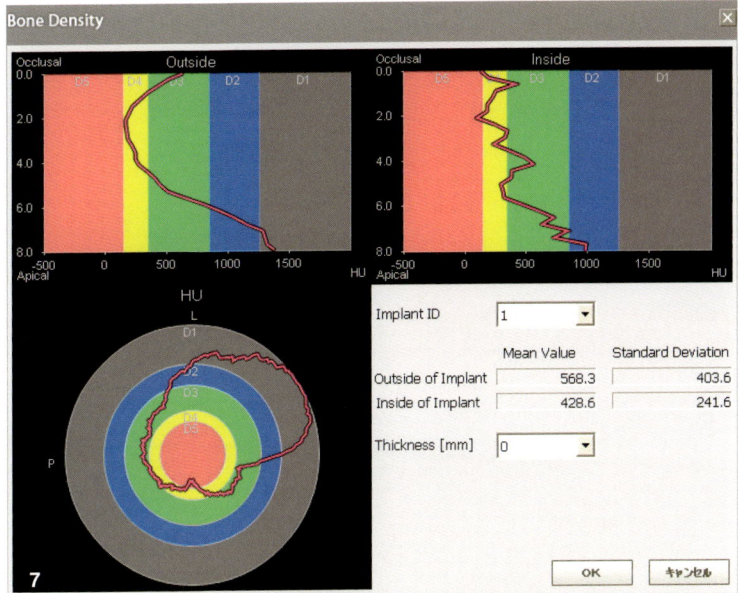

図7 フィクスチャー埋入予定部位の骨密度(注：「Ez3D」により散乱線の影響を補正した値である).
図8 ①歯列直行断像(Cross Sectional 像)，②Panoramic 像，③水平断像(Axial 像)，④VR 像，の構成となっている.

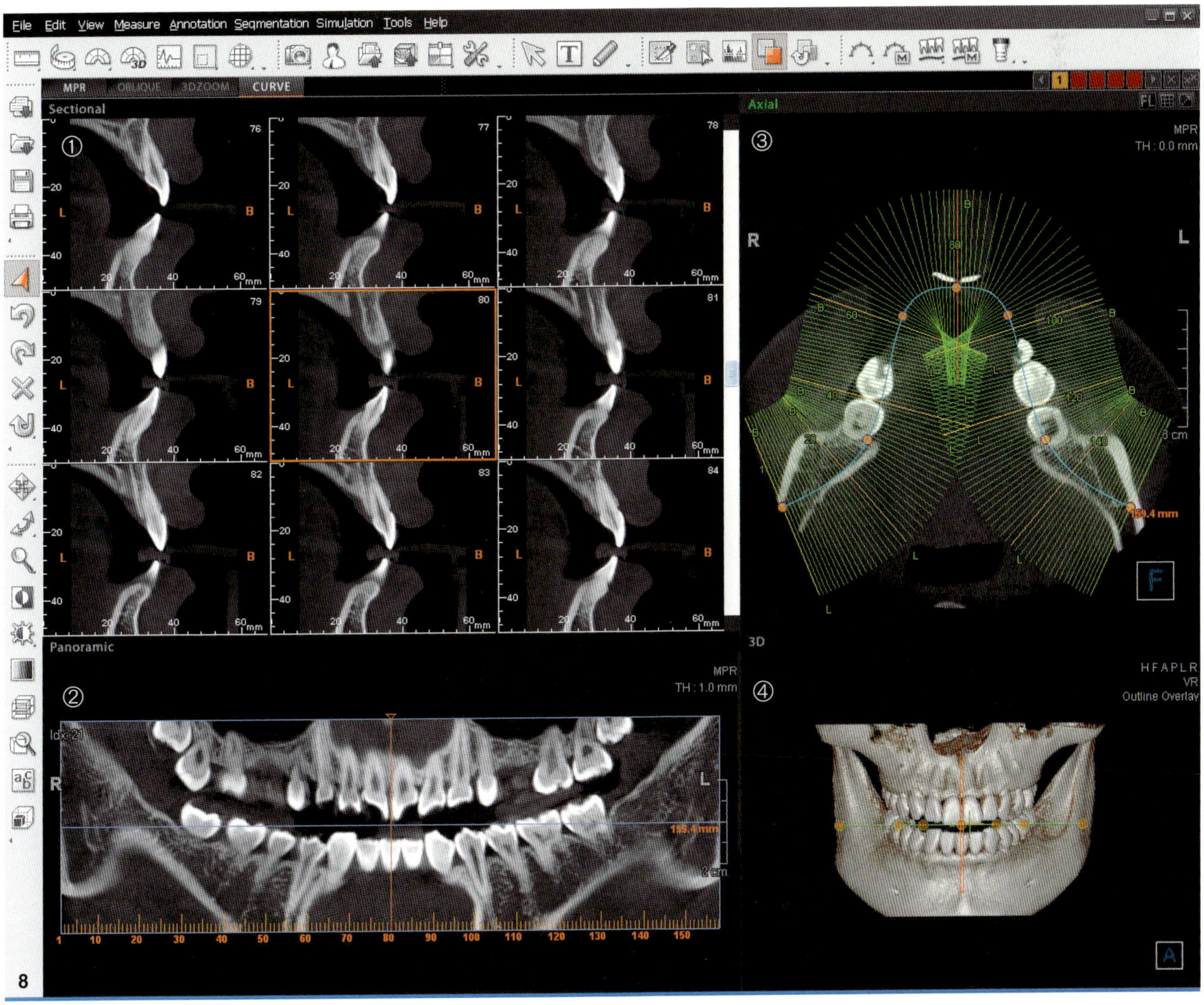

CBCT から読影する正常像

パノラマエックス線写真から読影される解剖学的指標は，二次元情報として読影される（図9）．CBCTにより得られたデータから，立体的な情報を得ることができる．これにより，詳細なスライス画像を得ることが可能となる（図10〜14）．CBCT画像はソフト上で自由にスライスすることが可能であるが，それらがどのような方向から見たスライス画像なのかを正しく理解するトレーニングも必要である．

CBCT から読影する正常像

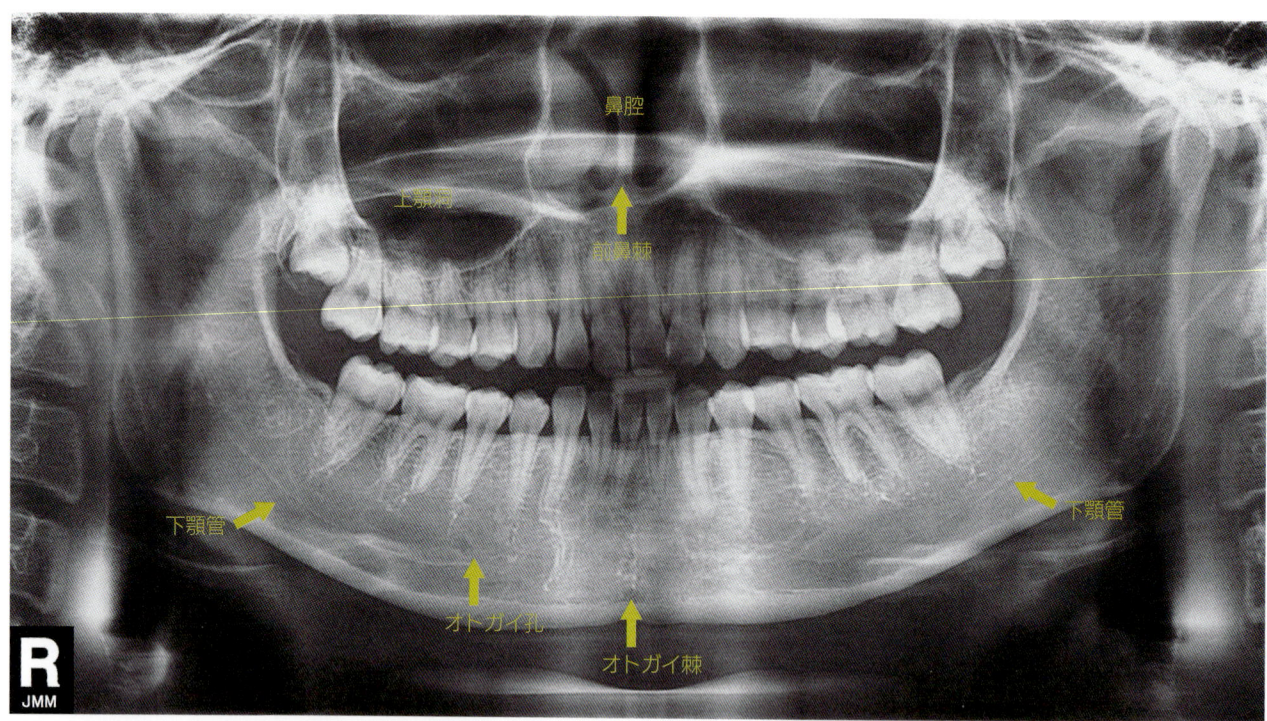

図9　パノラマエックス線写真上での解剖学的指標．

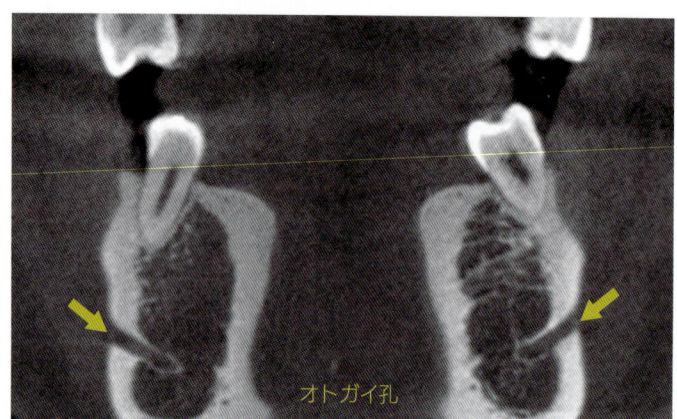

図10　下顎骨小臼歯部のCoronal像．左右オトガイ孔が確認できる．

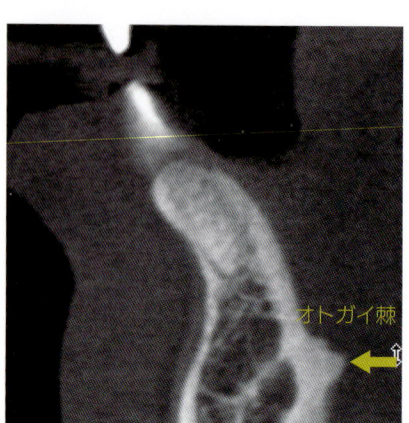

図11　下顎骨正中のSagittal像．オトガイ棘が確認できる．

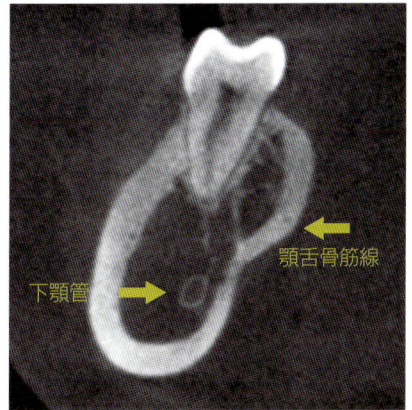
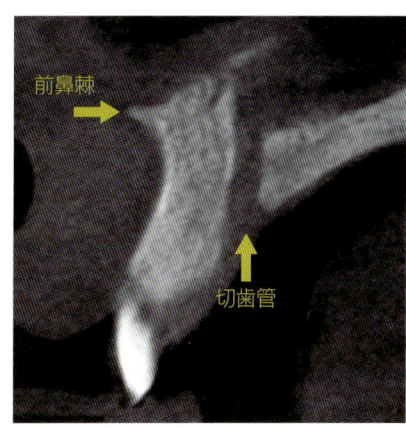
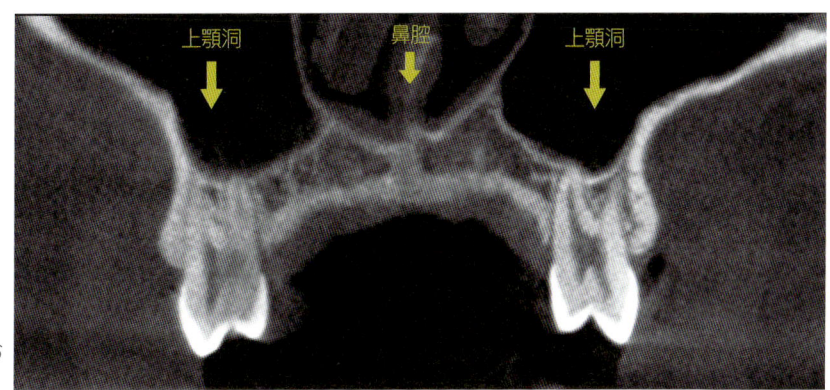

図12 下顎大臼歯部の Cross Sectional 像．下顎管および顎舌骨筋線，さらにその下に顎下腺窩が確認できる．

図13 上顎骨正中の Sagittal 像．前鼻棘および切歯管が確認できる．

図14 上顎骨小臼歯部の Coronal 像．鼻腔および左右上顎洞が確認できる．

CBCT 選びのポイント

　CBCT について基本的なことを述べてきたが，以下に購入の際参考にしてほしい基準について述べたい．筆者が CBCT 選びの基準とした 5 点がある．

撮影範囲

　撮影範囲，画質，撮影時間も各社さまざまである．撮影範囲が局所的な歯や上顎洞，下顎管などの情報が必要なのか，顎関節までの情報が必要であるのかなど，自身の必要とする範囲がどこまでなのかを考えて選択していただきたい．

画質

　画質については，現在ボクセルサイズで比較されることが多い．筆者は 0.2mm が 1 つのラインだと考えている．

撮影時間

　撮影時間が長くなれば，当然ながら患者の体動により撮影像にぶれが生じる（＝モーションアーティファクト）．10 秒間まったく動かないのは不可能である．要するに，いくら空間分解能の精度を上げても体動が生じるようであれば，鮮明な画像は得られないことになるのである．

信頼性（保証）

　信頼性については，発売後の実績を考慮していただきたい．販売台数が多ければ，初期トラブルは解決されているだろう．もちろん可能であれば自身を撮影して画質を比較することも重要である．また，ほかの CBCT ユーザーの意見を伺うことも必須だと考える．

導入コスト

導入コストについては，購入方法にもよるため（ローン購入やリース購入など），いちばんに考える部分ではある．本体のほか，エックス線室の改装や子機などを設置するLAN工事（LANケーブルのカテゴリーもCheck）などトータルの費用を算出する必要がある．しかしながら，今後はCBCTでの撮影も一部保険請求が可能になってきたことから，高価な機器ではあるが，導入メリットがさらに大きくなるものと思われる（平成22年12月6日の疑義解釈，歯科診療報酬点数表関係問4参照）．

さらなるポイント

そのほか，ぜひとも確認してほしい点を以下にあげる．
- □保守契約（エックス線装置は消耗品と考えている）
- □DATAのバックアップ
- □アーム間の広さ（撮影時に肩が当たらないか）
- □子機用のソフトウエア費用（同時に何台で三次元データを閲覧できるか）
- □撮影準備の時間（ウォームアップ，キャリブレーション，リコンストラクション）
- □レセプトPCとの連動
- □外注に対する対応（ビュワーソフトを付帯できるか）

まとめ

私が考えるCBCT導入の3大メリットはつぎのとおりである．
① エックス線検査が二次元から三次元化し，情報量が増大する．（治療計画）
② 患者を増やすための看板ツールとなる．（経営）
③ 外科処置後の三次元的な確認が即座にできる．（保険）

とくに，医療事故による訴訟が増加している昨今，外科処置後にCBCTによる術後確認が行えることは術者の安心につながる．また，起こり得ることを事前に説明できることでトラブルを回避できると考えている．

さらにCBCTは，外科処置だけでなくさまざまな治療に活用することができることから，インプラントのために導入したCBCTが一般診療においても大活躍することは，導入した歯科医師であるなら誰もが感じることであろう．

診療所のエックス線室のスペースにも制限がある場合が多く，パノラマ，セファロ，CBCTが兼ね備えられた複合機（3 in 1 unit）は，非常に魅力的な機種である．現在CBCT導入を検討している読者がいるならば，この後に執筆される先生方のCBCTの活用を参考にしていただき，ぜひ一歩を踏み出していただきたい．

参考文献

1. Toyofuku F, Konishi K, Kanda S. Fluoroscopic computed tomography : An attempt at 3-D imaging of teeth and jaw bones. Oral Radiology 1986 ; 2(1) : 9-13.
2. Mozzo P, Procacci C, Tacconi A, Martini PT, Andreis IA. A new volumetric CT machine for dental imaging based on the cone-beam technique : preliminary results. Eur Radiol 1998 ; 8 : 1558-1564.
3. 金田隆, 森進太郎. インプラントのためのCT画像診断：鑑別診断からX線被曝まで. 日顎誌 2010 ; 30(1, 2) : 71-80.
4. 歯科用CT＆マイクロスコープ編集委員会・編. そこが知りたい歯科用CT＆マイクロスコープ. 東京：クインテッセンス出版, 2009.
5. Cohen BL. 私はなぜ原子力を選択するか. 東京：ERC出版, 1994.
6. Cohen BL, Lee IS. A Catalog of Risks. Health Physics 1979 ; 36 : 707-722.
7. 日本歯科放射線学会放射線防護委員会・編, 佐々木武仁ほか・編著. 歯科診療における放射線管理と防護 第2版. 東京：医歯薬出版, 2002.
8. Misch CE. Density of bone : effect on treatment plans, surgical approach, healing and progressive bone loading. Int J Oral Implantol 1990 ; 6 : 23-31.
9. Misch CE. Density of bone : effects on surgical approach and healing. In : Misch CE, ed. Contemporary Implant Dentistry. 3rd ed. St. Louis : Mosby Publishing, 2008 : 645-667.

2章 CBCTを臨床でフル活用するには？

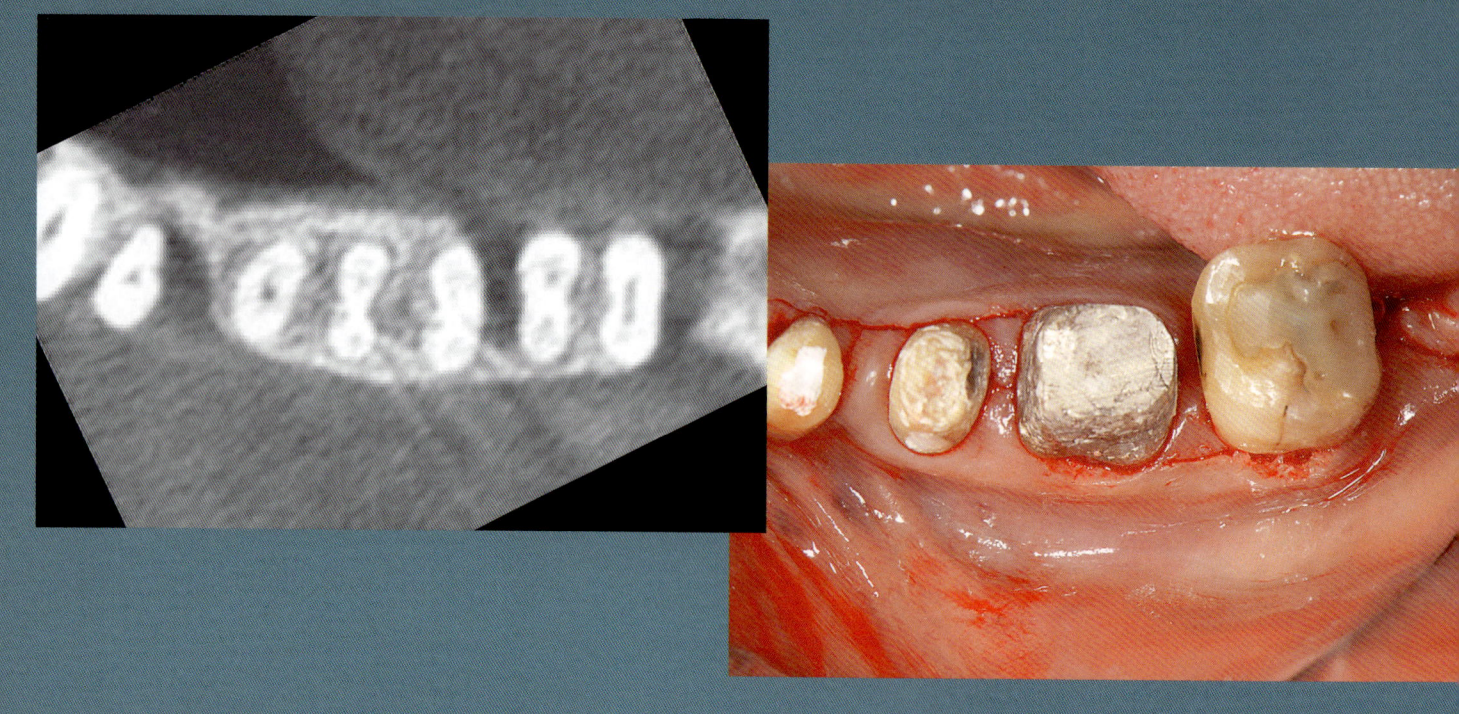

2.1. 総論と歯周治療

――― 歯周治療・歯周外科処置における CBCT の有効活用法

解説　水上哲也

■ 歯科用 CBCT に基づいた歯周治療診査

歯周治療でのエックス線診断は，これまで主としてデンタルエックス線写真による二次元での診断が主として行われてきた[1,2]．デンタルエックス線写真はパノラマエックス線写真に比べて細部の再現にすぐれ，寸法変化が少なく，コントラスト，骨梁の観察などにおいて有利である[3〜7]（図1a）．しかし，二次元での診査には限界があり，入射角度による画像の変化（後述図3）や，通過する皮質骨の厚みにより病変の描出が困難になるなどの問題点を有している[8,9]．これらの問題点を解決し，より確定的な診断を行うためのツールとして1990年代より医科用 CT が注目されてきた．しかし，エックス線被曝の問題などの理由により，歯周治療において CT を有効活用するといった大きな進展はなかった．その後，被曝量が少ない歯科用コーンビーム CT（以下，CBCT）の発達・普及により[10〜12]インプラント[13]のみならず歯周治療でも診断のツールとして有効活用される兆しがみえてきた．CBCT に基づいた診査や治療計画は今までの歯周治療の体系を変化させる可能性を秘めている．本章では歯周治療における診査・診断，有効活用について述べたい．

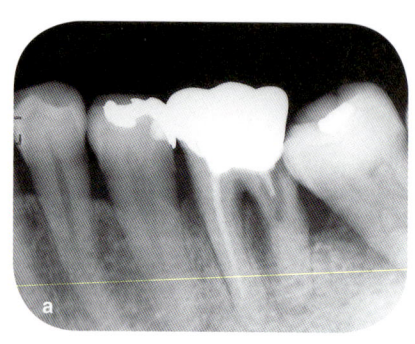
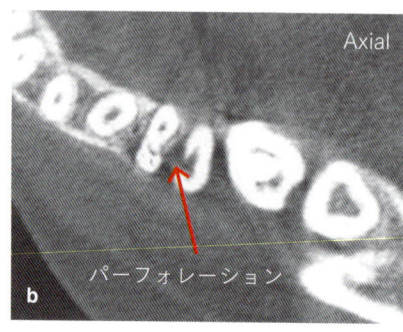

図1a 全顎的な歯周治療，再生療法を行う予定の患者．6̄7̄間に骨縁下欠損が認められる．6̄遠心根内の暗影が気になる．
図1b CBCT での Axial 像により遠心根の近心壁に修復が困難と思われるパーフォレーションが認められた（矢印）．これにより遠心根のヘミセクションを行うことを確定した．

なぜ，歯周治療にCBCTが必要か？

硬化度の高い骨壁が存在する症例(図2a〜d)

本症例(図2)のように頬側に硬化度の高い骨壁が存在する症例では，歯間部・口蓋部分にある骨欠損は，二次元的なエックス線写真ではしばしば捉えにくい場合がある．このため，歯周病学的パラメータ，二次元的なエックス線診断に基づいた従来の歯周外科では歯肉弁を剥離・掻爬後，予想に反した状況に対して臨機応変に対応する，いわゆる「でたとこ勝負」的な対応の技術が歯周外科のテクニックとして重要であった．

歯周治療でCBCTによる診断が望ましい理由

中等度・重度の歯周炎で歯周基本治療後に残存する6 mm以上の病的な歯周ポケットは，歯周外科処置の対象とされてきた[14]．歯周外科治療の目的は，明示下での確実な根面の清掃，骨縁下ポケットに存在する不良肉芽の除去，メインテナンスの容易な歯周環境の整備，歯周ポケットの除去あるいは減少，などが挙げられる[15, 16]．

歯周外科処置による歯周病学的パラメータの改善や骨の再生などは多くの論文で報告されているが[17]，これらの予知性は術者の技量によりまちまちである[18〜20]．骨欠損の形態とりわけ根分岐部病変の進行程度と形状の把握[21, 22]は，術式の選択や予後を予測するうえで非常に重

デンタルエックス線写真による診断の問題点とCBCTによる確定診断

歯周病学的パラメータとデンタルエックス線写真による場当たり的な歯周外科

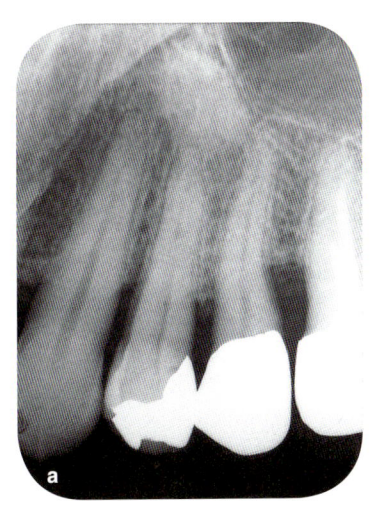
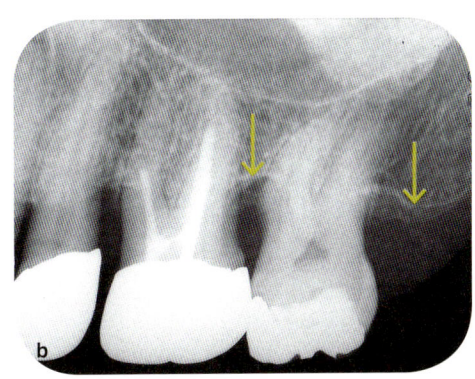
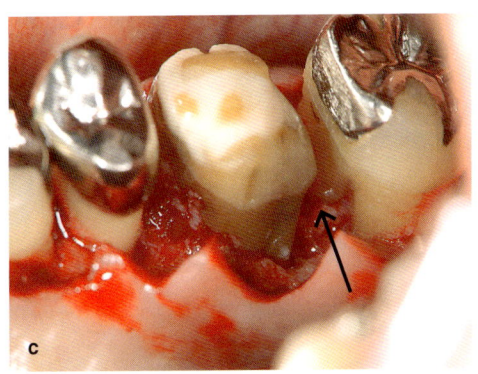
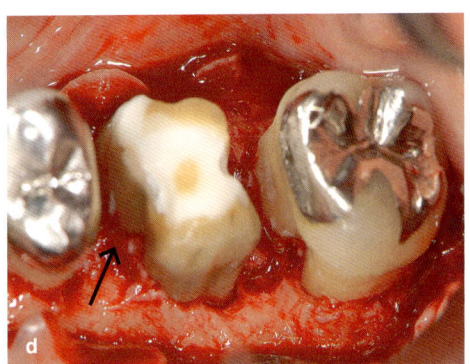

図2 a, b 60歳代の男性．デンタルエックス線写真では，骨梁と歯槽頂線(矢印)は明確に見えており，水平的骨レベルはやや低下しているものの，歯槽骨はさほど問題ないように思われる．

図2 c, d しかし，歯周外科にて歯肉弁を剥離・掻爬すると，5 6間，6 7間には深いクレーター状の骨縁下欠損が認められた(矢印)．また，6 では近心頬側ー口蓋，遠心頬側ー口蓋の根分岐部に根分岐部病変Ⅱ度，7 には近心頬側ー口蓋，遠心頬側ー口蓋の根分岐部に根分岐部病変Ⅰ度が認められ，それぞれファーケーションプラスティにて対応した．

要であるが，従来の二次元的なエックス線診断では限界があり，歯周基本治療時に行うボーンサウンディング[23]が病変の三次元的な拡がりを探る唯一の手だてとなっていた．これに加えて癒合根，根の近接，樋状根など予後を左右する付加的な要因も，CBCTによる三次元的な診査により術前で知ることが可能となっている．このようにCBCTは，歯周外科において外科処置時点の方針の変更を極力少なくし，効率よく短時間で外科処置を行うための重要なツールであると思われる．

入射角度により変化する画像

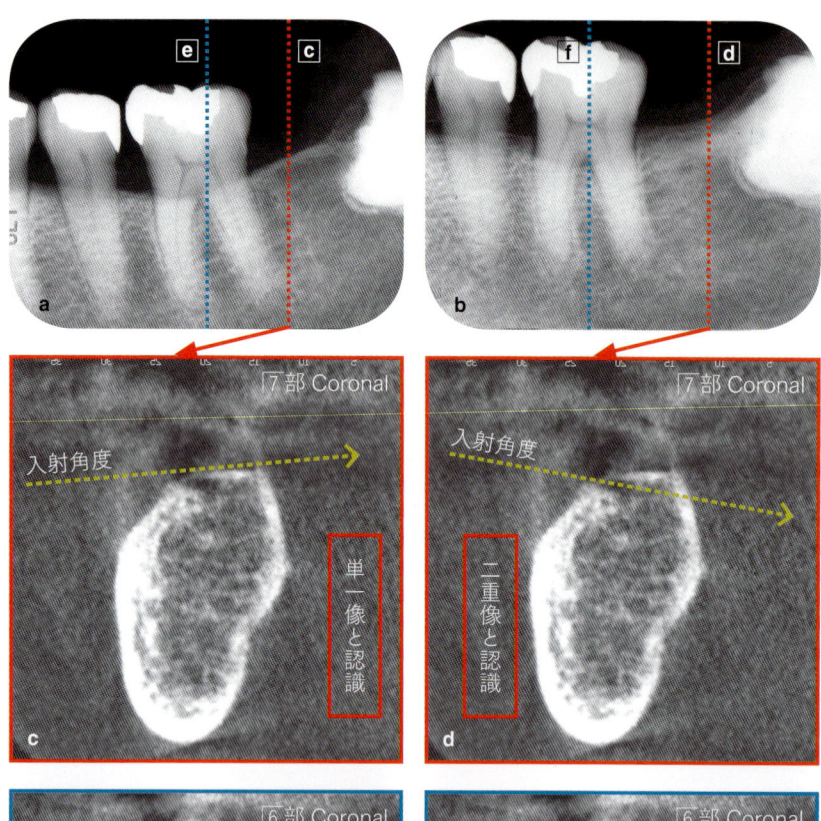

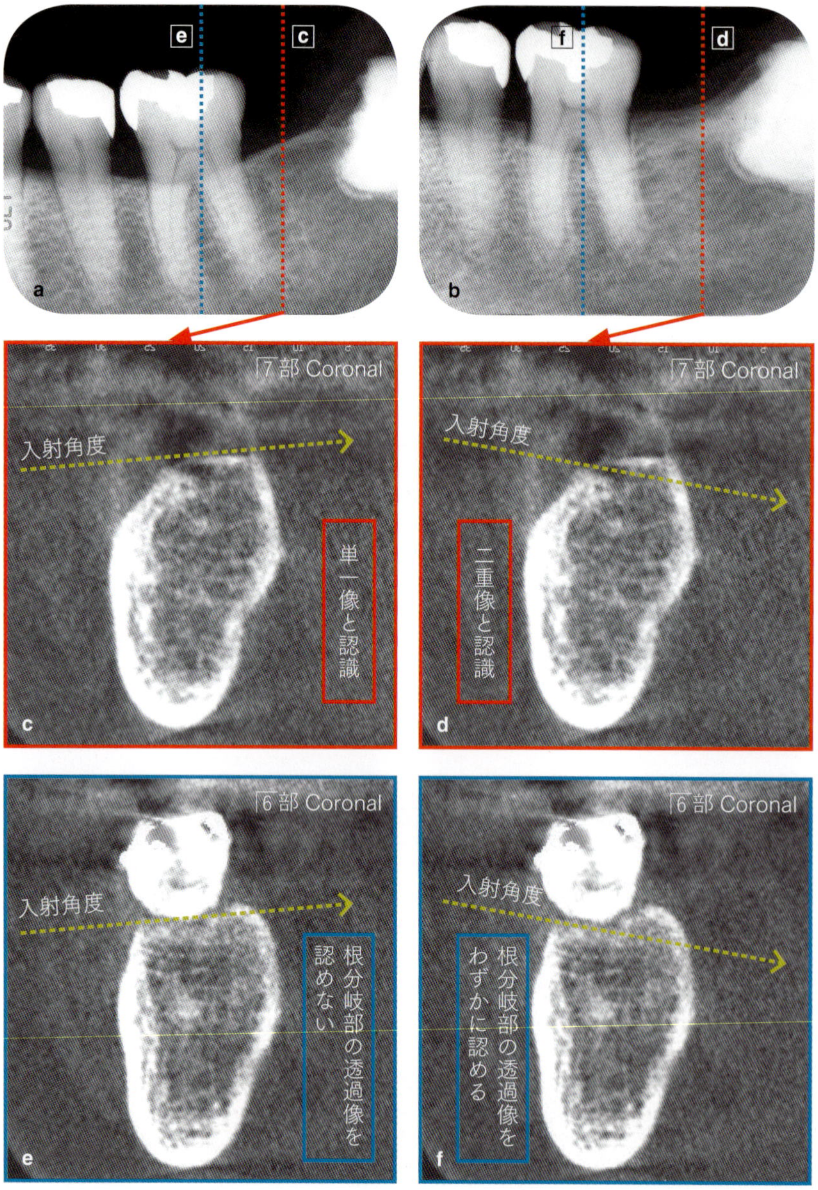

図3 a〜d ｢6遠心の骨頂のラインは，a では単一像であり，b では二重像となっている．注意深く観察すると，b では｢6の頬側咬頭と舌側咬頭の位置に段差があり角度がついた，いわゆる『かぶった』エックス線像であることがわかる．このように，エックス線の入射角度により骨の像に違いがでることは c, d のCBCT像により明らかになる．

図3 e, f 同様にエックス線の入射角度の違いにより，a では根分岐部に透過像を認めず，b ではわずかな透過像が観察される．デンタルエックス線による根分岐部の診断が誤診の危険性を宿命的にもっていることを示す一例といえる．

Point 1　CBCTからフィードバック

CBCT画像からデンタルエックス線写真特有の「落とし穴」を理解することが重要．

CBCT 活用"ベーシック編"

■ デンタルと CBCT, 二次元と三次元の見え方

　それでは CBCT によって得られた情報はどの程度の信頼性があるのであろうか．またデンタルエックス線診断に比べて CBCT による診断はどのような特徴があるのであろうか．

CBCT とデンタルエックス線の寸法精度

　パノラマエックス線による画像は，デンタルエックス線による画像よりも拡大された像となるため，従来インプラントの術前診査では寸法の補正が必要とされてきた．これに対して CBCT による画像は，適切な角度でのスライス(回転)と位置設定(移動)がなされれば，その寸法は実像に近づいてきている．Misch ら[24]あるいは Vandenberghe[25]らは乾燥頭蓋を用いて骨縁下欠損の寸法を計測し，その正確さを検討したが，CBCT による骨欠損の計測数値はデンタルエックス線と同様にほぼ正確であることがわかった(**図4**)．このことから，歯周治療の術前診査で適切な位置設定(切り出し・スライス)が行われれば，骨欠損の寸法は CBCT にて計測することができ，術前に難易度の評価や予知性を知る手だてとなることを示唆している．

CBCT とデンタルエックス線の各々の優位点

　Vandenberghe らは，二次元によるデジタルエックス線画像と CBCT(Cross Sectional 像)での診断において，歯槽硬線，コントラスト，骨質，骨欠損，根分岐部病変

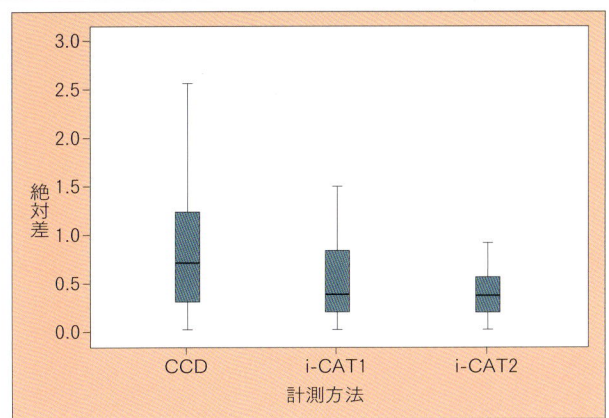

図4 適切な位置・角度の設定がなされれば，CBCT による骨欠損の計測数値はほぼ正確であると考えてよい．

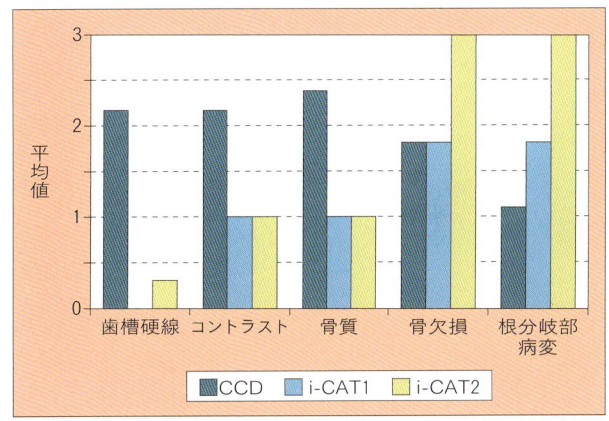

図5 CCD, i-CAT1, i-CAT2の検出のしやすさ(見やすさ)の比較．

の5項目について検出のしやすさ(見やすさ)の比較検討を行った(**図5**)．

　この結果，歯槽硬線，コントラスト，骨質においてはデンタルエックス線のほうがすぐれており，骨欠損，根分岐部病変においては CBCT がすぐれていることがわかった(**表1**)．

表1 CBCT とデンタルエックス線写真の優位点．

デンタルエックス線が有利な点	CBCT が有利な点
歯槽硬線	骨欠損の広がり，形態
コントラスト	根分岐部病変の広がり程度
骨質	

CBCT による根分岐部病変の診査

われわれが日常臨床でもっとも悩まされるのが根分岐部病変への対応であるが，その診査は難しく，根分岐部病変の広がり程度を正確に把握することは困難なため，歯科外科時の処置内容を変更せざるを得なくなることもしばしばであった．

Walterら[25]はペリオプローブによる臨床診断とCBCTによる診断を比較検討した．この結果，ペリオプローブによる臨床診断は残念ながら正確といえず，27％が正確，44％が過小評価，29％が過大評価であった．これに対して，CBCTによる臨床診断は84％が正確であり，14.7％が過小評価，1.3％が過大評価であった．

このことから，根分岐部病変の診断でCBCTは，ペリオプローブなどの臨床診断に比べて圧倒的に優位であり，予後の疑わしい歯，あるいは治療方針の決定をしかねるケースでは，CBCTによる診断が最終的な決定要因いわゆる「決め手」となり得るといえる．

またCBCTは付加的に，根癒合，根近接，エンド-ペリオ病変，パーフォレーションなどの，二次元でのデンタルエックス線写真での検出が困難な項目でも優位に検出できる．

デンタルエックス線診査とCBCTによる診査の具体例

ここでは同一症例について，それぞれデンタルエックス線による所見(図6，表2)とCBCTによる所見(図7〜9)の具体例を示してみたい(図6〜9)．

> **Point 2　CBCT が優位な点**
> ・根分岐部病変の診断で圧倒的に有利
> ・そのほか，根癒合，樋状根(管)，パーフォレーション，根の配置，などの検出ができる．

デンタルエックス線写真とCBCTでの診査の比較

①デンタルエックス線写真での診査

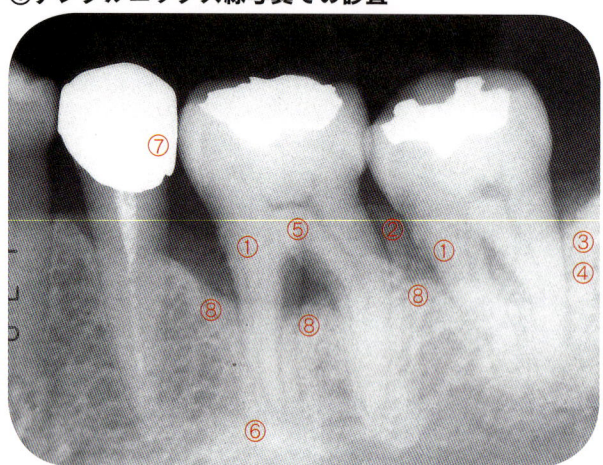

図6　①6̄7̄近心に歯石と粗造な根面，②歯槽頂線の不明瞭化・粗造化，③7̄遠心の外斜線，④同部の歯根膜腔の拡大，⑤6̄エナメル突起，⑥6̄近心根部の骨隆起を予想させる骨硬化像，⑦5̄に不適合マージン，⑧6̄7̄に根分岐部を含む垂直性骨欠損，を認める．

表2　歯周疾患に特徴的な二次元でのエックス線診査項目(参考文献2より改変・引用)．

□骨吸収の有無，程度(幅，深さ，角度)
□歯根膜腔の拡大
□歯槽硬線，歯槽頂線の消失
□骨梁
□誘発因子としての歯石や不適合補綴物の存在
□歯根の長さおよび形態
□歯根の離開度
□根分岐部の位置，ルートトランクの幅

2.1. 総論と歯周治療

② CBCT での診査

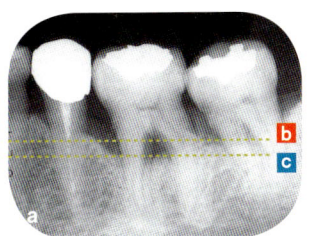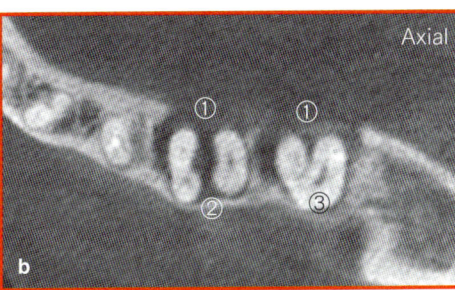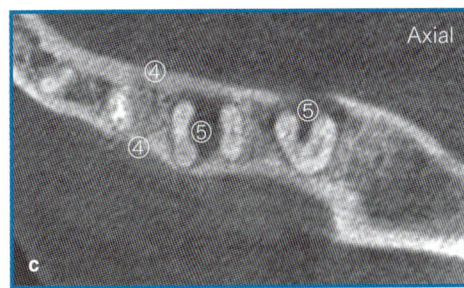

図7 a～c　図6(＝図7 a)と同症例の Axial(水平断)像.　①舌側壁の吸収, ②Ⅲ度の根分岐部病変(through & through), ③樋状根, ④厚い皮質骨, ⑤根面の強い陥凹, を認める.

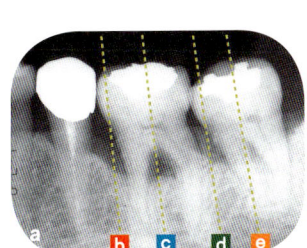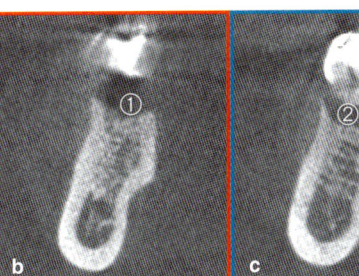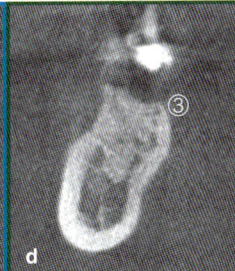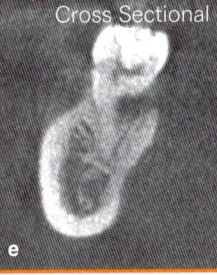

図8 a～e　Cross Sectional(歯列直交断)像.　①歯間部のクレーター状骨欠損, ②根分岐部が交通しているが頬舌側の骨壁は存在, ③舌側骨が高さを失っている状況, の所見が認められる.

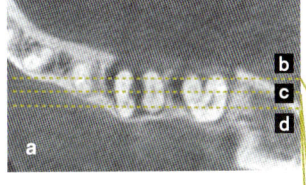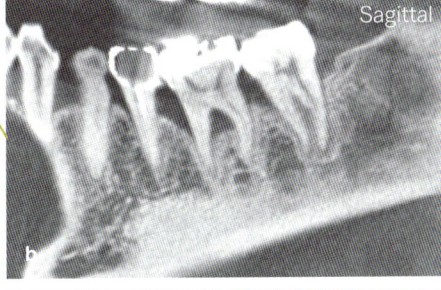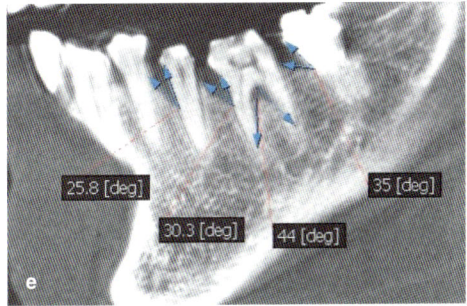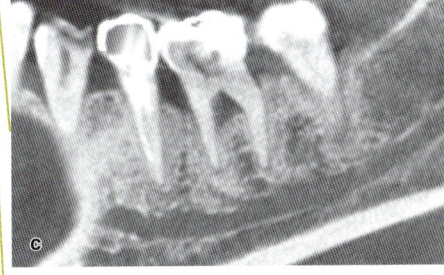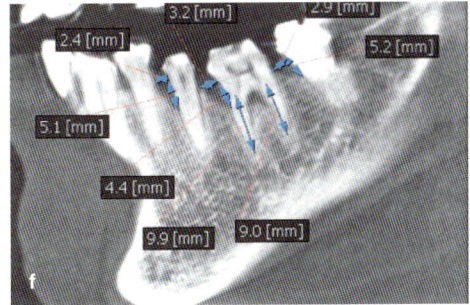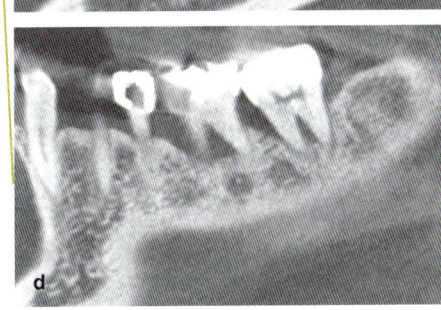

図9 a～f　Sagittal(歯列平行断)像. e：骨欠損の角度を計測. f：骨欠損の深さ, 歯根長, 歯根間距離を計測.

27

CBCT画像のスライス法──CBCT診断の具体的手法

　CBCTによる歯周治療での三次元的なエックス線診断は，インプラント治療と同様に，①MPR画面による診査，②動画による診査，③スライス画面による診査，の大きく3つに分けられる．

　「①MPR画面による診査」では，全体像を把握するとともに，とくに注目すべき部分についてカーソルを動かしながら形態の観察を行う．

　「②動画での観察」は，骨欠損の形態や根分岐部の交通程度を把握するうえで重要である．とくにアーチファクトの強いCBCT画像では動画による診査は有効である．

　注目すべき診査箇所の詳細は「③スライス画面」にて行う．スライス画面で重要な部分を切り抜き，拡大して診断を行う．また，第3者に提供するうえでもスライス画面はわかりやすい画面として重要である．またCBCTでは直線的な距離や角度を測ることができるため，スライス画面にてこれらの数値を計測することは，難易度の評価や予知性を図るうえで重要である．

> **Point 3** CBCTによる三次元的なエックス線診査
>
> ①MPR画面による診査
> ・全体像の把握
> ・問題箇所の検討
> ②動画による診査
> ・骨欠損や根分岐部の広がりをイメージして捉える
> ③スライス画面による診査
> ・アーチファクトの強いケースに有効
> ・詳細野観察
> ・具体的な数値の計測

MPR画面での診断（図10a～d）

　図10a～dはCTの画像を立ち上げたときに最初にでてくる画像．ここでは対象となる部位に焦点を合わせ，適切に回転，移動を行う．また，それぞれの画面をスクロールすることで，症例の全体像・概略を把握できる．

Sagittal（歯列平行断）像での診断（図11a～d）

　実際に診断するためには，Sagittal像ではなく歯列に対して平行な面で切り抜いた画像（歯列平行断）で診査することが必要である．臼歯全体に平行なラインを引くことは困難であるために，とくに対象となる部位（2～3歯）を主体とした平行線を描いて切り抜く．歯列平行断では，デンタルエックス線写真に対し筋突起や頬骨弓などを除外した形での像を得ることができるため，診断の一助となることが多い．また，歯列平行断を重ね合わせるとデンタルエックス線とほぼ同じ画像となる．

Axial（水平断）像での診断（図12a～g）

　Axial像による診断は，実際には水平というより咬合平面に平行な面としてスライスすることで見やすい画面となる．このようにしてスライスされた画像を見ることで，骨欠損の形態・拡がりを上から俯瞰した形で見ることができるため，2壁性・3壁性というように骨残存骨壁の形態を把握するのに便利である（図12f）．このとき，骨欠損の残存骨壁の評価はスライスする高さにより変化することは留意しておくべきである．

　Axial像による診査は同様に，根分岐部病変の進行度を判断する際にも非常に役立つ．

　また，治療対象となる歯が頬側あるいは舌側の骨のラインから逸脱したところにあるか否かなどを診査する際にも有効である（図12g）．

MPR画面での診断

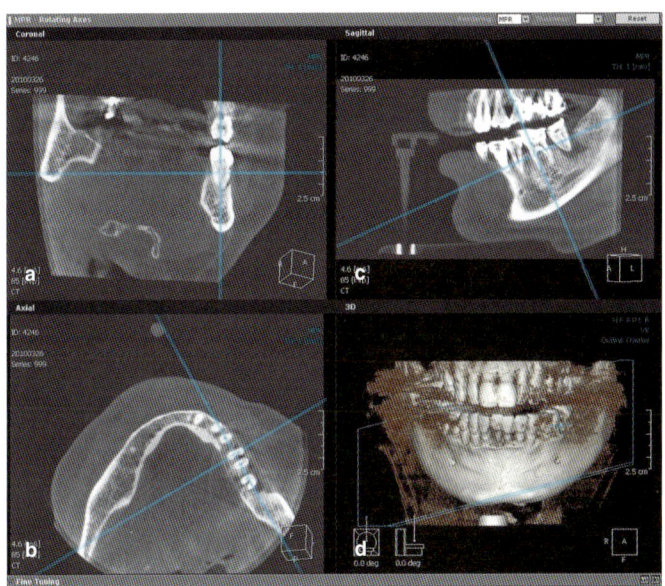

図10a〜d a：Coronal（前頭断）像．対象となる部位の歯列に直交する断面．ここでは6̄の歯軸に平行になるよう回転させている．
b：Axial（水平断）像．対象となる部位の歯列に平行な断面．ここでは6̄の根分岐部が見やすくなるよう回転させている．
c：Sagittal（歯列平行断）像．対象となる2〜3歯に対し仮想的な平行線を引いて切り抜いた面．ここでは6̄の歯軸に平行になるよう回転させている．
d：Volume Rendering像．

Sagittal（歯列平行断）像での診断

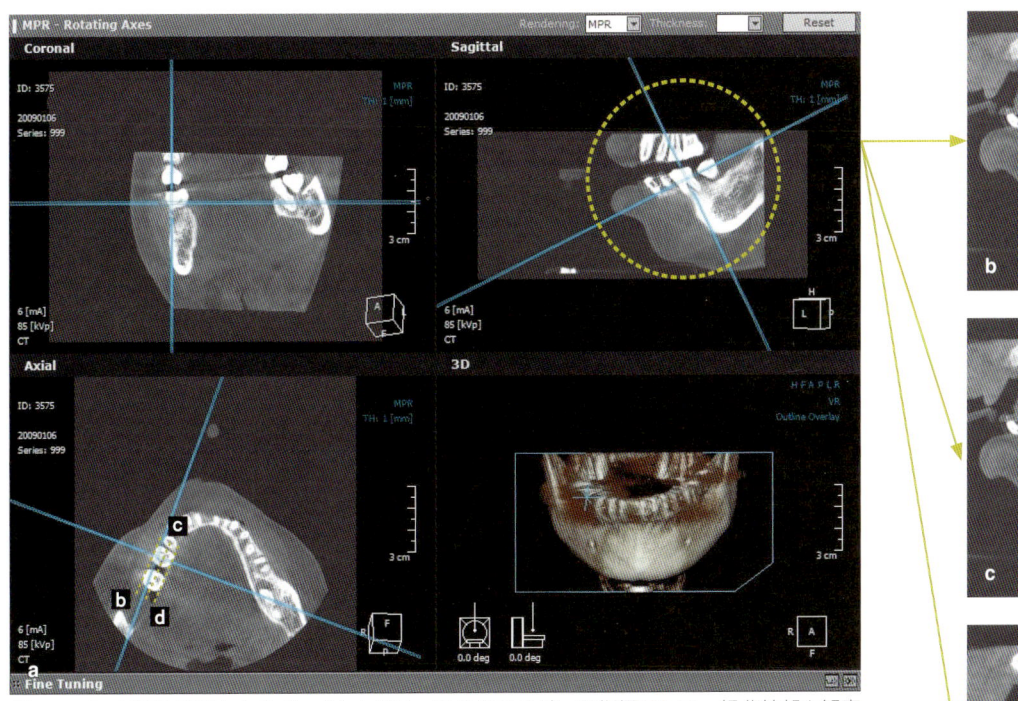
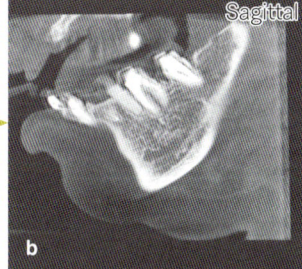
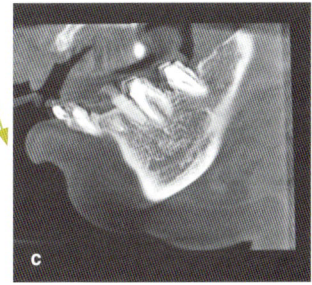
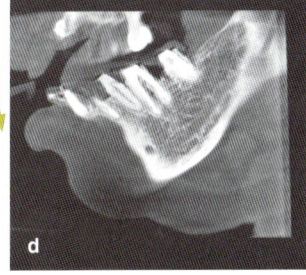

図11a〜d MPR画面右上のSagittal像で，青色クロスバーを指標にして，根分岐部を観察しやすい方向，咬合平面に平行な方向にクロスバーを調節する．その後Axial像上で，もっとも見たい部位（ここでは6̄）に青色クロスバーを合わせ，もう一方のクロスバーを頬側より（**b**）から，中央（**c**），舌側寄り（**d**）へと移動させ，それぞれの位置でSagittal像を拡大して観察する．
b〜d：そのSagittal像の拡大画像．

Axial(水平断)像での診断

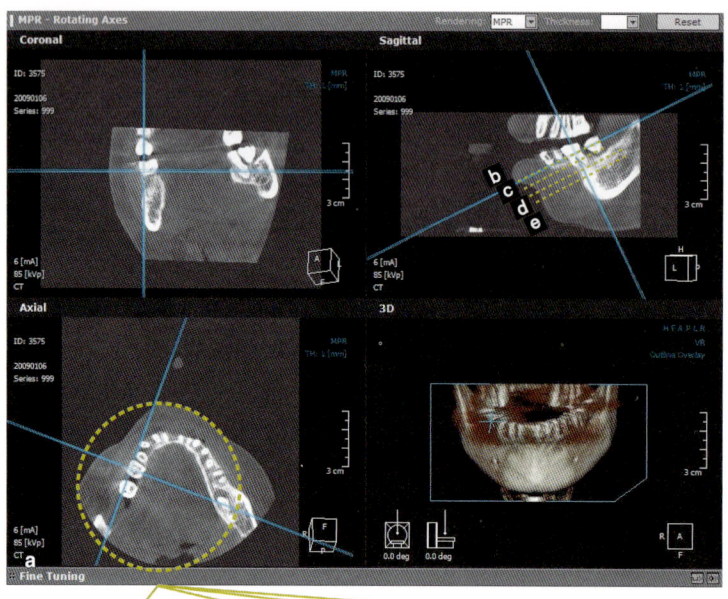

図12a〜e MPR 画面右上の Sagittal 像で青色クロスバーを咬合平面に平行，|6 の根分岐部が観察しやすい方向に調整して，Axial 像を観察する．咬合平面に平行なクロスバーを歯冠部から根尖部へ移動させ，それぞれの深度での Axial 像を拡大して観察する．b〜e：その Axial 像の拡大像．

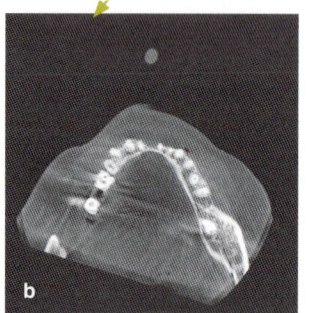
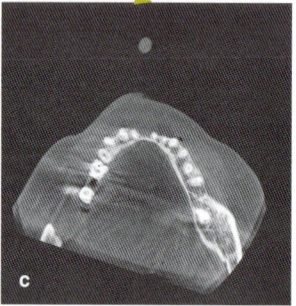
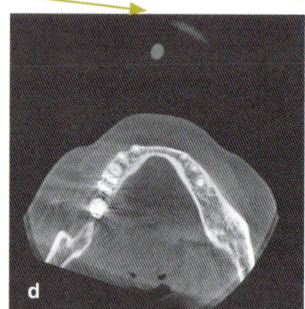
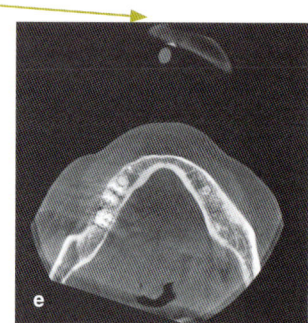

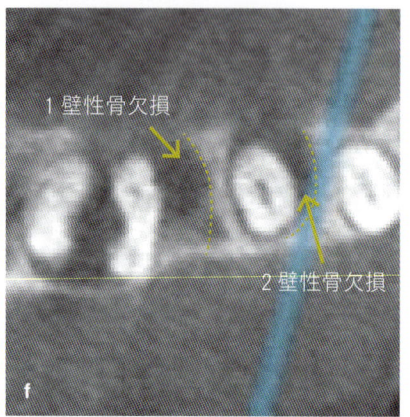
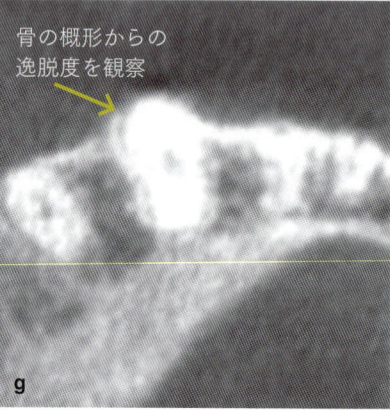

図12f, g Axial 像では，画面を切る高さで多少変化するものの，大まかな骨壁数と形態を知ることができ，術式の選択や予知性の検討に役立つ．また，骨の概形からの逸脱度を知ることは，根面被覆などの予後を占うのに役立つ．f：|6 近心には 1 壁性骨欠損，|5 近心には 2 壁性骨欠損が認められる．g：骨の概形からの逸脱度を観察．

Cross Sectional（歯列直交断）像での診断

ここで観察する Cross Sectional 像は歯列に直交する断面でスライスした画像である．対象とする 2～3 歯の歯列ラインに直交する断面でスライスする．

Cross Sectional 像はインプラントの診断でもっとも頻用されるスライス画像である．歯周治療では歯間部歯槽骨の断面の診査や根分岐部病変の診査，病変の頰舌側の鑑別などで有効である．この Cross Sectional 像での骨欠損の診断，評価の方法は未だ確立していないが，以下に述べるような評価法で判断するとわかりやすい．

Cross Sectional（歯列直交断）像での診断

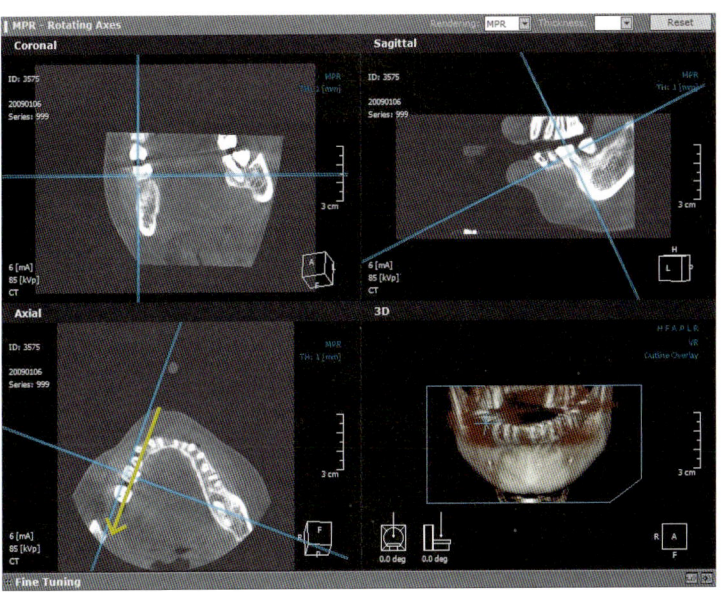

図13a ⑥を中心とした骨欠損の診断の場合．MPR 画面上の Sagittal 像で，青色クロスバーの一片を⑥根分岐の中央を通るラインに，一片を咬合平面に平行になるように調節する．続いて左下の Axial 画像上で同様に青色クロスバーの一片を⑥根分岐部中央を通る方向に，もう一片を歯列に平行になるよう調節する．この後，Cross Sectional 像をクリックし，編集したい領域をクリックし，カーソルを動かして範囲を設定する．

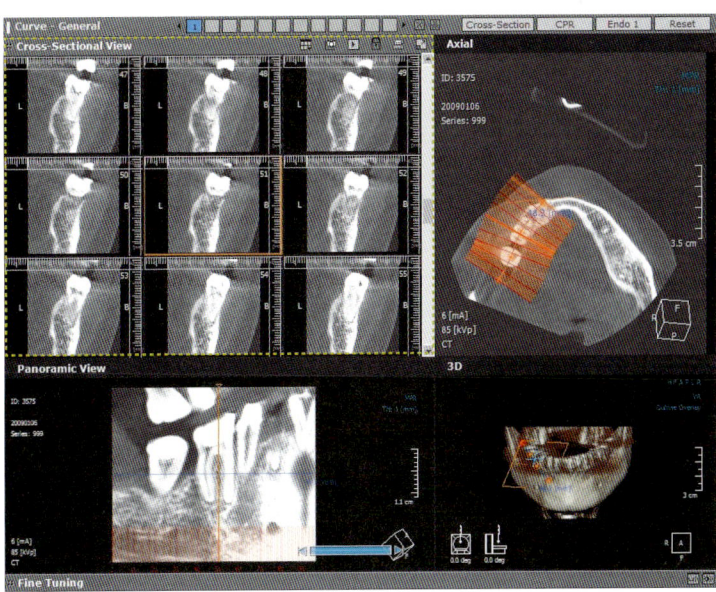

図13b MPR 画面左上に⑥の根分岐部を中心とした Cross Sectional 像が表示された．この後必要に応じて画像を拡大し，観察を行う．

Cross Sectional 像での評価法（図13c）

一般的に歯間部歯槽骨の凹面形態は歯周病の進行にともなう骨縁下欠損の一形態と捉えることができる．しかしながら，清水ら[26]による断面形態の調査によると，歯周病学的に正常と思える症例でも，とくに第一大臼歯，第二大臼歯間の歯間部歯槽骨の断面形態は，凹面形態を呈することが多く，凹面形態イコール病的とは断定できない[29]．したがって，メインテナビリティの点から望ましい形態として順に，①凸状→②平坦（斜面）→③緩い陥凹→④深い陥凹，と①から④にいくにしたがってメインテナンスに不利な形態と判断する．

また一方で，デンタルエックス線での評価項目として歯槽頂線の明瞭化が挙げられ，骨頂部の性状や骨質から，①緻密化→②歯槽頂部のみ明瞭化→③歯槽頂部が粗造化，の順に悪化傾向と見なすことができるだろう．これらを組み合わせ，現在の骨頂部の形態の評価を行うことができるとともに，術前・術後の改善度の評価も行うことができる（図13c）．

それでは実際の臨床例（図14〜16）をもとに，この評価についてみてみたい．

骨頂部の形態と骨質の評価

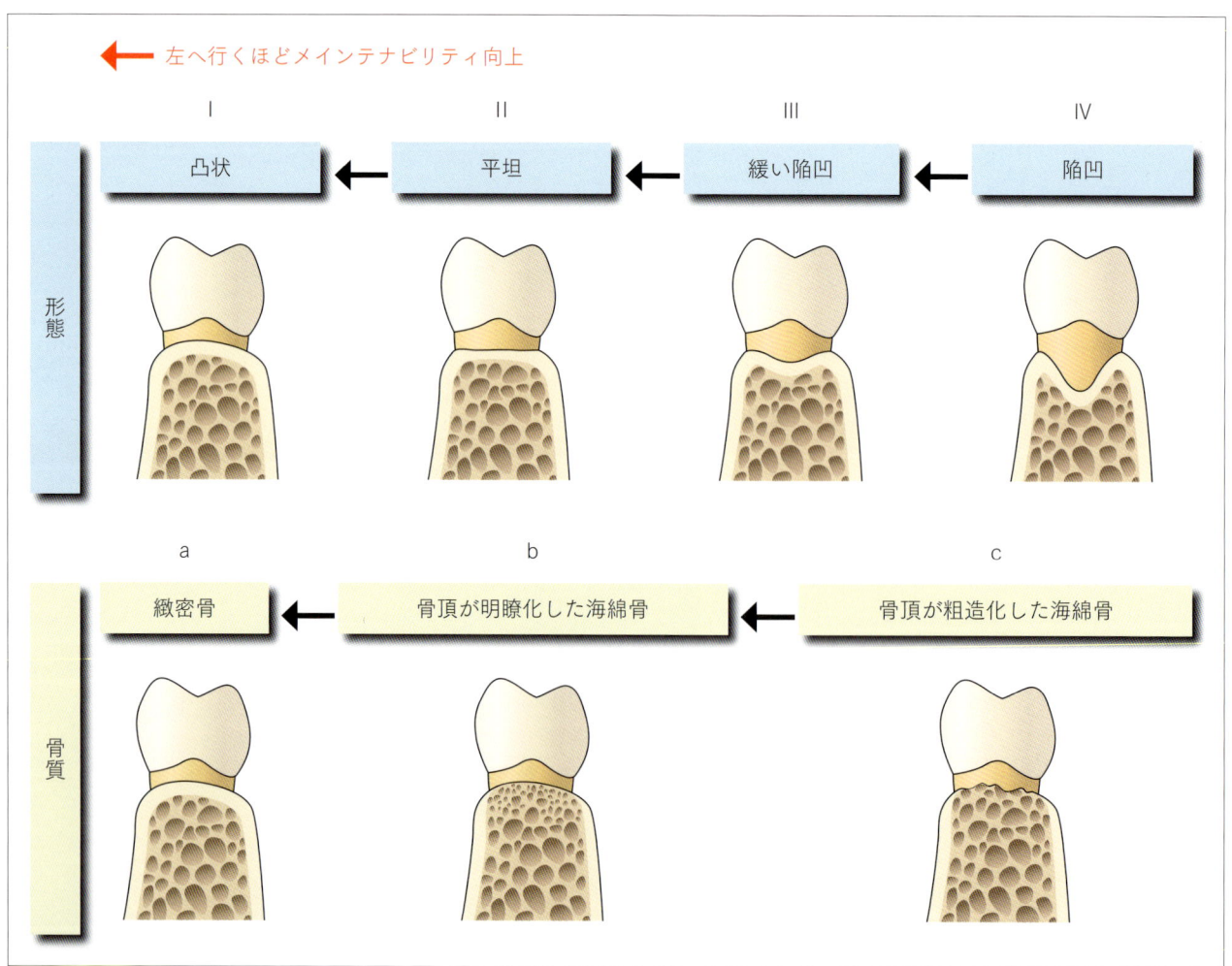

図13c Cross Sectional 像での理想形態，不良形態．メインテナビリティの点からは，左側へいくほど望ましい形態と捉えることができる．

歯間部の Cross Sectional 像による術前・術後の治療成果の評価

①槽間中隔部の陥凹（下顎）

図14a, b デンタルエックス線写真では 7 6 間骨吸収像が認められ，CBCT の Cross Sectional 像では陥凹＋粗造と診断された．

図14c, d 術後の評価．デンタルエックス線写真では，骨欠損の回復・歯槽頂線の生理的形態の回復（骨レベルの平坦化）とともに，歯槽硬線・歯槽頂線の明瞭化，が認められる．CBCT の Cross Sectional 像での評価では，陥凹していた歯間部の形態は平坦化するとともに，歯槽頂部は明瞭な線として捉えられ（明瞭化．骨質：Ⅳc→Ⅱb へ改善〔**図13c** 参照〕），メインテナンスに有利な状況であることが理解できる．

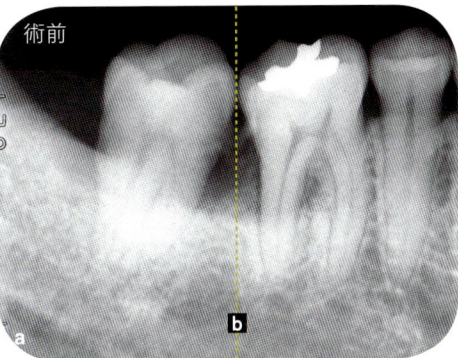
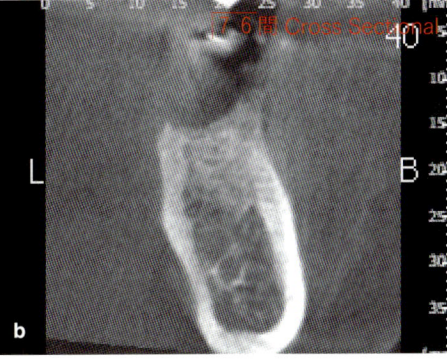
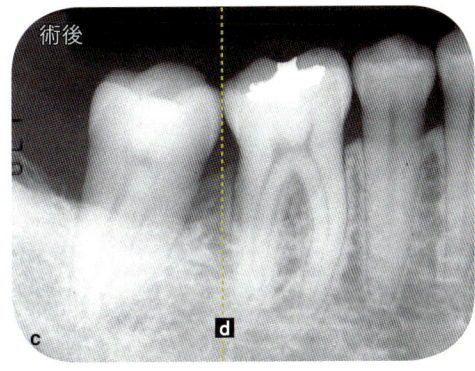
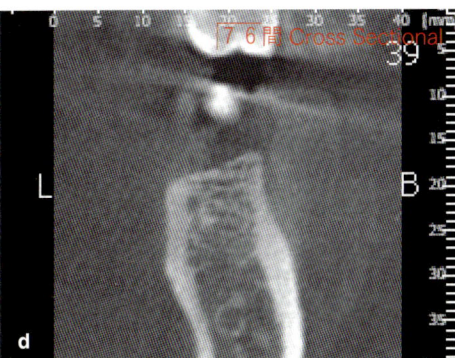

②槽間中隔部の陥凹（上顎）

図15a, b 術前の評価．デンタルエックス線写真では，7 6 ともに垂直性の骨吸収と，これにともなう骨レベルの低下が認められる．Cross Sectional 像では 7 遠心は本来陥凹であることが多いものの，骨頂部は陥凹で粗造となっており，状態は思わしくない．

図15c, d 術後の評価．デンタルエックス線写真では骨欠損が回復し，歯槽硬線・歯槽頂線の明瞭化，歯槽頂線の生理的形態の回復（骨レベルの平坦化）が認められる．しかしながら，Cross Sectional 像ではゆるやかな陥凹が残る．それにもかかわらず，骨頂部の歯槽頂線は明瞭な線（明瞭化．骨質：Ⅳc→Ⅲb へ改善）となっており，状態はよいことがわかる．

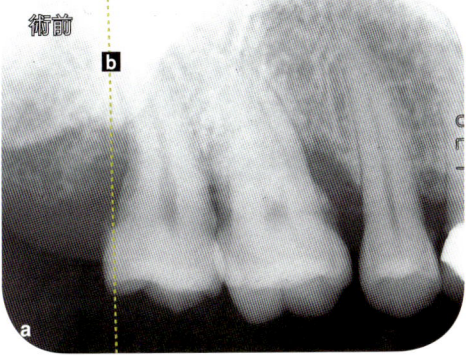
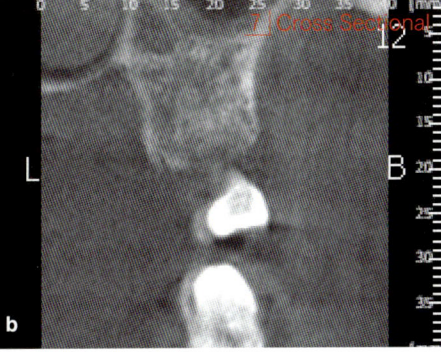
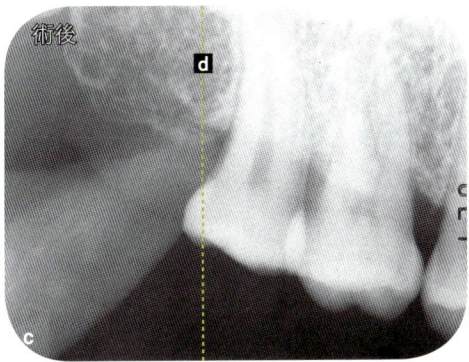
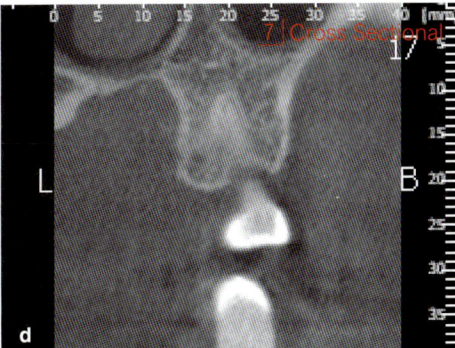

根分岐部病変を含む骨欠損に対して，再生療法を行った症例の術前・術後の診断

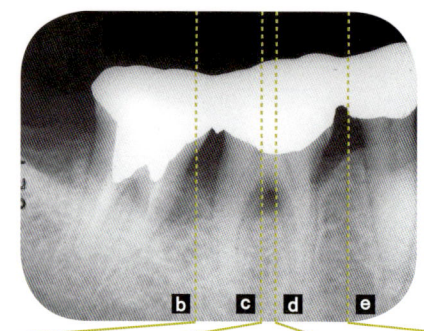

図16a 術前のデンタルエックス線による診断．6̄近心から遠心にかけて根分岐部を含む骨欠損が存在．近遠心の骨レベルより根分岐部の骨レベルが低い．

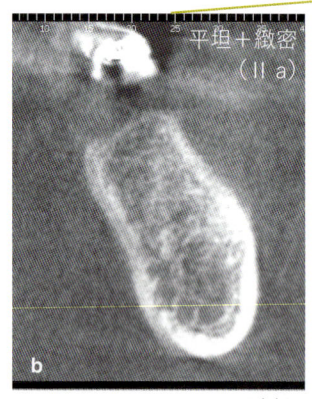
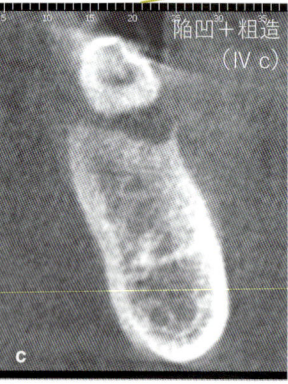
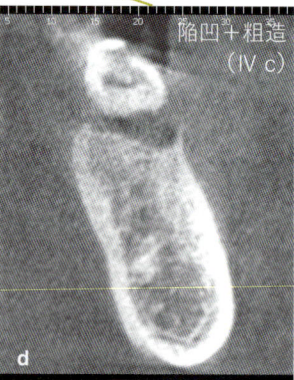
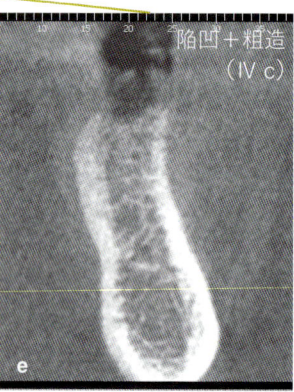

図16b～e CBCTによる診断．6̄近心は陥凹した骨縁下欠損．骨頂部は粗造．6̄根分岐部病変はⅢ度（through and through）だが，頬側の根分岐部病変がより骨吸収が大きい．頬舌側の骨壁はある程度の高さを維持している．これらより，再生療法を選択した．

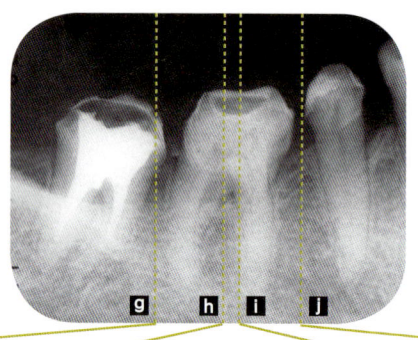

図16f 最終補綴直前のデンタルエックス線による評価．6̄の近遠心の骨欠損は改善され，骨レベルの平坦化が認められる．6̄の根分岐部の透過像は著しく改善されている．

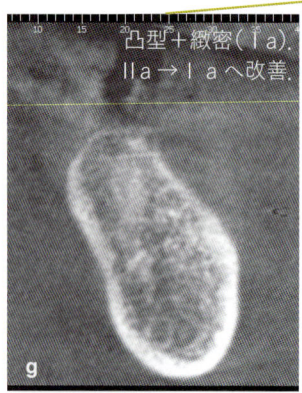
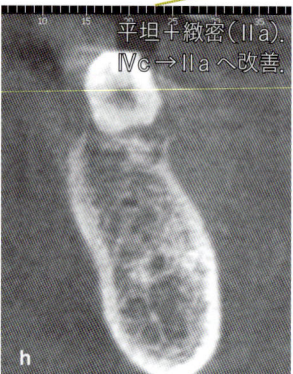
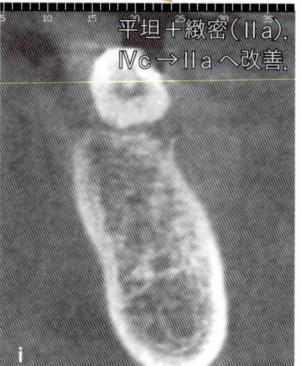
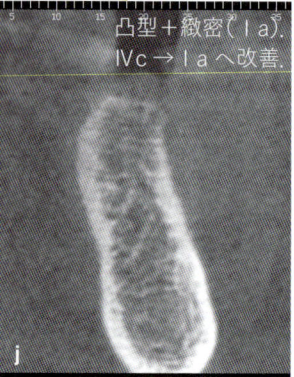

図16g～j CBCTによる評価．6̄の近(j)遠心(g)ともに凸型への移行ならびに歯槽頂部の明瞭化が認められる．また，根分岐部の陥凹が改善されている(h, i)．

CBCTは画面上で距離や角度計測が可能

デンタルエックス線やCBCT像では，画面上で距離や角度の計測が可能なことが多い．

また，これらの数値は参照できる値となるため，これにより，症例の難易度・予知性・術式の決定を検討することが可能である．

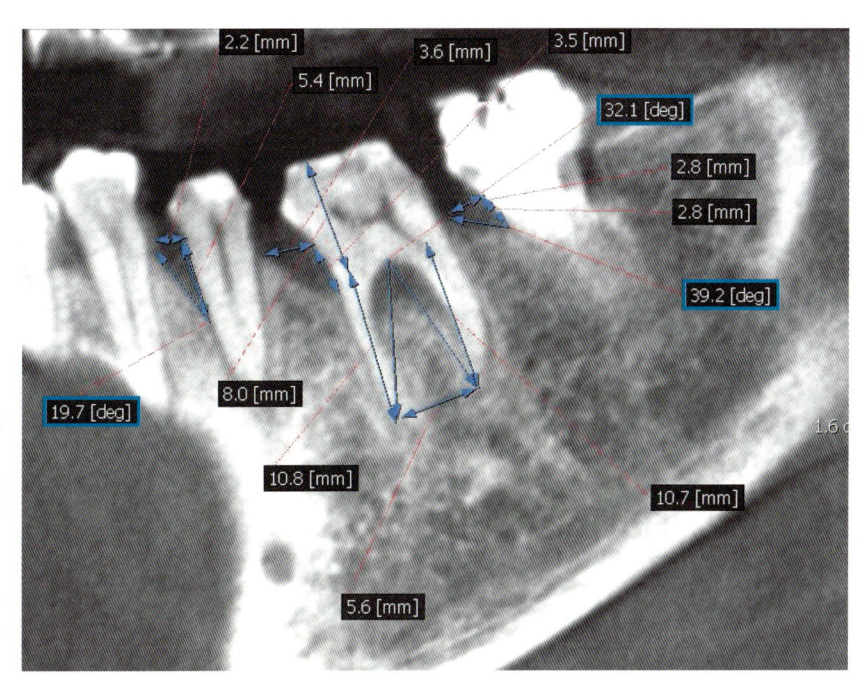

図A Sagittal（歯列平行断）像による距離・角度計測の具体例．骨欠損の拡がりや角度を正確に計測することは，処置方針の決定や難易度の判定に役立つ．たとえば，歯根間距離（歯間）距離が2mm以内の狭さであれば，温存型のフラップの剥離が困難なことが予想される．また，骨欠損の角度が急峻であれば，「エムドゲイン」単味で骨の再生が期待できる．

骨欠損の診断の数値の基準．文献14, 28, 29を参照して作成．

水平的拡がり（幅）	2mm以上→広い 2mm以下→狭い
垂直的拡がり（深さ）	4mm以上→深い 4mm以上→浅い
角度	GTR法　26°以下で骨再生大 EMD　22°以下で臨床的アタッチメントレベル獲得大

Point 4　CBCTによる三次元的なエックス線診査

歯列平行断による診査では，骨欠損の近遠心的な幅，垂直的深さ，角度を数値で計ることができる．

診断・治療が変わる"目から鱗"編

■ CBCTを撮ることで確実性が向上した症例

CBCTによる術前診査により、歯周外科の対象となる歯列の骨欠損の形態が明らかになると、切開線の策定の大きな手助けになる。切開線は原則として骨の裏打ちのあるところに引くことが望ましいが、その他に歯根間距離、粘膜の厚み、付着歯肉の幅、歯周外科の種類も考慮しなければならない（図17〜19）。

CBCTを参照して切開線を決定した症例

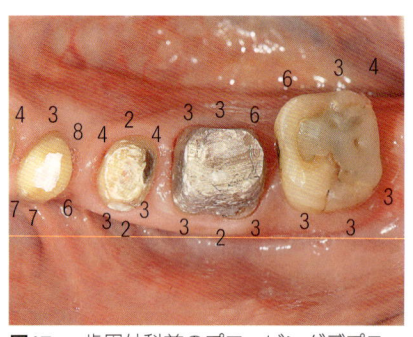

図17a　歯周外科前のプロービングデプス．

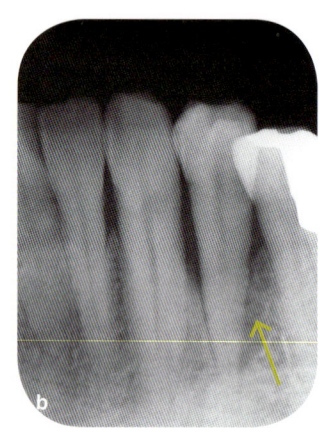

図17b, c　|4遠心，|6 7|間，|7遠心に深い骨縁下欠損を認める．

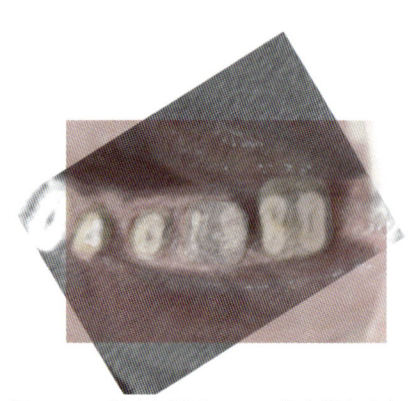

図17d　口腔内写真とAxial像を重ね合わせた像．

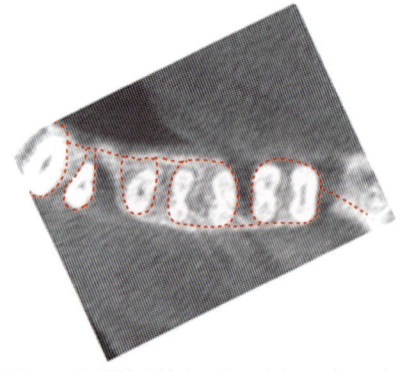

図17e　切開線を策定．骨の裏打ちがある部位を優先した切開ライン．その他歯根間距離や歯肉の厚みなどを考慮する．

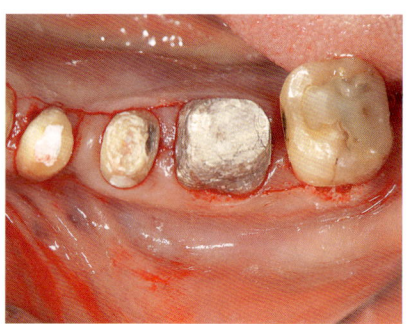

図17f　実際に行われた切開．

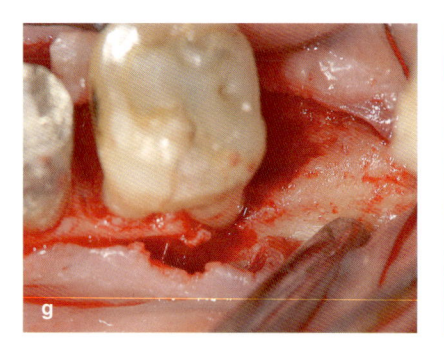

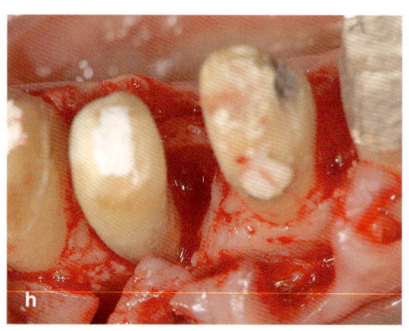

図17g, h　不良肉芽除去後に骨縁下欠損が明らかになった．

2.1. 総論と歯周治療

CBCTを有効活用した症例

歯周基本治療と従来型イメージング

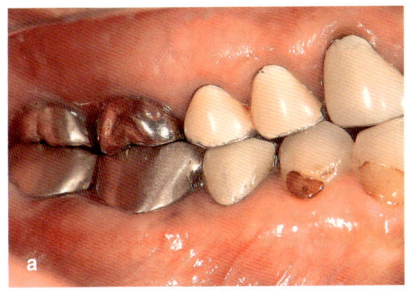

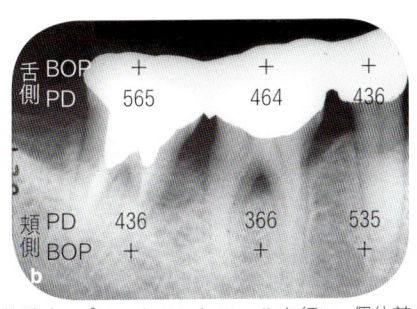

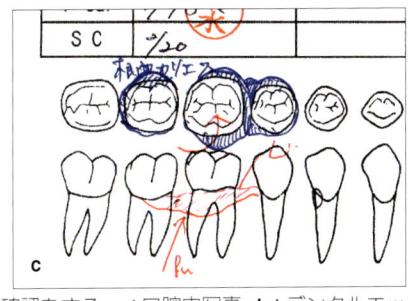

図18a〜c 歯周基本治療では，原因因子の可及的除去，プラークコントロールを行い，個体差の確認をする．**a**：口腔内写真．**b**：デンタルエックス線写真．**c**：a,bに基づくイメージスケッチ．

CTによるイメージング

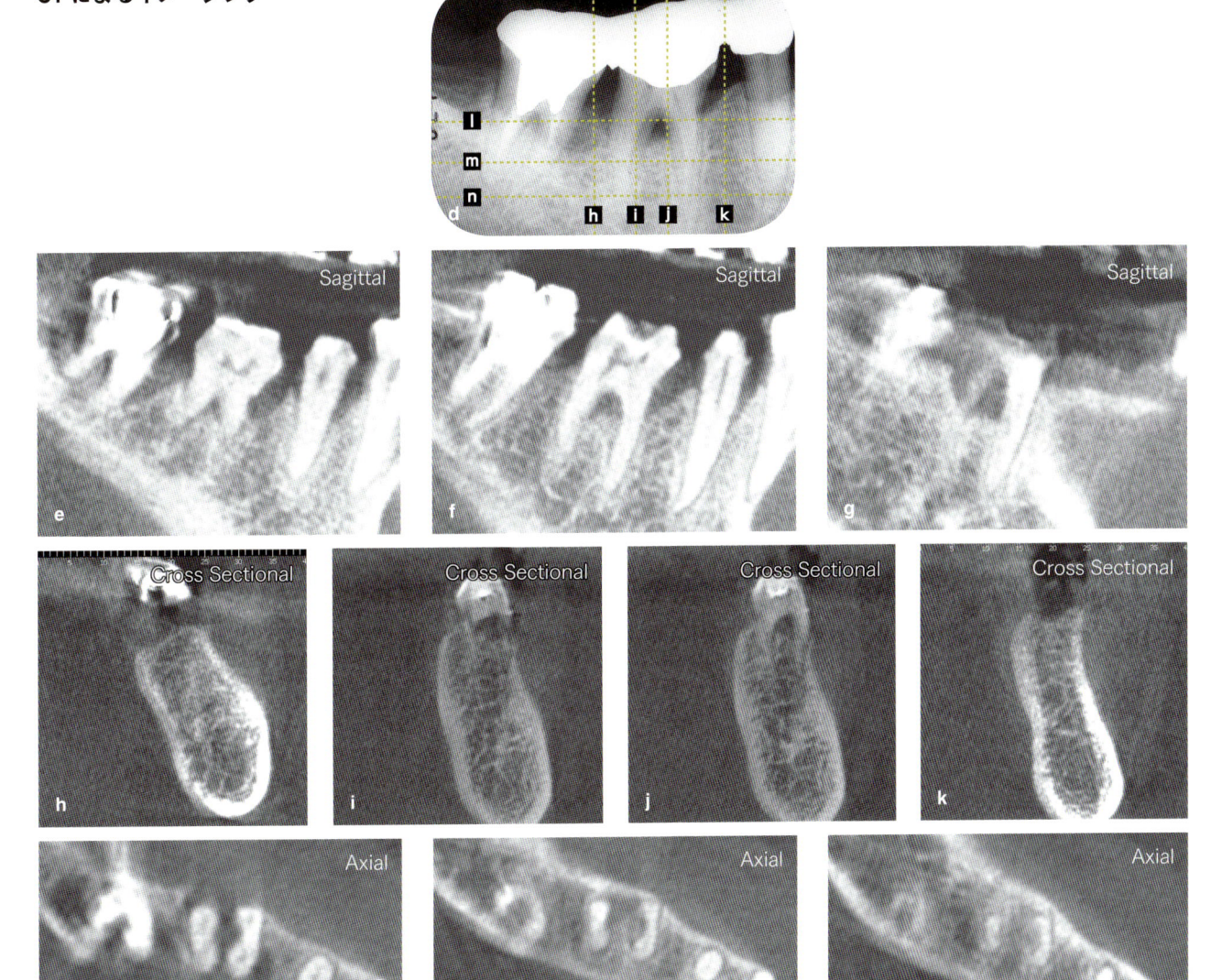

図18d〜n CTによる所見では7⏌は樋状根．6⏌は舌側がより吸収の大きい根分岐部病変Ⅲ度であることがわかった．根分岐部のCross Sectional像（**i, j**）では骨欠損，陥凹はさほど大きくなく，再生療法の適応と判断された．

歯周外科

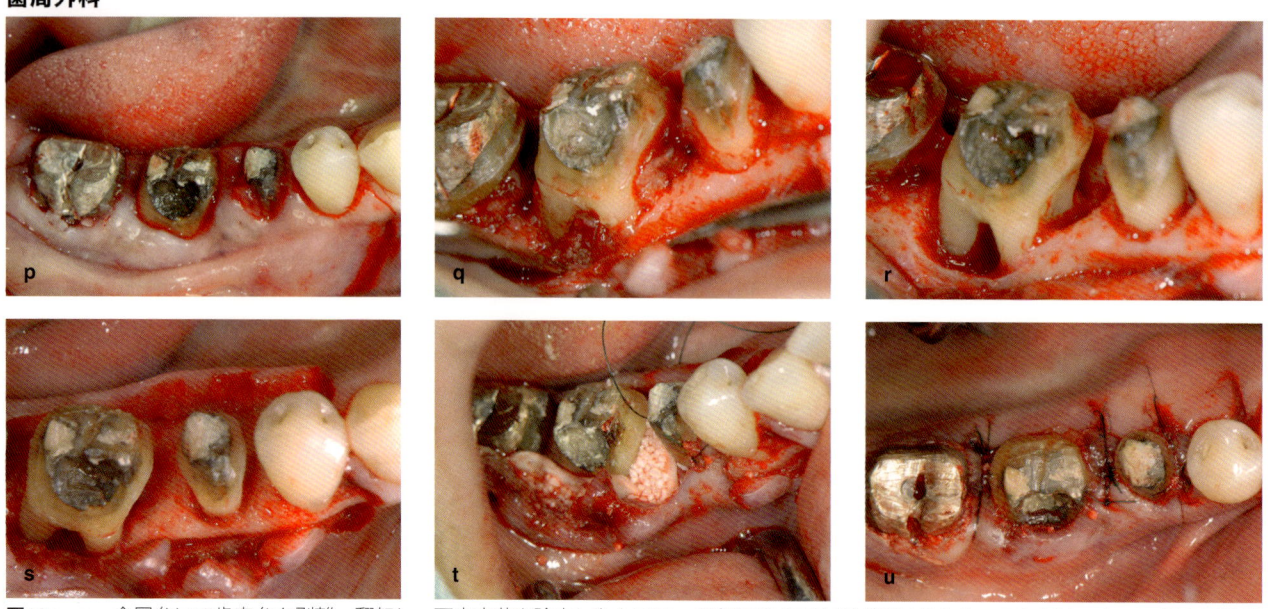

図18p〜u　全層弁にて歯肉弁を剥離・翻転し，不良肉芽を除去したところ，予想通りの骨欠損が認められた．コンビネーション型の再生療法（EMD + GTR + Bone graft）を行った．

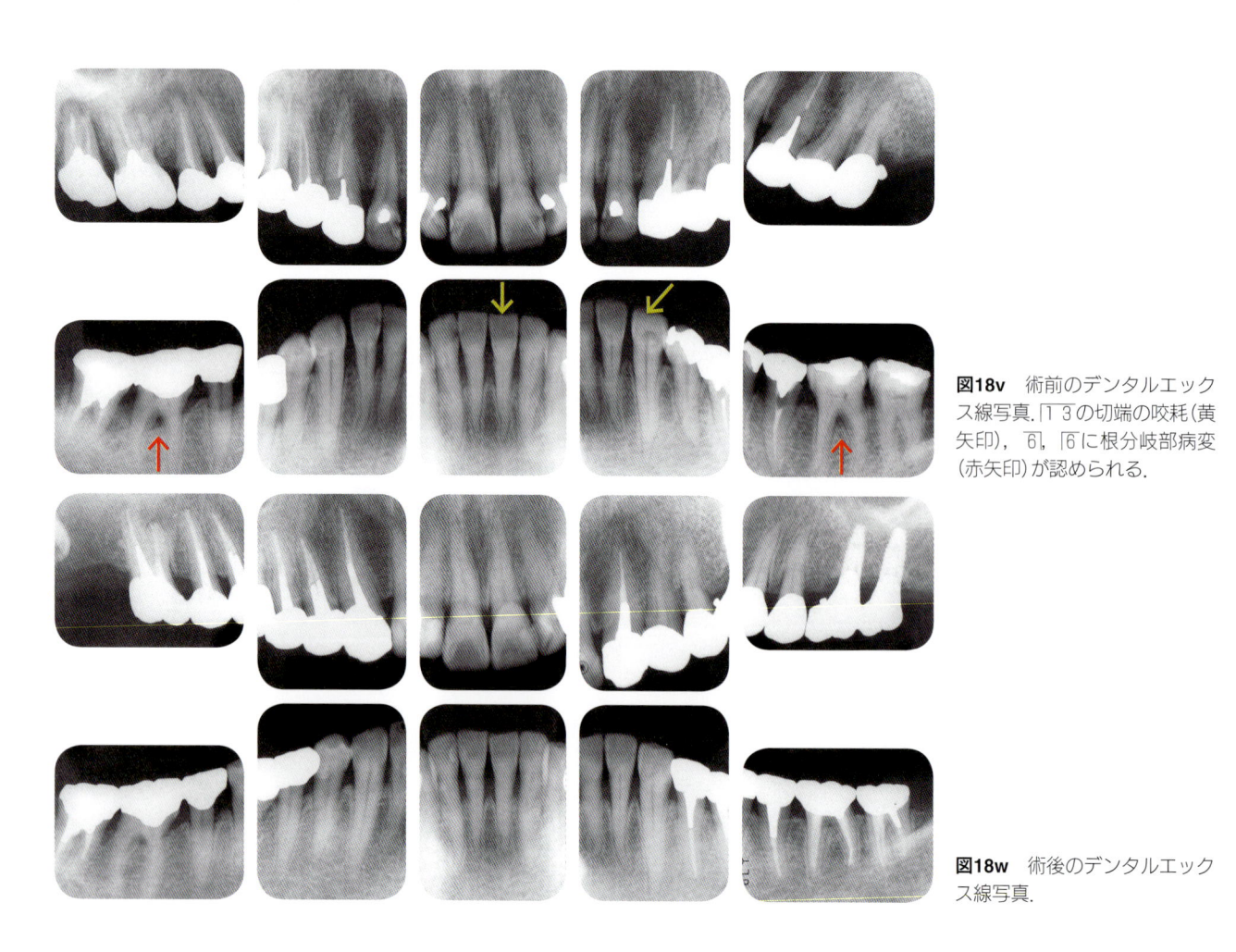

図18v　術前のデンタルエックス線写真．1̄3̄の切端の咬耗（黄矢印），6̄|，|6̄に根分岐部病変（赤矢印）が認められる．

図18w　術後のデンタルエックス線写真．

2.1. 総論と歯周治療

CBCTにより抜歯を回避した症例

図19a 50歳代の男性．全顎的な歯周治療が必要な状態．⎿7は重度の骨吸収，垂直的な動揺により他医院にて抜歯と判断されたが，どうしても抜歯したくないとのことで，当院に来院．デンタルエックス線による診査では明らかに抜歯適応の状態．

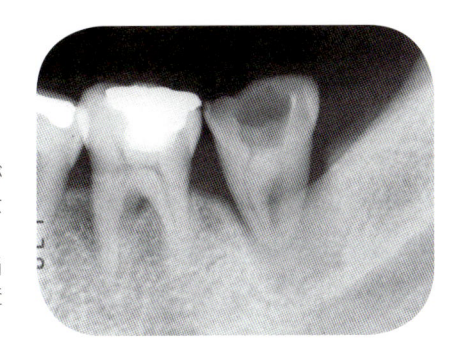

図19b～e Cross Sectional像による診断．近心，根分岐部でのスライス像では，いずれも頰舌側の骨吸収により歯根全体が浮いた状態．しかし，遠心部では舌側壁の存在が確認される．

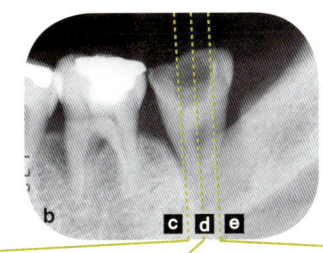

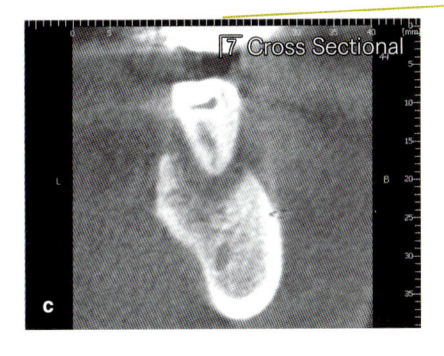

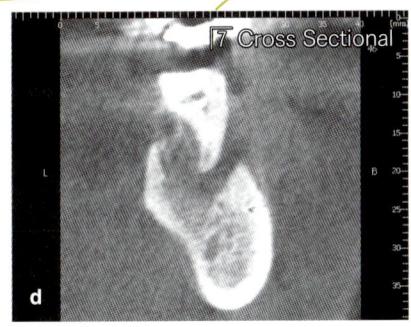

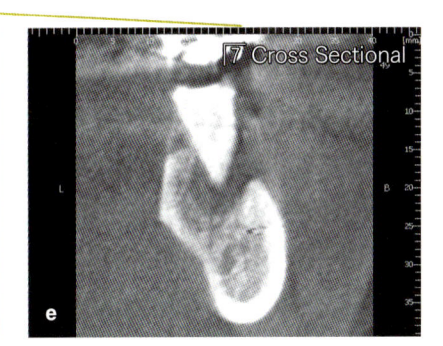

図19f～i Axial像での診断．⎿7は樋状根であることがわかる．根尖部では全周にわたり骨吸収をきたしているが，歯頸部では遠心側の骨壁が残っていることがわかる．

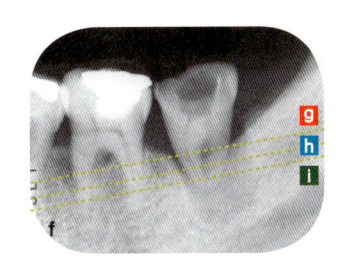

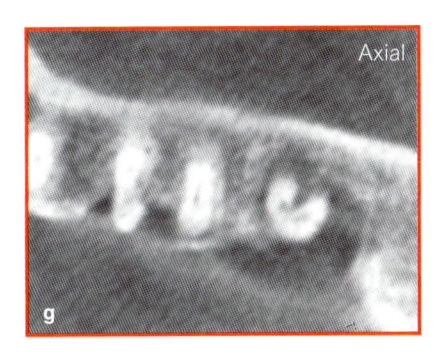

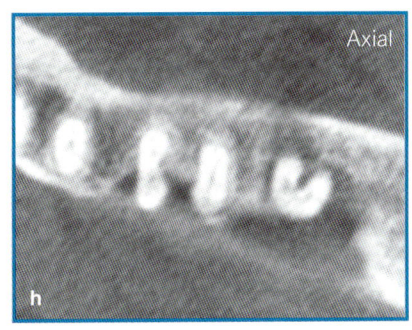

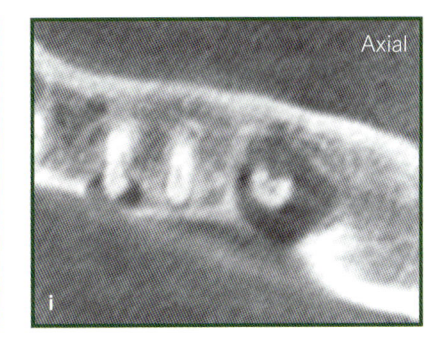

39

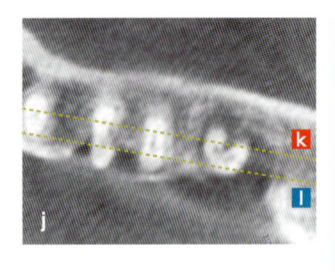

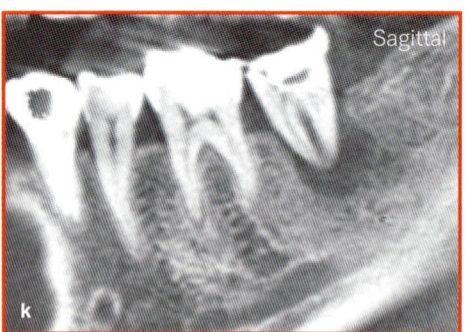

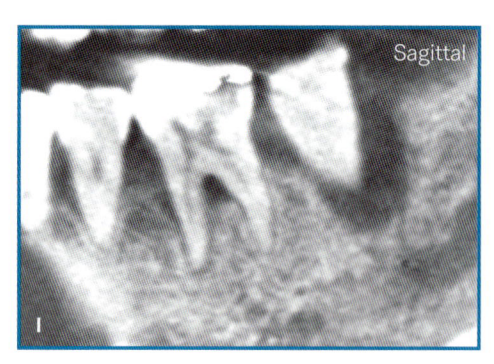

図19j～l Sagittal 像での診断．エンド‐ペリオ病変の可能性大と判断された．

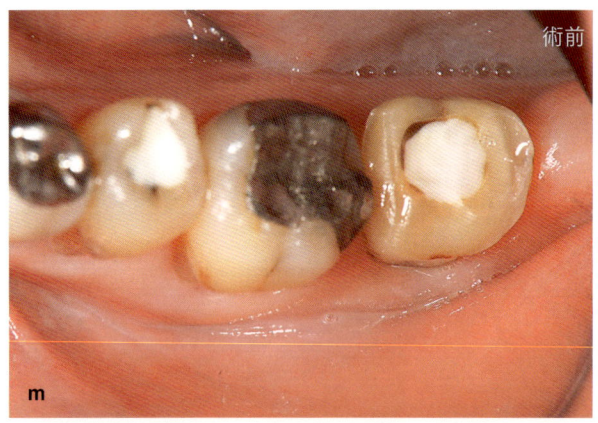

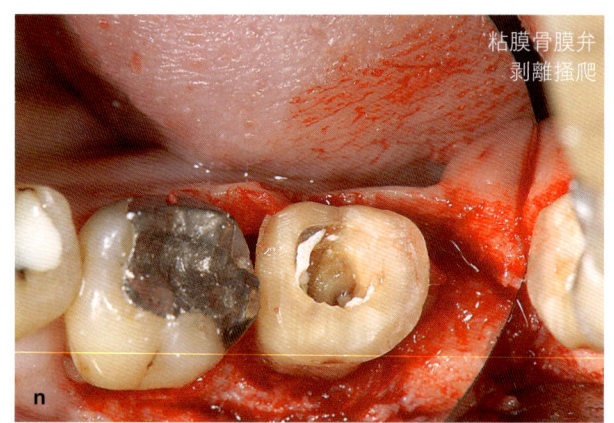

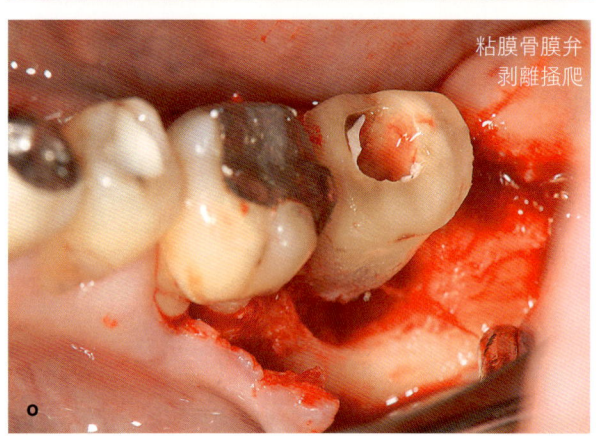

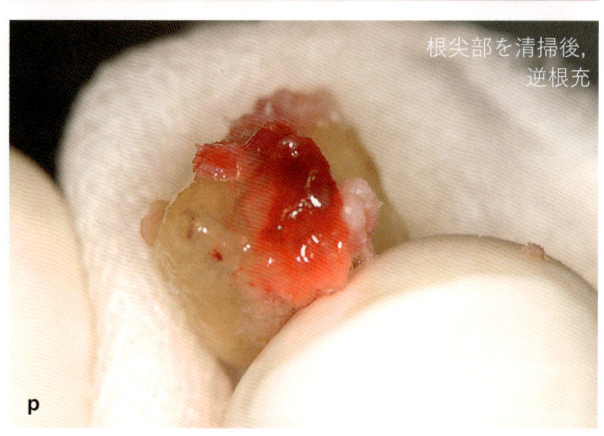

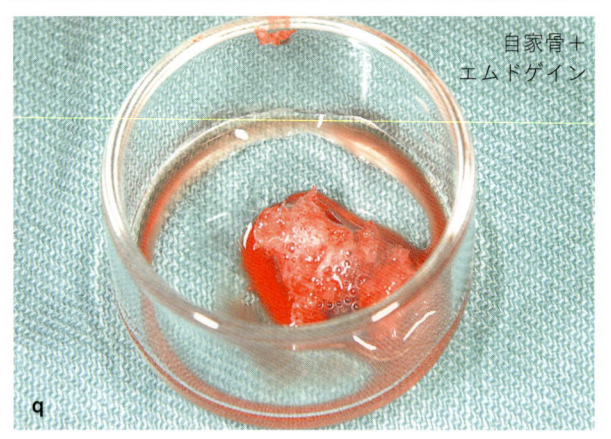

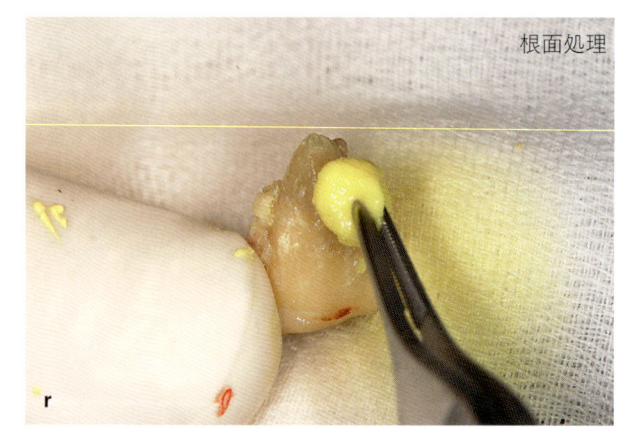

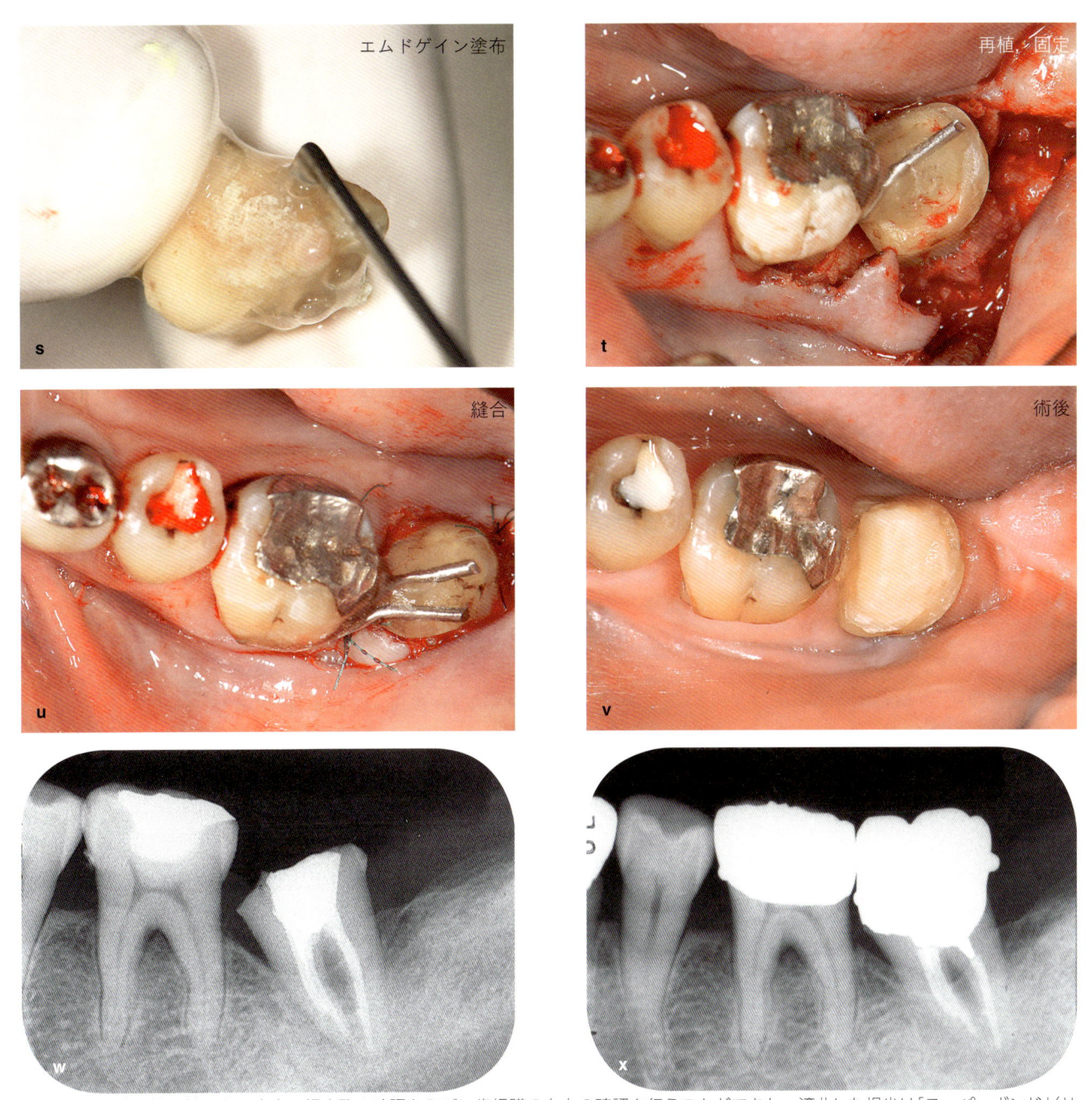

図19m〜x　意図的再植により本来の根尖孔の確認ならびに歯根膜の存在の確認を行うことができた．湾曲した根尖は「スーパーボンド」（サンメディカル）にて封鎖（逆根充）を行い，汚染された歯根面は清掃後「エムドゲイン」（ヨシダ）塗布を行った．**w**：術後7か月．動揺もなく順調に骨も回復した．**x**：7┘最終補綴装着後．連結することなく咬合機能の回復を行うことができた．

CBCTを撮ったら予想以上に難症例だった症例

先に述べたようにデンタルエックス線写真による診断では，頬舌側の皮質骨を通過した画像となるため，骨内の病変の進行が読み取れない場合もしばしば存在する．

また，頬舌側いずれかの骨が欠損していても，デンタルエックス線写真では画像に明確に現れないため，しばしば治療時点で骨吸収の進行に驚かされることとなる．本症例では7に不明瞭な暗影を認めたためCBCTにて診査したところ，口蓋根が完全に抜けていることがわかり，口蓋根を抜根（トライセクション）することを術前に計画した．

デンタルエックス線診断で予想された以上に重篤であった症例

図20a デンタルエックス線での所見では4には根尖に及ぶ骨吸収を認めるが，7には歯根膜腔の拡大とわずかな透過像を認める．また，6 7 遠心には歯石の沈着が認められる．

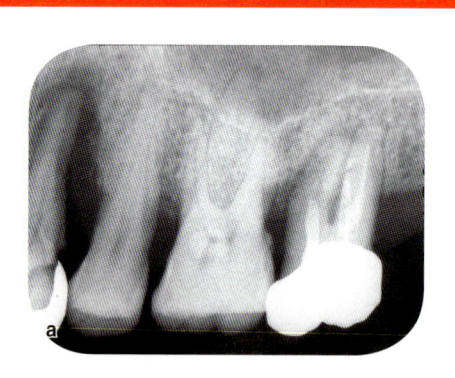

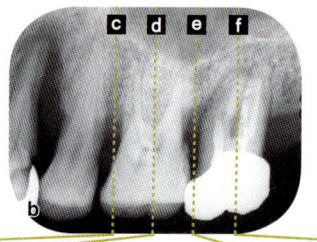

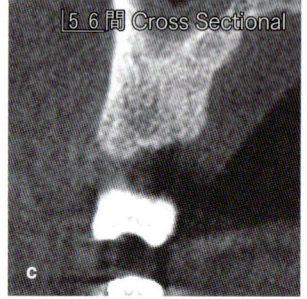

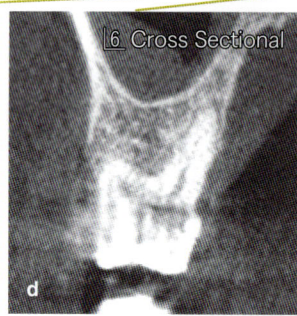

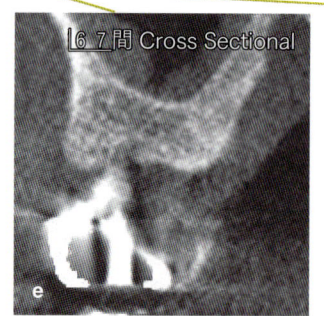

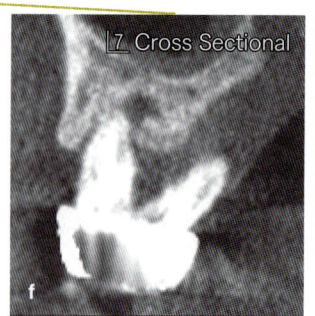

図20b〜f CBCT像では7の口蓋側に重度の骨吸収が認められ（e），口蓋根が完全に抜けていることが確認された．このような例は日常しばしば遭遇するケースの1つであろう．

> **Point 5** CBCTは抜歯か保存かの最終判断に有効！
>
> デンタルエックス線写真では明らかに抜歯適応と思われるが，CBCTでは保存の可能性が見出されることもある．また逆にCBCTで，デンタルエックス線写真による診断よりも重篤な状況が観察される場合もある．

まとめ

歯周治療におけるCBCTの活用は，インプラントに比べいまだ情報に乏しく，確立された診査法は示されていない．CBCTによる診査は，限られた二次元的な診査から，より確実な三次元的な診査を可能にした．またCBCTは，寸法精度においてデンタルエックス線に劣ることなくほぼ正確な値を示し，骨欠損の広がりや程度の把握，根分岐部病変の拡がり，程度などを知るうえで有益な情報をもたらす．そして複数の治療方針のなかでの選択に困ったとき，あるいは詳しい情報が得られないために確定的な診断が下せないときに，CBCTは最後の切り札として威力を発揮することが期待される．CBCTに基づいた診査診断，そして歯周外科処置の一連の流れは，ある種の新しい体系となり得る可能性を秘めている．効率的で変更が少なく，そして成功率の高い歯周外科処置を達成するためには，より高度で詳細な術前の情報が必要である．その一助としてCBCTは主要な役割を果たすことが期待できる．その一方で，CBCTを用いて正確に診断，あるいは計測するためにはCBCTの機構に対する正しい知識・理解を持ち，対象となる画像の適切な回転，移動といった調節が確実に行われることが重要である．このスキルがなければ上述したメリットを得られないであろう．そして，いうまでもなく治療における恩恵と受ける被曝量をつねに交互に配慮することが大切である．

以上をまとめると，被曝によるリスクを最大限に考慮して，患者の同意のもとに行うCBCTによる診査は，インプラントのみならず歯周治療にも恩恵をもたらし，より確実で効果の高い歯周治療・歯周外科処置のための一助となるといえる．

参考文献

1. 宮田隆，辰巳順一・編集．歯周病と骨の科学．東京：医歯薬出版，2002．
2. 日本歯科放射線学会・編．歯科臨床における画像診断アトラス．医歯薬出版，2007．
3. 下川公一．診断としての機能を十分に満たすためのX線撮影．the Quintessence 2005；24（1-3）．
4. Walter C, Weiger R, Zitzmann NU. Accuracy of three-dimensional imaging in assessing maxillary molar furcation involvement. J Clin Periodontol 2010；37(5)：436-441.
5. Vandenberghe B, Jacobs R, Yang J. Diagnostic validity (or acuity) of 2D CCD versus 3D CBCT-images for assessing periodontal breakdown. Oral Surg Oral Med Oral Pathol Oral Radiol Endod 2007；104(3)：395-401.
6. Vandenberghe B, Jacobs R, Yang J. Detection of periodontal bone loss using digital intraoral and cone beam computed tomography images：an in vitro assessment of bony and/or infrabony defects. Dentomaxillofac Radiol 2008；37(5)：252-260.
7. 小林馨・編著．臨床イメージノート．京都：永末書店，1994．
8. 熊谷真一・編著．入門 X線写真を読む．東京：医歯薬出版，2005．
9. 佐野司・編著．歯科放射線マニュアル．東京：南山堂，2006．
10. 神田重信，新井嘉則・編．歯科用コーンビームCT徹底活用ガイド．東京：クインテッセンス出版，2008．
11. 鎌田仁，稲垣将文．デンタルCTで読み解く症例の真実．東京：クインテッセンス出版，2008．
12. 新井嘉則，谷本英之．15ステップで使いこなそう歯科用CTの完全活用ガイド．東京：医歯薬出版，2009．
13. 金田隆・編集．基本から学ぶインプラントの画像診断．東京：砂書房，2008．
14. 日本歯周病学会・編．歯周病の検査・診断・治療計画の指針．東京：医歯薬出版，2008．
15. Carranza FA Jr., Newman MG. Clinical Periodontology. 8th ed. WB Saunders, 1996.
16. コーエン ES・編著，鴨井久一・監訳．審美再建歯周外科カラーアトラス 第3版．東京：西村書店，2009．
17. Egelberg J. Periodontics, 3rd edition. Redlands：OdontoScience, 1999.
18. McGuire MK. Prognosis versus actual outcome：A Long-term survey of 100 treated periodontal patients under maintenance. J Periodontol 1991；62：51-58.
19. McGuire MK. Prognosis versus actual outcome II：The effctiveness of clinical parameters in developing an accurate prognosis. J Periodontol 1996；67：658-665.
20. McGuire MK. Prognosis versus actual outcome III：The effctiveness of clinical parameters in accurately predicting tooth survival. J Periodontol 1996；67：666-674.
21. Avila G, Galindo-Moreno P, Soehren S, Misch CE, Morelli T, Wang HL. A novel decision-making process for tooth retention or extraction. J Periodontol 2009；80(3)：476-491.
22. Richards DW, Kao RT. Strategic extraction：comparison of traditional and implant therapies. J Calif Dent Assoc 2008；36(3)：181-186.
23. Wolf HF, Rateitschak EM, Rateitschak K・著，日本臨床歯周病学会・訳．ラタイチャーク カラーアトラス 歯周病学．第3版．京都：永末書店，2008．
24. Misch KA, Yi ES, Sarment DP. Accuracy of cone beam computed tomography for periodontal defect measurements. J Periodontol 2006；77(7)：1261-1266.
25. Walter C, Kaner D, Berndt DC, Weiger R, Zitzmann NU. Three-dimensional imaging as a pre-operative tool in decision making for furcation surgery. J Clin Periodontol 2009；36(3)：250-257.
26. 上條雍彦．口腔解剖学 1 骨学．アナトーム社，1966．
27. 江澤庸博．一からわかるクリニカルペリオドントロジー．東京：医歯薬出版，2001．

28. Klein F, Kim TS, Hassfeld S, Staehle HJ, Reitmeir P, Holle R, Eickholz P. Radiographic defect depth and width for prognosis and description of periodontal healing of infrabony defects. J Periodontol 2001 ; 72(12) : 1639-1646.

29. Tsitoura E, Tucker R, Suvan J, Laurell L, Cortellini P, Tonetti M. Baseline radiografic defect angle of the intrabony defect as a prognostic indicator in regenerative periodontal surgery with enamel matrix derivative. J Clin Periodontol 2004 ; 31 : 643-647.

30. Baltacioglu E, Tasdemir T, Yuva P, Celik D, Sukuroglu E. Intentional replantation of periodontally hopeless teeth using a combination of enamel matrix derivative and demineralized freeze-dried bone allograft. Int J Periodontics Restorative Dent 2011 ; 31(1) : 75-81.

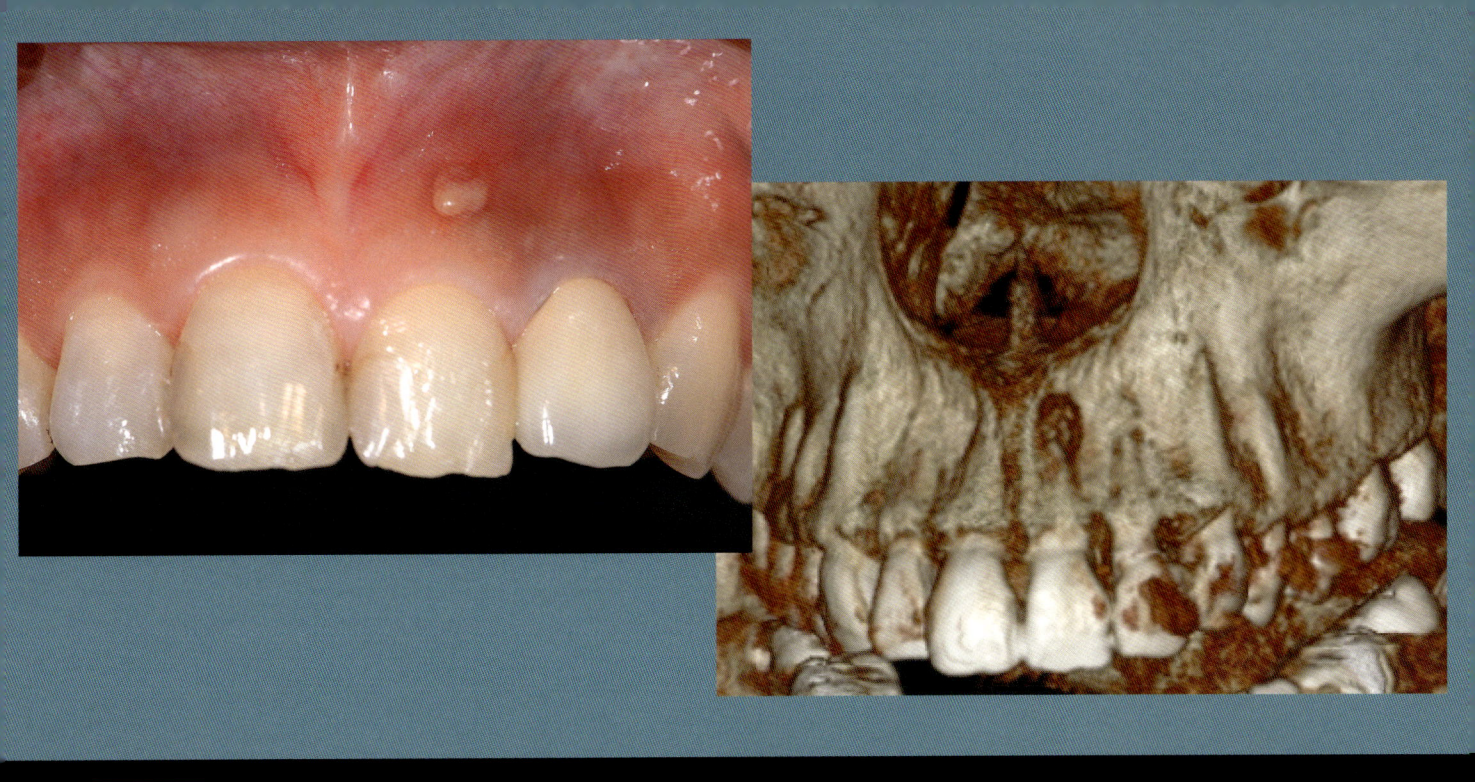

2.2. 歯内療法

――三次元的な病変の診断と根管単位での治療戦略が可能！

解説 **安東俊夫／葛西秀夫**

■ なぜ，歯内療法に歯科用CBCTが必要か？

歯内療法の予知性の向上および有効なインフォームドコンセントのために三次元的診査・診断が必要

歯内療法での画像診断は，今まで主にデンタルエックス線写真，パノラマエックス線写真に頼ることが多かった．規格性のある鮮明なデンタルエックス線写真は，固有歯槽骨の状態，歯根膜の拡大，歯槽硬線の消失といった病変を察知するためには，詳細な情報を与えてくれる．しかし，その画像は二次元的なものであり，読影にはおのずから限界がある．歯科治療において歯内療法が手間と時間，そして熟練した技術，長年の経験がもっとも必要な処置であるといわれる理由の1つであろう．

今日，歯科用コーンビームCT（以下，CBCT）が普及するに至り，歯内療法の分野でも活用されるようになってきた．二次元的な診断に加えて，三次元的に病変，根管内をより確実に診査することができるようになったのである．それによって今まで以上に効率的で精度の高い治療が可能となり，患者負担も軽減され，歯内療法の予知性も向上するものと考える．

CBCTの最大の特徴は，一度撮影を行うと任意の方向での断層画像が条件を変えて繰り返し読影できることである．そのためにデンタルエックス線写真ではわかりにくい唇舌的な状態，水平断での状態を十分に観察し，実際の治療計画に反映することが可能となった．**表1**に歯内療法におけるCBCTの有効性を列記した．

表1 歯内療法におけるCBCTの有効性.
①歯根，根管形態の把握（形態，数，大きさ，位置）
②歯根破折の診断（部位，方向，状況）
③周囲組織との位置関係の確認（上顎臼歯部→上顎洞／下顎臼歯部→オトガイ孔，下顎管）
④根尖病変の把握（皮質骨との関係，病変浸潤程度，エンド病変，ペリオ病変の確認）
⑤根管治療の不備の確認（パーフォレーション，根管充填不良，ファイル破折）

CBCT 活用 "ベーシック編"

■ デンタルと CBCT，
■ 二次元と三次元の見え方の比較

歯の解剖：
根管の二次元，三次元，見え方の比較

　デンタルエックス線写真では，立体的な形態を平面として写し出すのは周知のことであろう．そのために，多数根があったとしても根が重なったり，不明瞭に写し出されて診断に苦慮する場合もある．CBCTを用いれば，そのような問題を容易に解決できることが多い．

　以下，臨床でよく遭遇する歯根形態を二次元画像と三次元画像で対比しながら解説する．

下顎第二大臼歯樋状根

二次元画像：デンタルエックス線　**三次元画像：CBCT（Axial 像）**　**三次元画像：カラー表示**

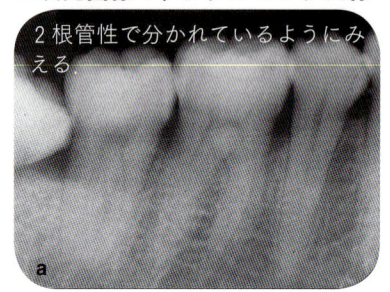

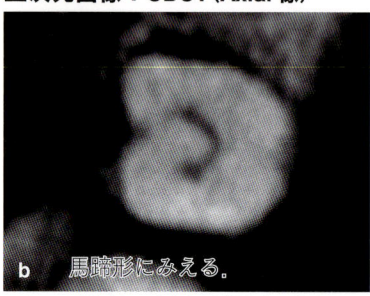

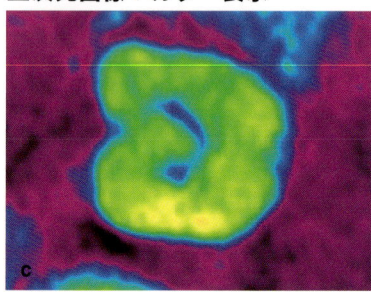

図1 a～c　樋状根は下顎第二大臼歯にしばしばみられ，近心根と遠心根が頬側で癒合したもので，デンタルエックス線写真では2根管性に写ることが多い．歯髄腔を開放すれば樋状根であると判別できるが，デンタエックス線写真（二次元画像）だけでは判別しにくい．CBCTを使用することで事前に樋状根であることを確認できる．

下顎前歯2根管性

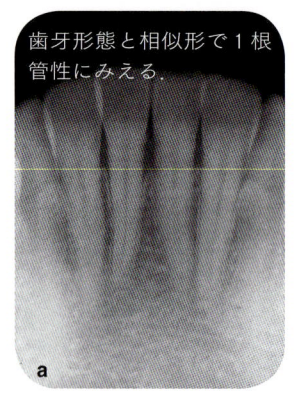

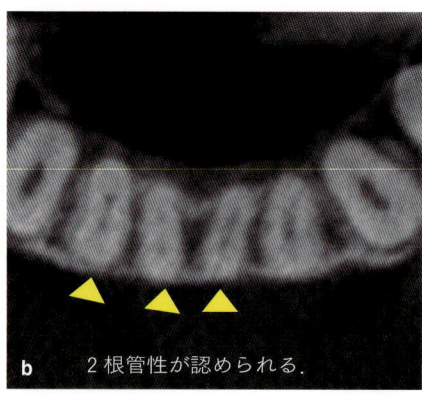

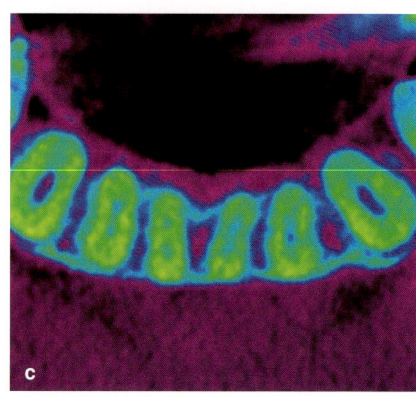

図2 a～c　下顎前歯では意外に高頻度に2根管性に遭遇する．デンタルエックス線写真では偏心投影で確認可能であるが，CBCTを使用することでより明確に根管形態を把握できる．

上顎第一大臼歯近心頬側2根管性

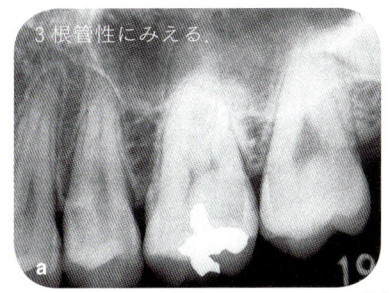

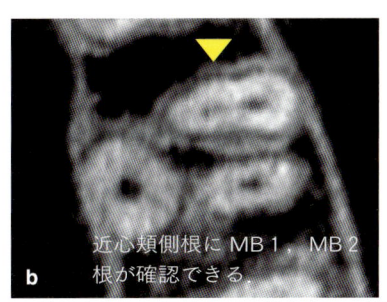

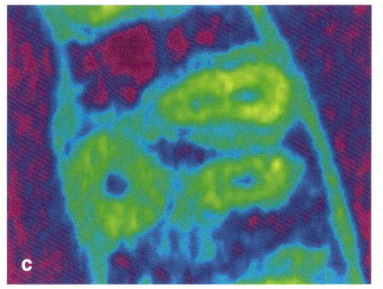

図3 a〜c　通常の近心頬側根よりやや口蓋側よりに発見されることが多い．根尖までの根管形態はCBCTを用いることによって，より正確に診査することが可能である．

下顎第一大臼歯4根管性

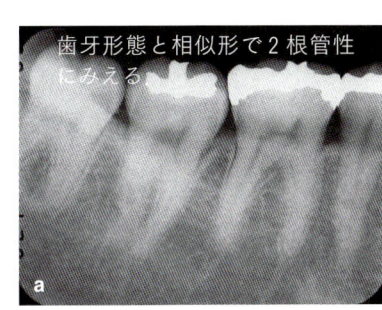

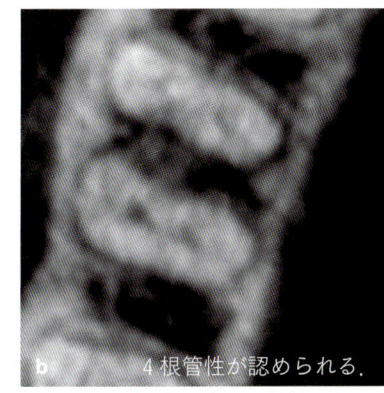

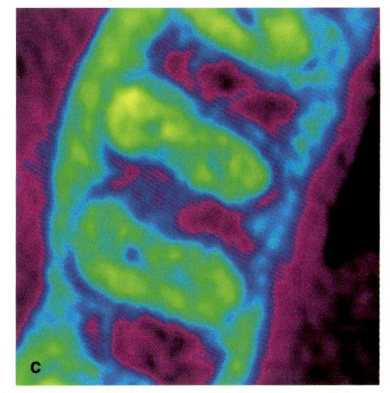

図4 a〜c　通常は2根，3根管性で，近心根の中に2根管，遠心根の中に1根管である．遠心副根の中に独立した根管が存在し，まれに4根管が認められる．デンタルエックス線写真では遠心根は頬舌的に重なってみえることが多く，CBCTを使用すると判別できる．

Point 6　CBCTにより歯根および歯根の数，形態が正確にわかる

　デンタルエックス線写真で歯根および歯根管数，形態を診査するのは，いままでは偏心投影を行い，術者の経験に頼っていたが，CBCTの水平画像（Axial像）をみれば正確に確認でき，とくに感染根管治療に有利で，ファイルの挿入方向が容易に判断できる．

CBCT 画像スライス法とその診断

本項では，単根管のエンド病変を参考に歯内療法ならではの CBCT 画像スライスの実際とその診断を，二次元画像と三次元画像を比較しながら解説する．

CBCT 画像スライス法とその診断

術前口腔内正面観およびデンタルエックス線写真

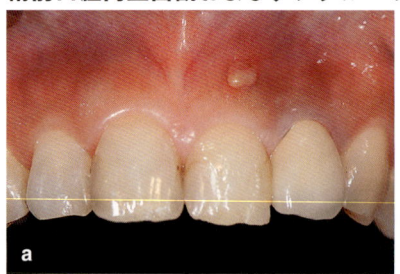

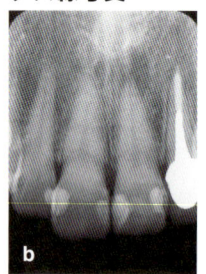

図 5 a, b　患者は|1 の疼痛と歯肉腫脹を主訴に来院．デンタルエックス線写真では，根尖病変が認められる．

MPR 画面（全体画像の把握）

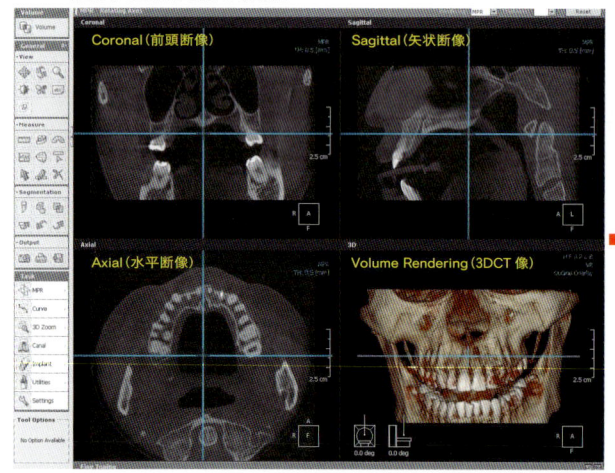

図 6　撮影が終わると，Viewer プログラムにより MPR 画面（Multi Planar Reconstruction）がさまざまな角度の断層面を再構成し，Coronal（前頭断画像），Sagittal（矢状断画像），Axial（水平断画像）および Volume Rendering（3DCT 画像）の 4 画面が最初に表示される．

青色スクロールバーを患歯に合わせる

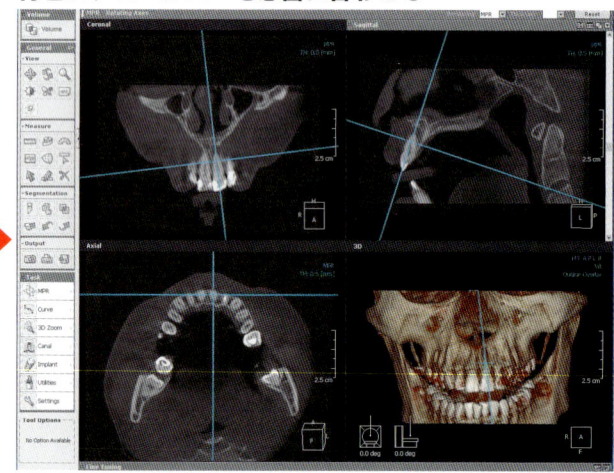

図 7　MPR 画面上に描かれた青色クロスバーを患歯の|1 の歯軸に合わせることにより，患歯の全体像を把握できる．赤枠に示す task バーより Curve にカーソルを合わせ，Cross Sectional（歯列直交断画像）をクリックし，Axial（水平断画像）に進む．

2.2. 歯内療法

Axial にライン設定

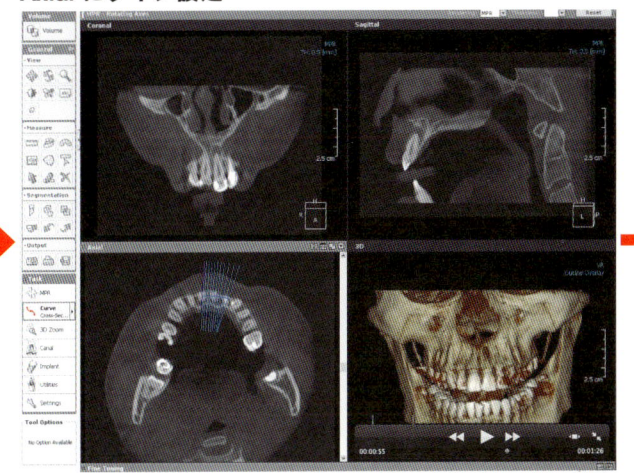

図8 Axial 画面で歯列弓の中央に沿ってクリックし，ライン設定．

Cross Sectional

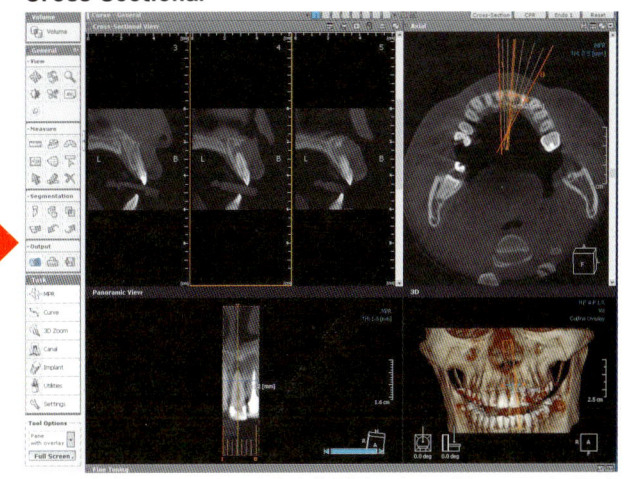

図9 右上 Axial により患歯を歯列弓の中央に沿ってライン設定した画像により，左上に Cross Sectional 像が再構成される．歯内療法の場合，三次元的に根尖病変部の固有歯槽骨の状態，歯根膜の拡大，歯槽硬線の喪失を把握できる．

Cross Sectional 像

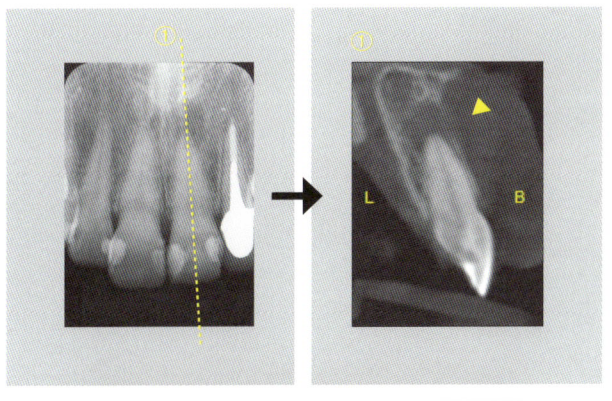

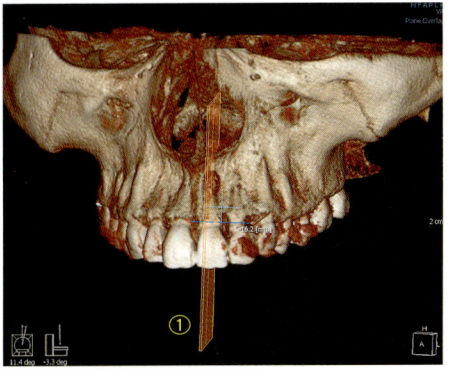

Axial 像

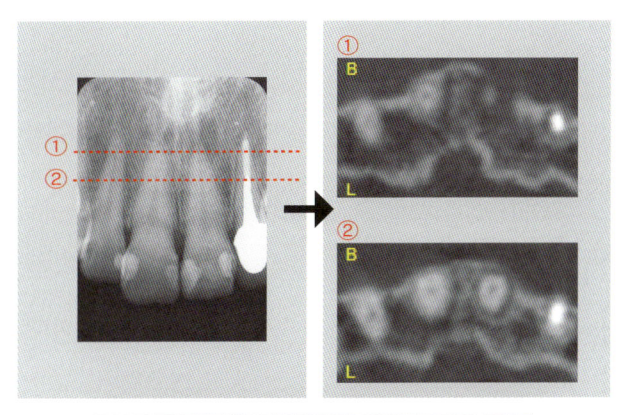

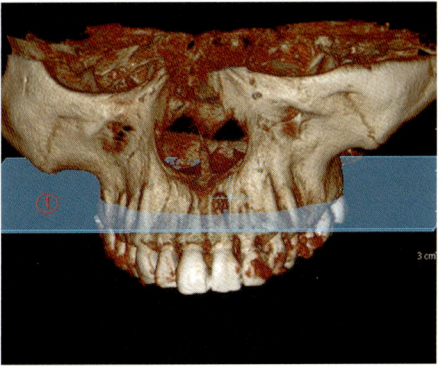

a

b

図10a, b　a 内のデンタルエックス写真の黄色の点線の部分の断面図が Cross Sectional 像で根尖部，頬側皮質骨の吸収を認める．b 内のデンタルエックス線写真の赤色の点線の部分の断面図が Axial 像で，根尖部は全周にわたり病変で覆われているが，根尖 1/3 付近では骨吸収は認めない．

49

Axial と Sagittal 像

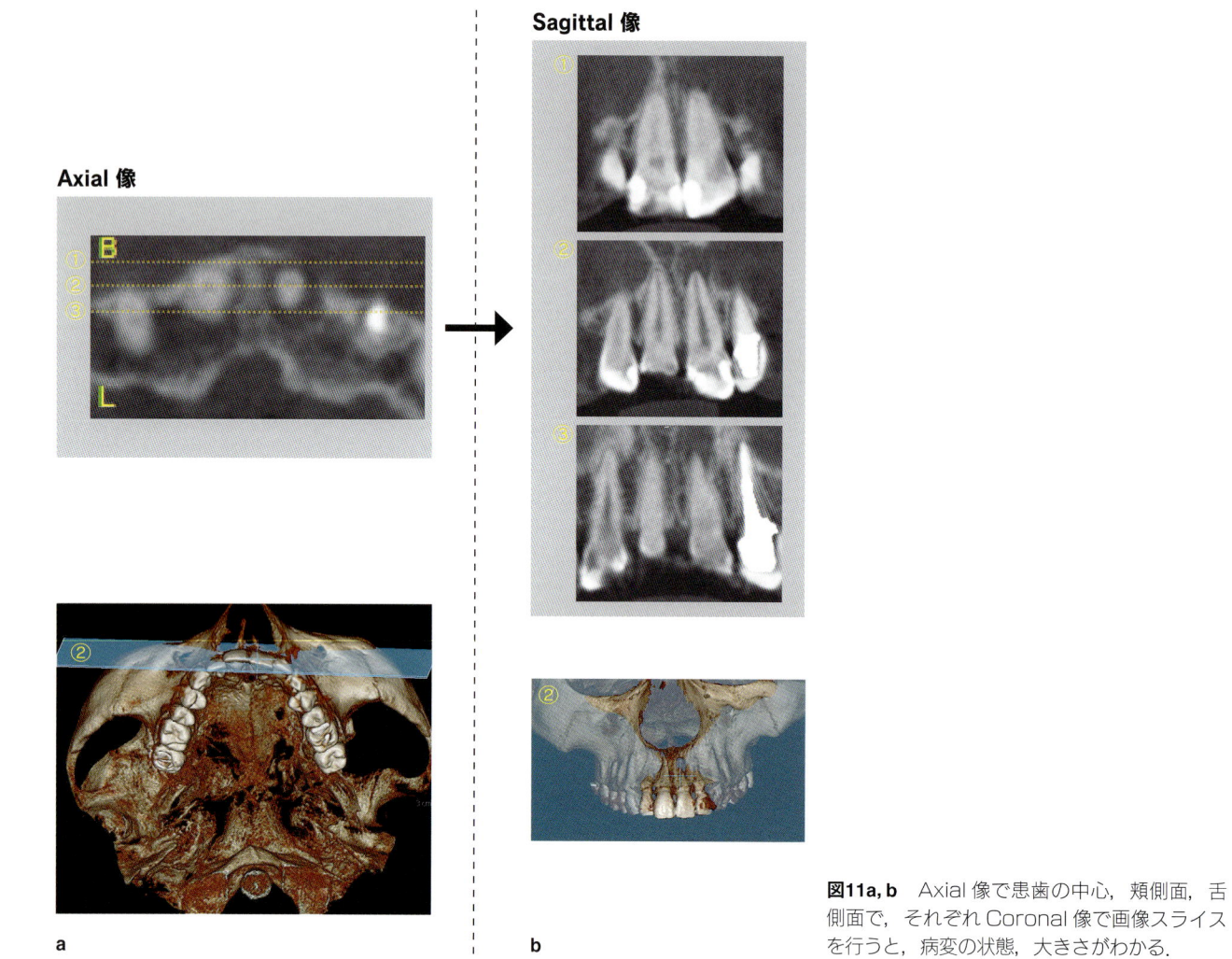

Axial 像

Sagittal 像

図11a, b　Axial 像で患歯の中心，頰側面，舌側面で，それぞれ Coronal 像で画像スライスを行うと，病変の状態，大きさがわかる．

a　　　　　　　　　　　　　　　　　　b

デンタルエックス線写真

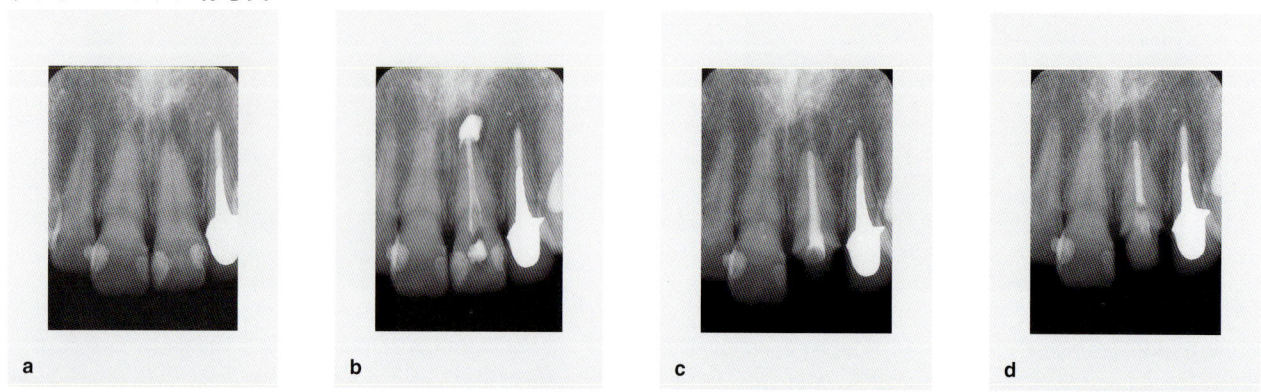

a　　　　b　　　　c　　　　d

図12a〜d　デンタルエックス線写真上での初診時 (a)，水酸化カルシウム製剤数回填入時 (b)，初診より4か月後根管充填時 (c)，根管充填1か月後 (d) の状態．根管充填後1か月 (d) では，根尖病変は術前 (a) と変化がないようにみえる．

2.2. 歯内療法

CBCTでの術前，根管充填後1か月，術後の比較

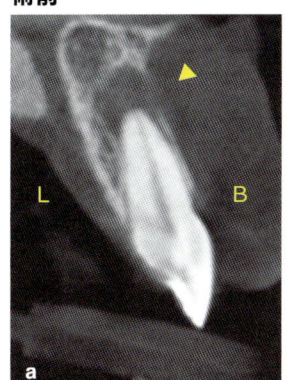

術前　　　　　　　　　根管充填後1か月

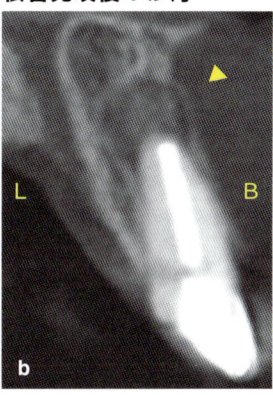

図13a〜e　術前（a）と根管充填後1か月の Cross Sectional 像（b）．両者を比較してみると，頬側皮質骨が再生しており，治癒傾向にあることが診断できる．c〜e は最終補綴物装着後の状態．

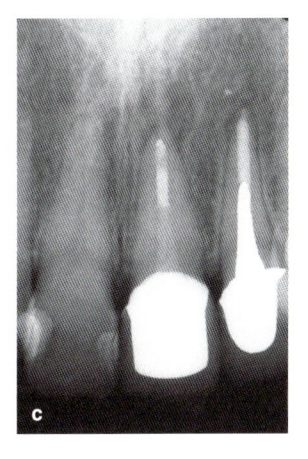

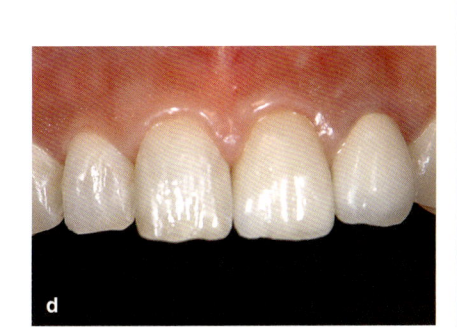

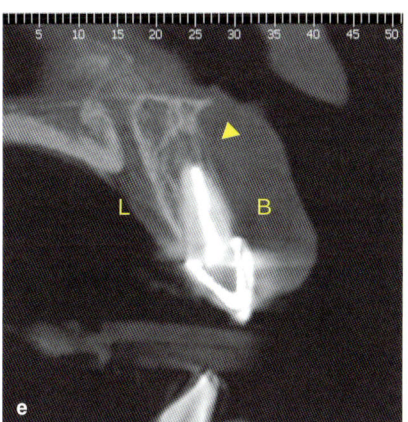

Point 7　CBCTにより根尖病変の正確な診査・診断と治療経過の確認ができる！

デンタルエックス線写真では，術前，根管充填後の根尖病変に変化はみられないが，根管充填後1か月のCBCTによる Cross Sectional 像で治癒傾向にあることが診断できたため，最終補綴物製作を行った．

診断・治療が変わる"目から鱗"編

■ CBCTで診断すれば安心！二次元診断とCBCT診断で効率よく治療できた症例から学ぶ

　根管治療の場合，問診，病歴，視診，触診などを行うが，デンタルエックス線による検査の情報がいちばんの診断材料になることが多い．しかし，もともと三次元的な歯の病変を二次元的に投影するデンタルエックス線ではおのずから限界がある．

　しかし，これにCBCTによる診断を加えることで，今まで判別困難であった根管の重なり，方向，病変の進行具合などを，歯牙単位ではなく個々の根管単位で診断することが可能となる．

根尖病変の進行度合いの違いをCBCTにより確認できた症例

術前口腔内およびデンタルエックス線写真

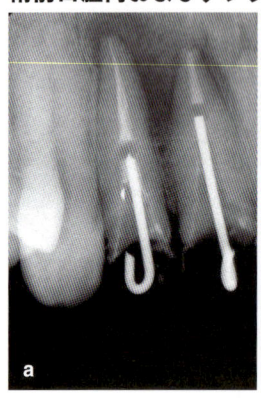

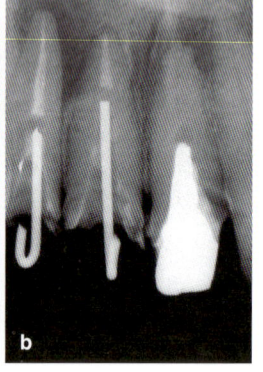

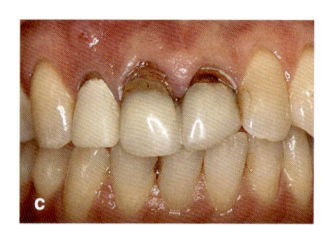

図14a〜c　患者は，2 1|1 の補綴物再製を主訴に来院．デンタルエックス線写真では，3歯に歯内治療の不備による根尖病変が認められる．

CTでの診断

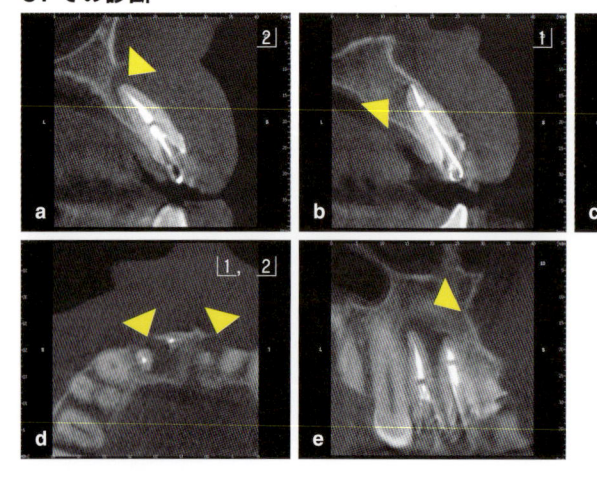

図15a〜e　二次的には同じような病変にみえるが，Sagittal像（a〜c）の診断では，それぞれ異なった病変の進行具合がわかる．病変は2|，|1は唇側，1は口蓋側に進行している．とくに2は皮質骨を圧排して病変が唇側に盛り上がったような所見を呈していた．一方，Axial像（d）とCoronal像（e）の診断では，2 1|は病変がつながっているようにみえる，2|，|1は唇側の皮質骨まで病変が浸潤している．以上のことから，2|の病変の治療が難易度がいちばん高く，治療期間を要すると診断した．

2.2. 歯内療法

根管充填治療時のデンタルエックス線写真

図16a〜d **a**：治療経過．根管外に水酸化カルシウム製剤を数回填入し，病変部の縮小を図る．**b**：|1は，病変の縮小傾向を確認した後に根管充填（治療開始より5か月後）．**c**：|1，治療開始より9か月後に病変部の縮小傾向を確認後根管充填．**d**：2|，予想通り病変の縮小に時間がかかった．治療開始より11か月後の根管充填．

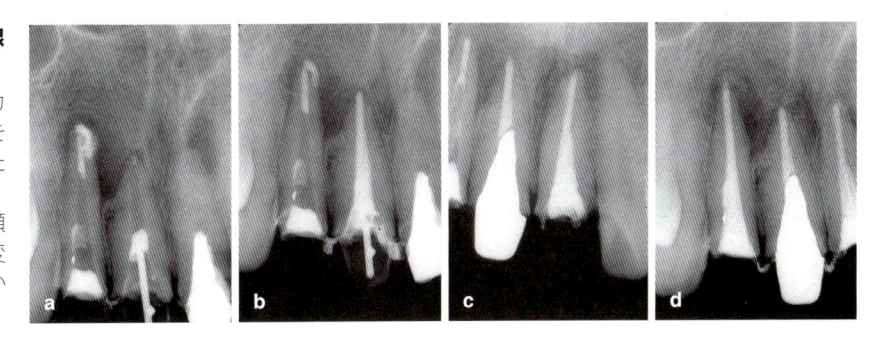

根管充填後のCBCT像

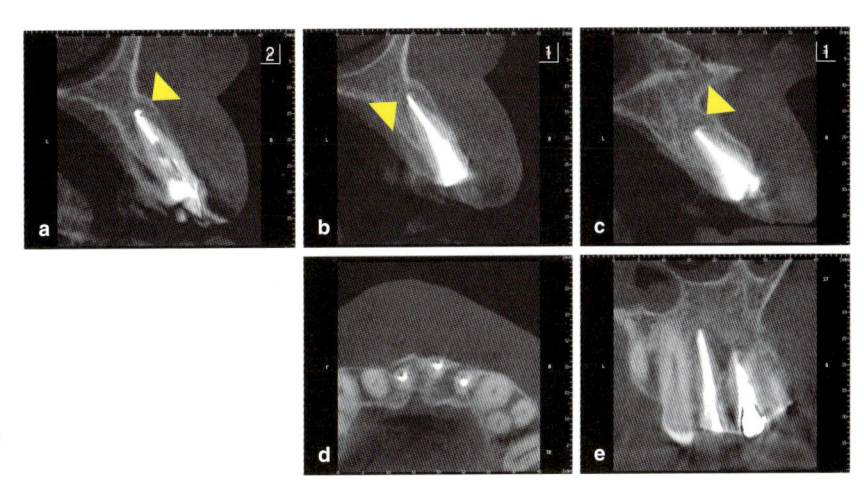

図17a〜e 根管充填後のSagittal像（**a〜c**），Axial像（**d**），Coronal像（**e**）．根尖病変の治癒傾向とそれにともなう皮質骨の連続性の回復が認められる．

術後の口腔内，デンタルエックス線写真およびCBCT像

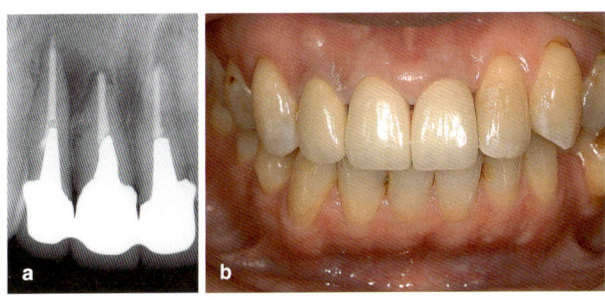

図18a〜e 補綴物装着後口腔内写真とデンタルエックス線写真，およびCBCTのSagittal像．病変は縮小しているが，今後注意深い経過観察が必要である．

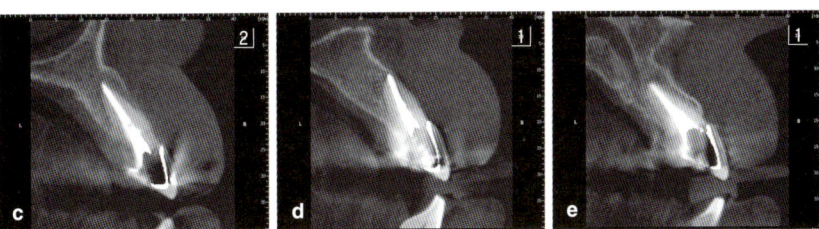

> **Point 8** 根管治療のインフォームドコンセントにCBCT像は有効！
>
> デンタルエックス線写真では，病変の進行具合は二次元的にしか診断できなかった．CBCTによる診断を追加することで三次元的な診断，とくに骨への浸潤程度がより正確に診断できた．そのために，患者に対しても治療の見通しをある程度の予知性をもって説明できた．根管処置は治療期間がかかるために，インフォームドコンセントの確立にはCBCT像による説明がより効果的である．

CBCTで診断すれば安心！二次元診断の裏づけがとれた症例から学ぶ

　現在，根分岐部病変の治癒においては多くの臨床家が苦慮しているなか，デンタルエックス線写真とCBCTにより確実な診査・診断が可能となってきた．以下，その参考となる症例を紹介する．

CBCTで二次元診断の裏づけがとれた症例

術前

口腔内およびデンタルエックス線写真

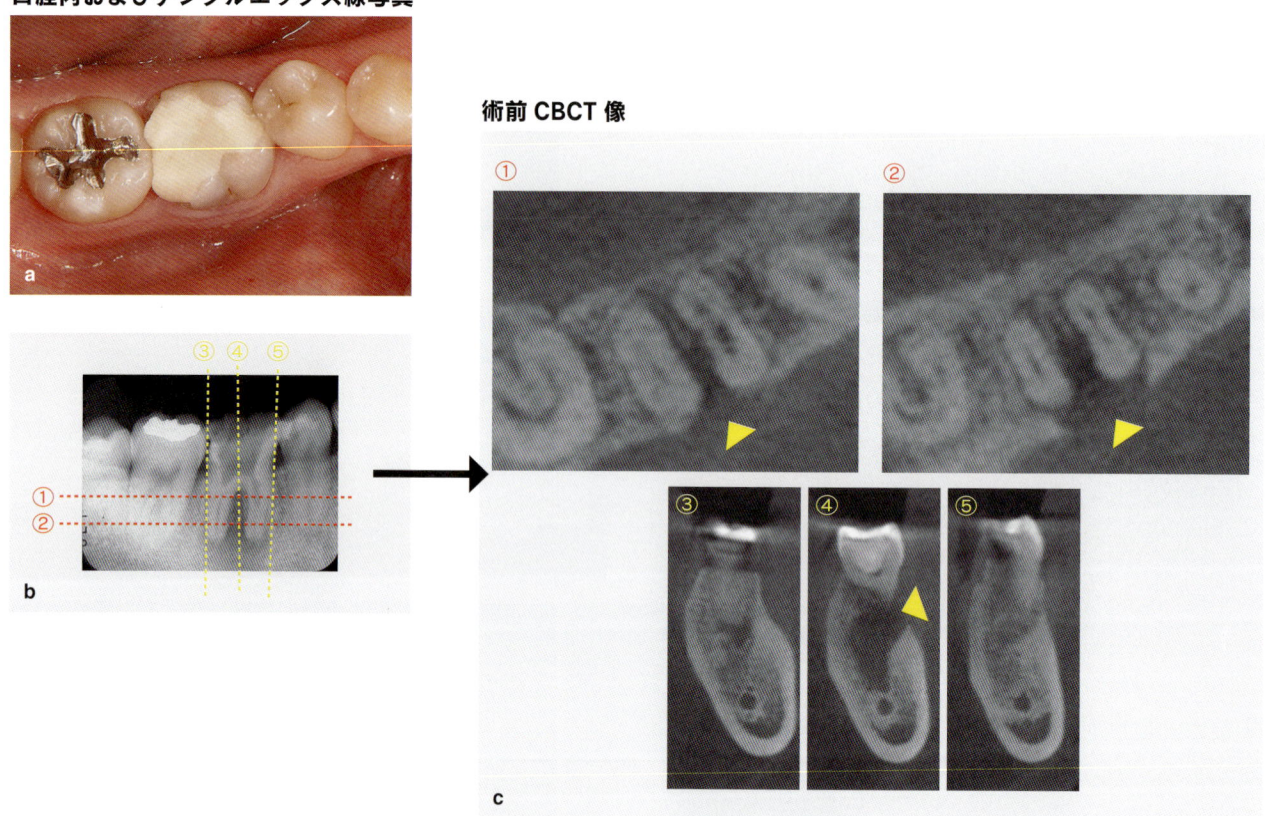

術前CBCT像

図19a〜c　患者は，6⏋のインレー脱離で来院．歯髄反応はなかった．デンタルエックス線写真にて根分岐部に透過像を認め，エンド由来の根分岐部病変と診断．CBCT画像では，根分岐部頬側皮質骨の吸収を認める．

2.2. 歯内療法

術後

口腔内およびデンタルエックス線写真

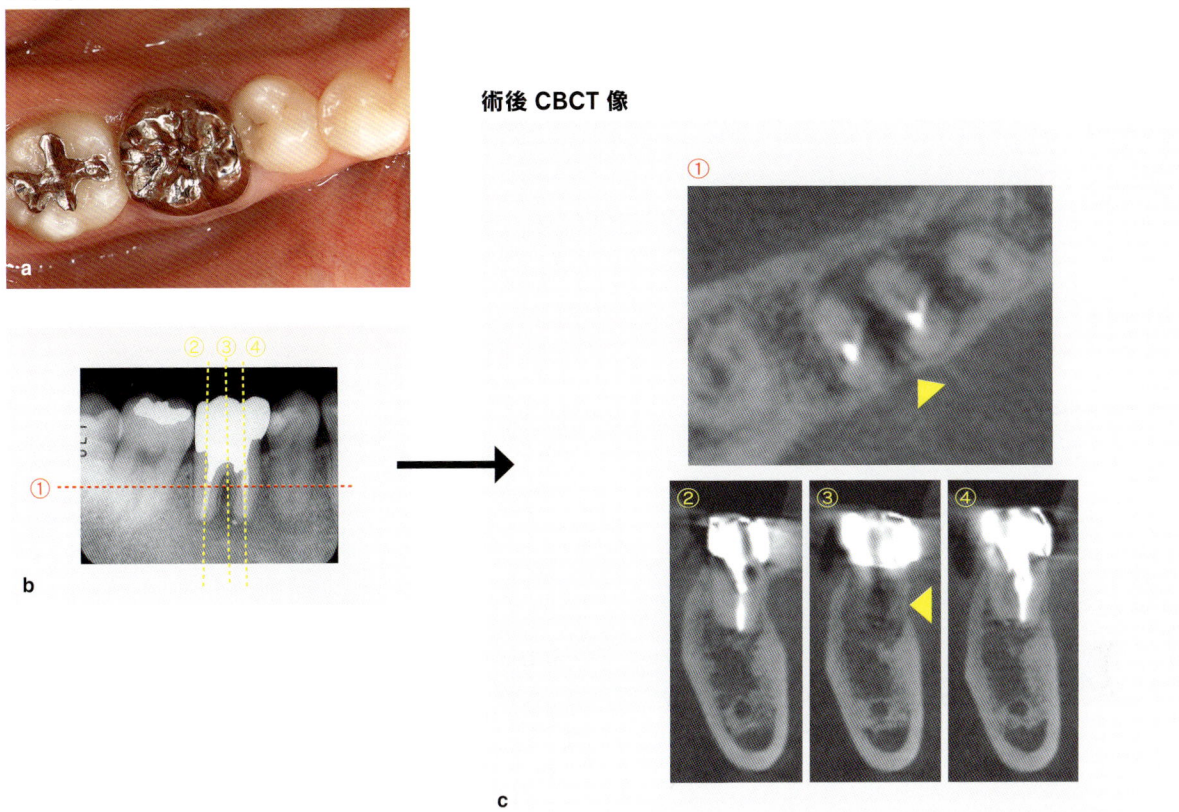

術後 CBCT 像

図20a〜c　術後のデンタルエックス線写真(b)では根分岐部の透過像も減少し，骨が再生しているのを認める．CBCT 上での Axial，Cross Sectional 像(c)においても，頬側歯槽骨の再生が三次元的に認められる．

> **Point 9　エンド由来の根分岐部病変の鑑別診断は CBCT で！**
>
> 　従来，根分岐部病変はデンタルエックス線写真，歯周ポケット検査，歯髄の状態，全顎的な歯周病の罹患等により総合的に評価していたが，CBCT によりさらに確実に鑑別診断ができるようになった．

CBCTで確認したら思った以上に難症例だった！

従来，エンド治療では顎骨内の病変の進行具合はパノラマやデンタルエックス線による二次元診断に頼っていた．しかし，その診断では骨の厚みや，骨質の違いにより骨内の病変の正確な状況は把握できていない場合もある．一見，デンタルエックス線では病変が単純に見えていても，CBCT撮影を行うと意外に複雑な状況になっている症例に遭遇することもまれではない．

エンド - ペリオの混在した症例

初診時のデンタルエックス線写真

CBCTでの診断（Cross Sectional，3DCT像）

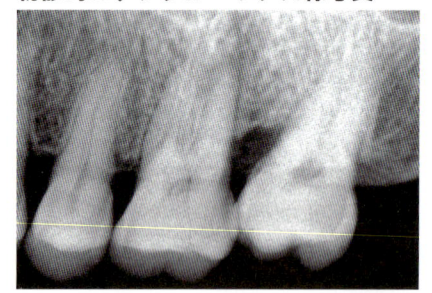

図21 患者の主訴は，左上臼歯部の違和感．|6 根尖部の透過像と|6 7 間の骨欠損を認めた．歯周ポケットは|6 遠心部分は6 mm，|6 の近心，頬側，口蓋側は3 mmであった．根尖部の透過像の原因根は，デンタルエックス線写真上でははっきりしなかった．

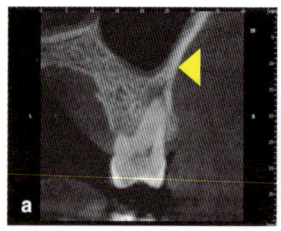

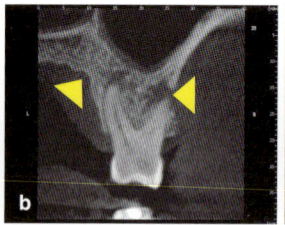

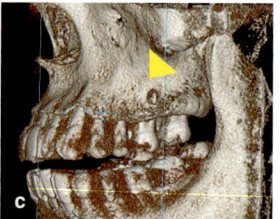

図22a～c CBCTによる診断．**a**のCross Sectional像では，|6 の近心頬側根を軸とした断面，頬側根尖に病変を認めるが，皮質骨までの浸潤は認めない．**b**は遠心頬側根と口蓋根を軸とした断面で，頬側遠心根尖に皮質骨の破壊をともなう病変の存在，口蓋根尖に病変を認める．Volume Rendering像（**c**）においても，遠心根尖部の骨破壊像を確認できた．

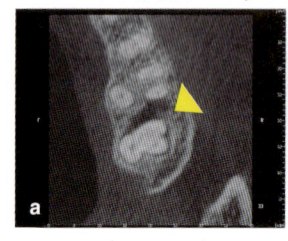

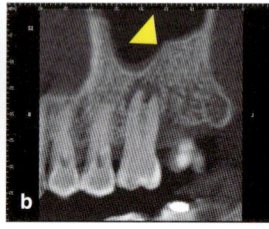

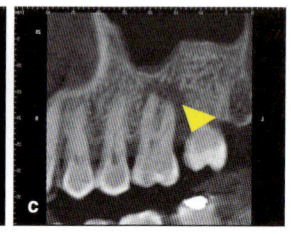

CBCTでの診断（Axial，Sagittal像）

図23a～c CBCT像による診断．Axial像（**a**）では，|6 7 間に骨欠損を認めた．Sagittal像では，頬側根尖病変は近心根から遠心根に及ぶこと（**b**），少し軸を移動させて撮影した像（**c**）では，|6 7 間の歯周ポケットと交通していることが観察された．

根管充填治療時のデンタルエックス線写真

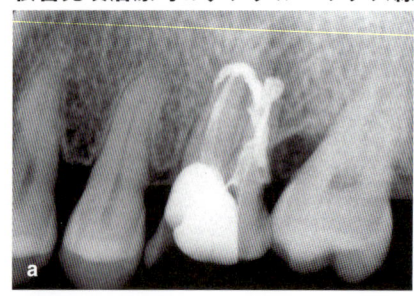

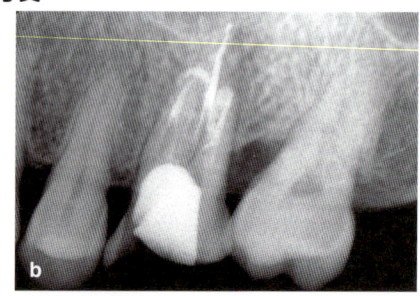

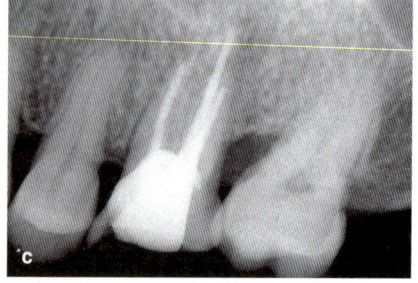

図24a～c エンド - ペリオ病変と診断した．無麻酔で髄腔穿孔を行い根管治療を開始した．歯髄反応はなく根管から腐敗臭を認めた．**a**：頬側遠心根尖部に水酸化カルシウム製剤を填入．根尖病変部と|6 7 間骨欠損部との交通を確認した．**b**：近心根尖部，口蓋根にも水酸化カルシウム製剤を填入．**c**：病変の縮小を確認後根管充填を行った．

根管充填後の骨補填

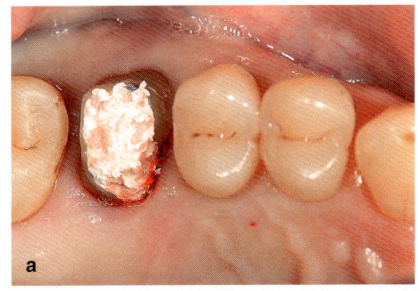

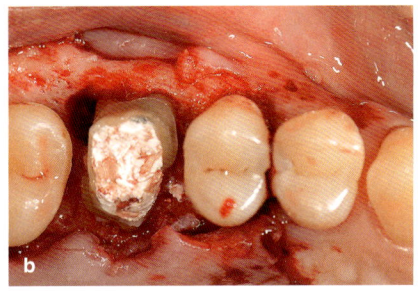

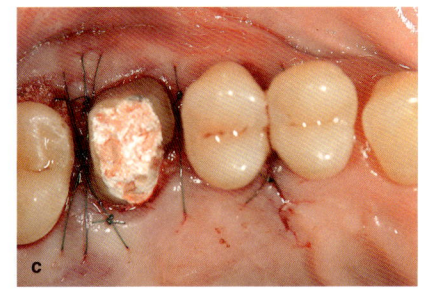

図25a〜c 根管充填後3か月．骨欠損の改善のために弁を展開．根面のルートプレーニングを行い，人工骨を補填した．

術後4か月のデンタルエックス線写真

図26a, b 手術後4か月のデンタルエックス線写真．根尖部と骨欠損部の治癒傾向を確認．**b**は補綴物装着後の状態．

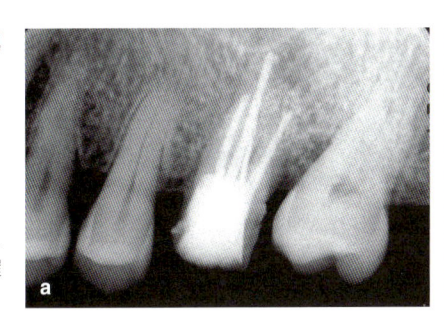

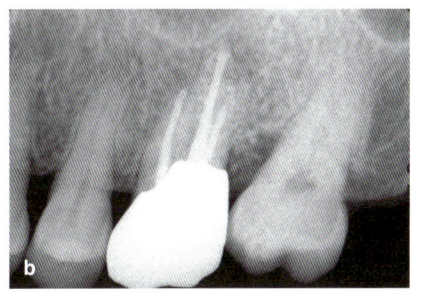

術後のCBCT像

図27a〜e Coronal像では，|6の近心頬側根を軸とした断面，頬側根根尖病変は治癒しているのがわかる（**a**）．|6の遠心頬側根と口蓋根を軸とした断面では（**b**），頬側遠心根根尖の皮質骨破壊をともなう病変も治癒している．口蓋根根尖病変も治癒傾向にある．Volume Rendering像（**c**）でも，遠心根尖部の骨の改善を認める．Axial像（**d**）では，|6 7間に骨欠損も改善している．Sagittal像（**e**）では，近心根から遠心根に及んでいた頬側根尖病変が治癒していることがわかる．

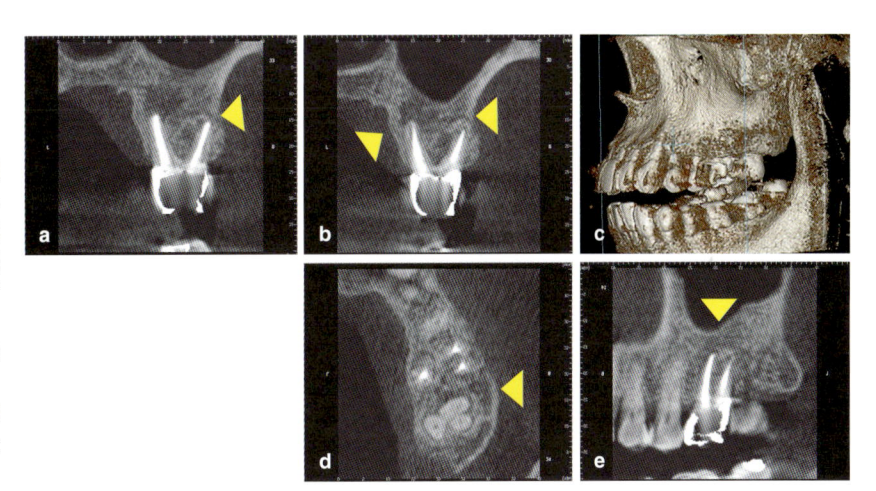

Point 10 エンド-ペリオ症例はCBCT活用の意義大！

大臼歯のデンタルエックス線写真では，根が重なったり，皮質骨の厚みが厚い場合など，原因根がはっきりわからない場合が多い．また，臨床的には診断困難なエンド-ペリオ病変でも，CBCTにより条件を変えて読影することで多くの情報を得ることができ，正確な診断の助けとなる．

根管治療で病変縮小に効果がなかった症例

初診時のデンタルエックス線写真

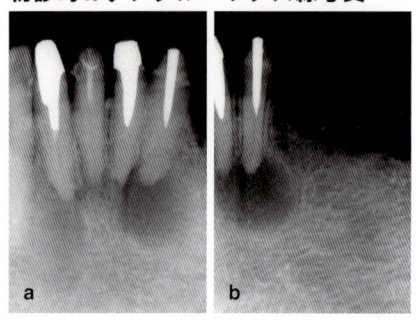

図28a, b　患者は全顎治療を主訴に来院．デンタルエックス線写真では3 2 1|1 2 に根尖病変を認めた．以下，|1 2 の治療について述べる．

CBCTでの診断

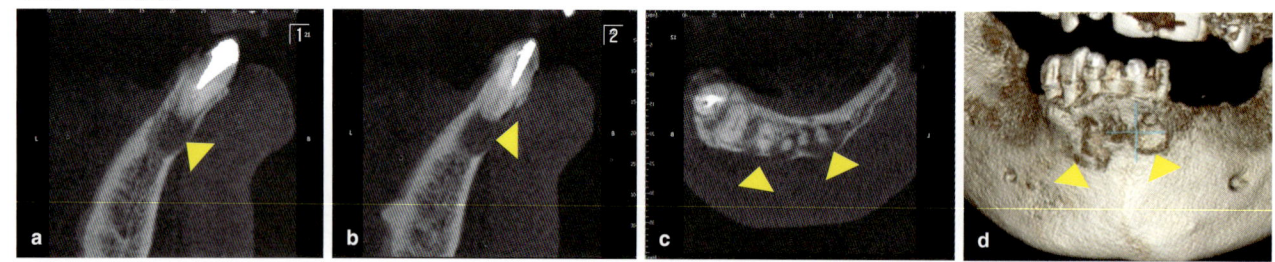

図29a〜d　Cross Sectional 像では，左下1番の根尖部に病変を認めるが，皮質骨迄の浸潤は認めない(**a**)．また，|2の根尖部に皮質骨の破壊をともなう病変の存在(**b**)を認める．Axial 像(**c**)では，3|1|2 の皮質骨の破壊像が確認できる．Volume Rendering 像でも広範囲な骨の破壊が観察される．

治療経過①

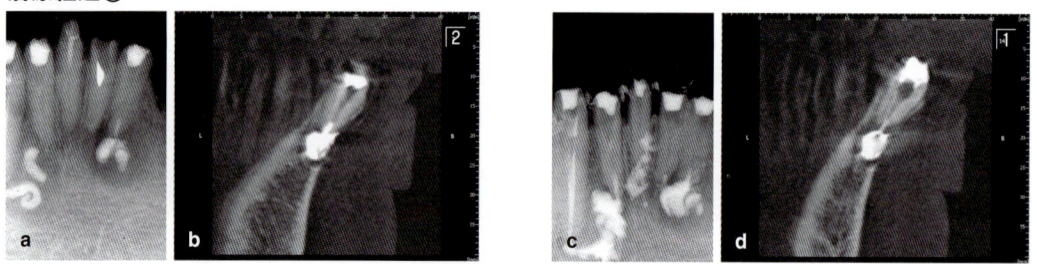

図30a〜d　嚢胞性の疾患と診断して，根尖病変の縮小を図った．**a, b** は，治療開始から3か月後のデンタルエックス線写真と Cross Sectional 像(**b**)．|2根尖部へ水酸化カルシウム製剤を填入している．**c, d** は治療後4か月後の状態．|1根尖部に水酸化カルシウム製剤を填入している．

治療経過②

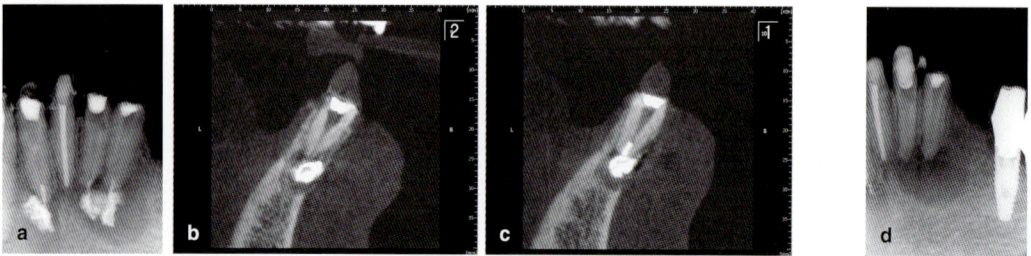

図31a〜d　治療後6か月後に|1 2根尖部に水酸化カルシウム製剤を填入．**a〜c** はそのデンタルエックス線写真と Cross Sectional 像．治療後9か月のデンタルエックス線写真では(**d**)，数回におよぶ水酸化カルシウム製剤による治療でも根尖病変は変化を示さないようであった．

2.2. 歯内療法

根管充填治療時のデンタルエックス線写真および外科的根尖切除

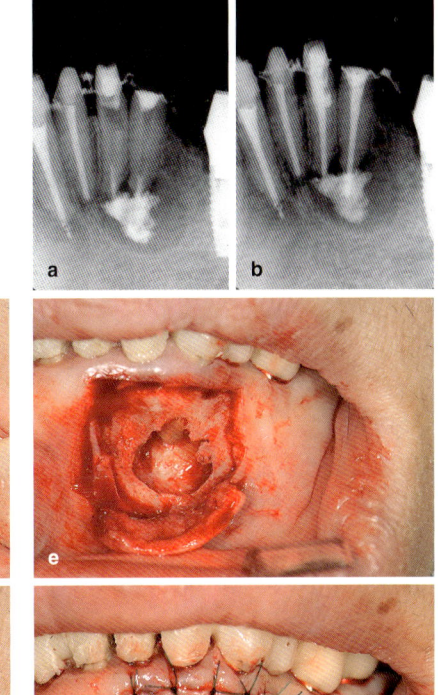

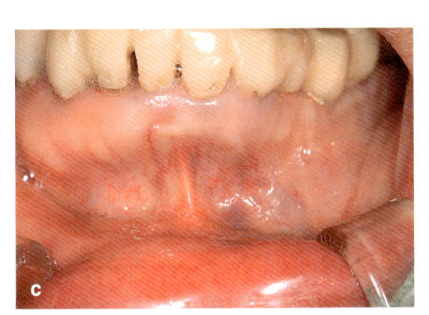

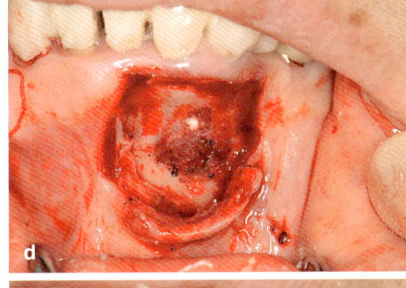

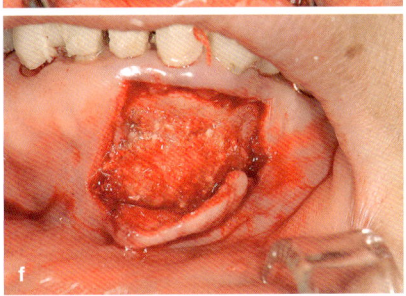

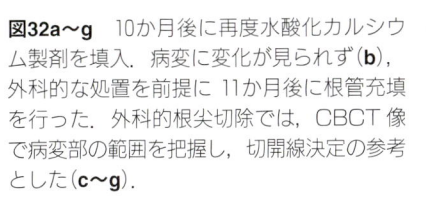

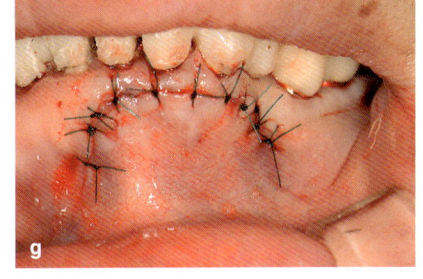

図32a〜g　10か月後に再度水酸化カルシウム製剤を填入．病変に変化が見られず（b），外科的な処置を前提に11か月後に根管充填を行った．外科的根尖切除では，CBCT像で病変部の範囲を把握し，切開線決定の参考とした（c〜g）．

根端切除後および補綴開始前のデンタルエックス線写真および CBCT 像

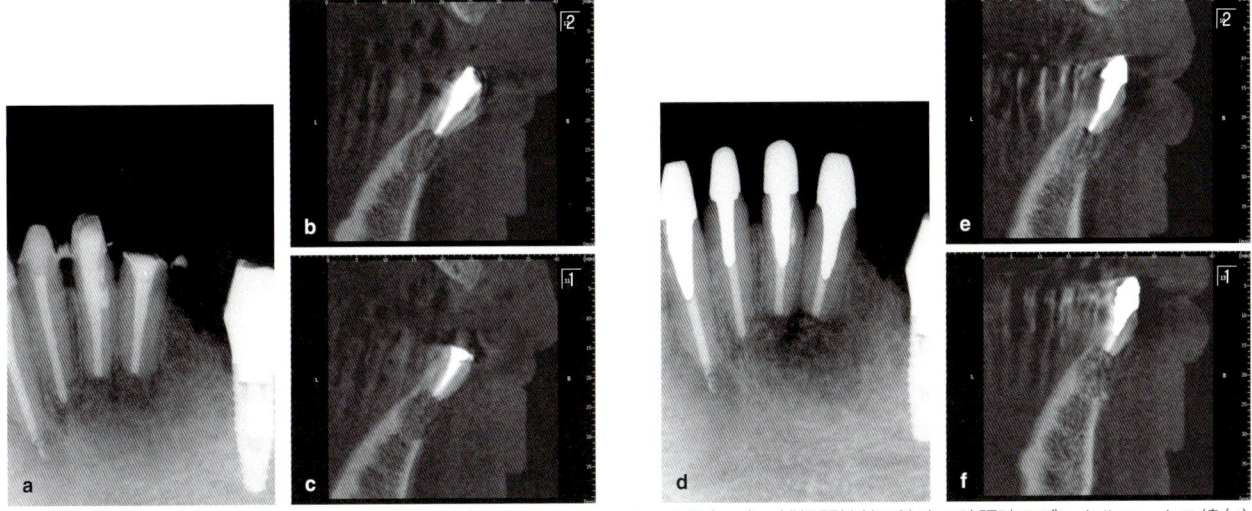

図33a〜f　根尖切除後のデンタルエックス線写真（a）と Cross Sectional 像（b, c）．補綴開始前の治癒の確認時のデンタルエックス線（d）と Cross Sectional 像（e, f）．

術後の口腔内，デンタルエックス線写真および CBCT 像

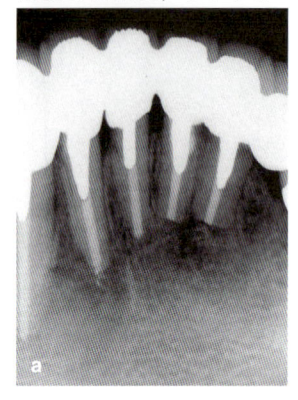

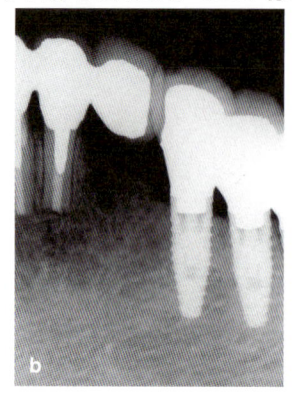

図34a〜f　根尖切除後6か月．治療開始から20か月後のデンタルエックス線（a, b）と口腔内写真（c），Axial 像（d），Cross Sectional 像（e, f）．根尖病変も治癒傾向にある．

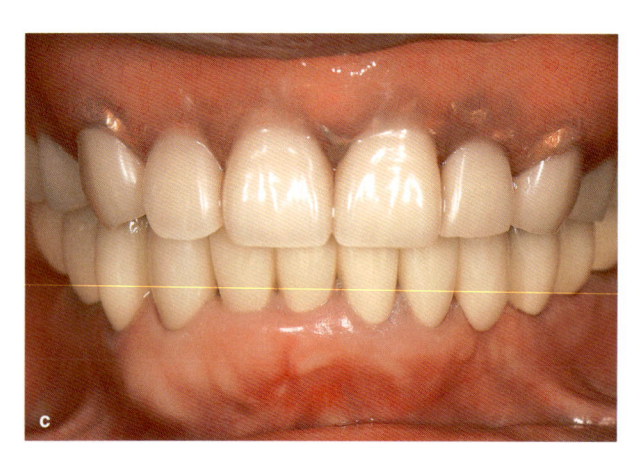

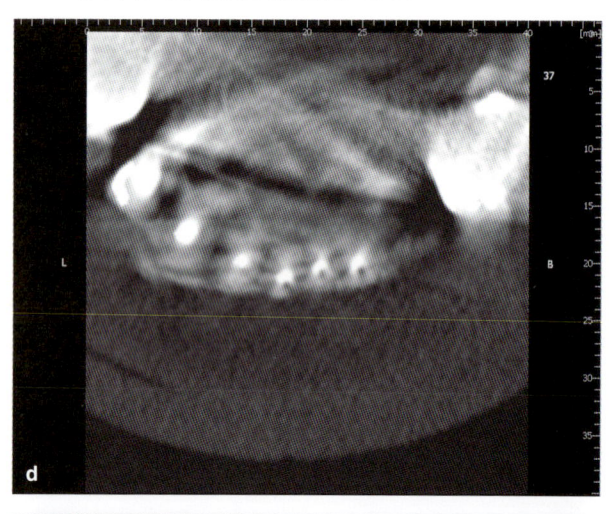

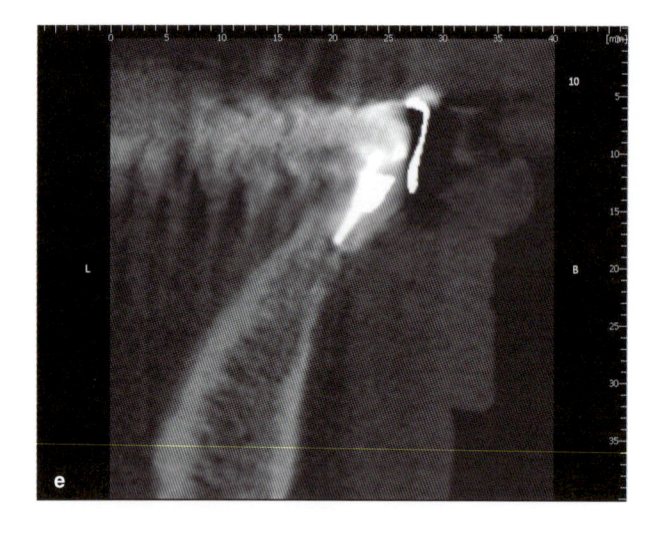

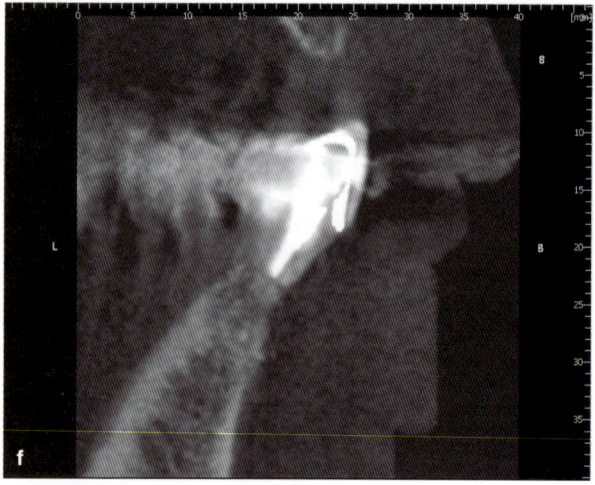

Point 11　歯根嚢胞性症例における骨への浸潤程度の把握に，CBCT は必須のアイテム

　歯根嚢胞性の疾患は，治療が困難で予後の見通しが立たない場合も多い．骨への浸潤程度の把握には CBCT は必須である．初診時において，皮質骨への浸潤程度の把握，隣在歯根との関係など三次元的に把握しておくことは重要である．また，経過においては治療の方向に向かっているか否かの診断の助けになる．本項で提示した症例のように，治療経過が思わしくない場合，次の治療方針決定（外科処置）のアプローチの診査・診断の参考にもなる．

CTBTで歯性上顎洞炎と判断された症例

初診時のデンタルエックス線写真

図35　患者は右上顎部咬合痛を主訴に来院．デンタルエックス線では6⏋口蓋根に透過像，近心頬側根に透過像らしき病変を認める．とくに口蓋根周囲の歯根膜腔の拡大が著しい．

CBCT での診断

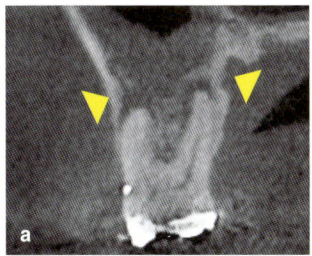

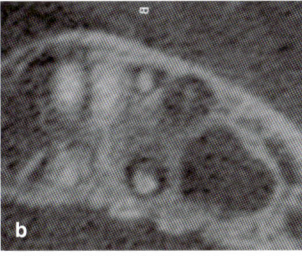

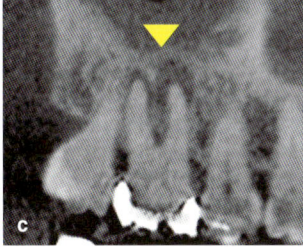

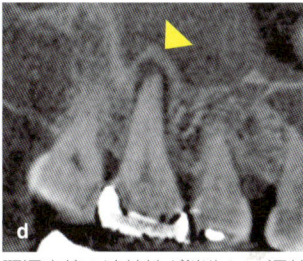

図36a〜d　Coronal像（a）では，口蓋根，近心頬側根のはっきりとした骨吸収像を確認できる．また上顎洞底線の連続性が消失し，洞粘膜が肥厚していることがわかる．Axial像では（b），近心，遠心頬側根，口蓋根ともに根尖骨吸収像を認めたが，皮質骨は保存されていた．Sagittal像（c,d）では頬側根尖骨吸収像はつながっているようにもみえ，口蓋根の骨吸収像が上顎洞粘膜を挙上しているような所見を確認できた．以上のことより歯性上顎洞炎と診断し，6⏋の根管治療を開始した．

根管治療後のデンタルエックス線写真および CBCT

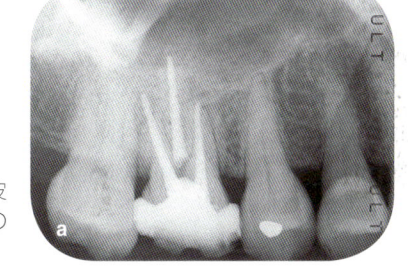

図37a〜e　根管充填直後（a）および補綴治療後のデンタルエックス線写真（b）．根尖病変部の皮質骨の破壊がなく，早期に根尖からの滲出液は消失した．しかし，根尖病変による上顎洞粘膜の肥厚が長引いた．治療開始から3か月後，根管充填を行った（d,e）．

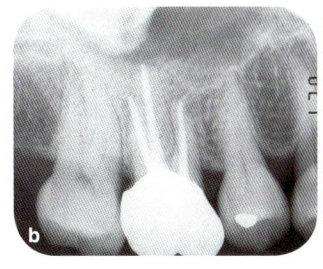

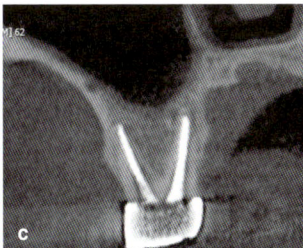

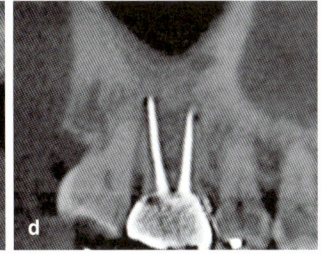

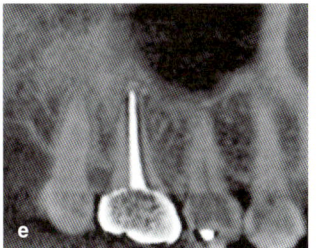

Point 12　上顎洞粘膜と歯根の関係の精査に CBCT は有用

　上顎洞粘膜と歯根の関係は，大臼歯部の場合，根の重なりや，湾曲などの根管形態そのものの条件で二次元的な診断では限界がある．しかし，CBCTでは3方向の断面の診査により根管の状態，上顎洞粘膜との関係の精査が可能となる．原因根の診断に効果的で，治療の効率を上げることができる．

CBCTで確認することで，難症例の施術はより明確に！

本項では，以下，デンタルエックス線写真により診断を行い，難症例かと考えられたが，CBCTで診断を行うことで後の治療計画が明確になった症例を挙げてみたい．

CBCTにより治療計画がより明確になった症例

術前口腔内およびデンタルエックス線写真

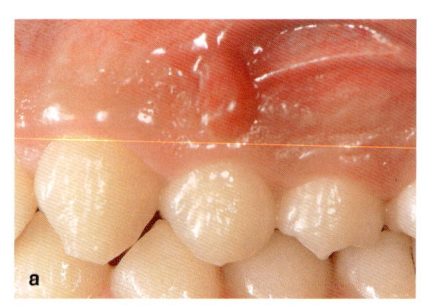

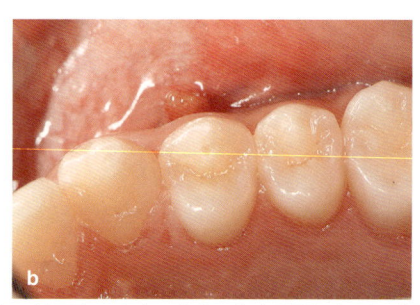

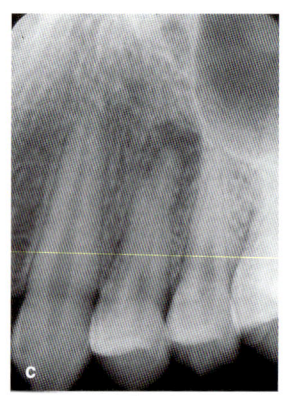

図38a～c 初診時口腔内写真とデンタルエックス線写真．患者は左上の歯肉腫脹を主訴に来院．デンタルエックス線写真では，└4の根尖に透過像がみられ，根尖病変を認める．

術前CBCT像

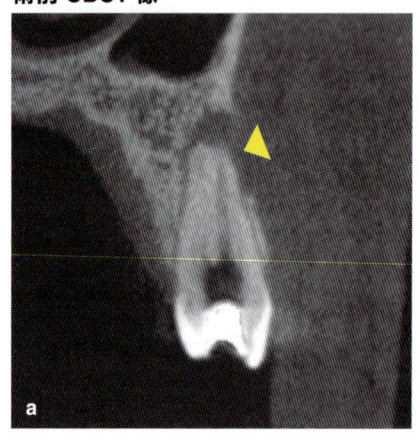

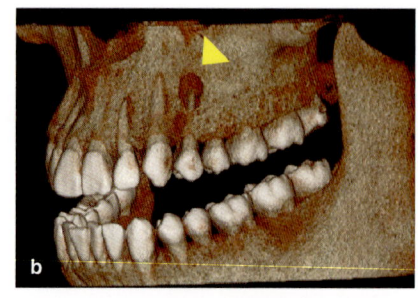

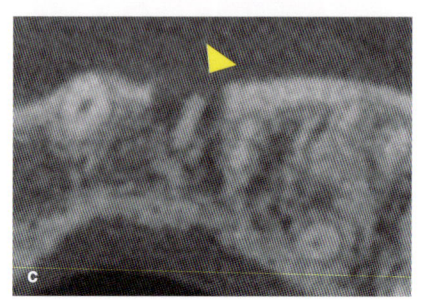

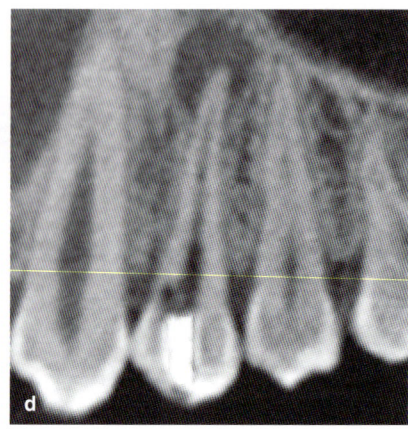

図39a～d CBCT像でも根尖病変を認め，歯根全周に歯根膜腔の拡大がみられ，頰側皮質骨の吸収にともなう根尖部の露出が認められる．

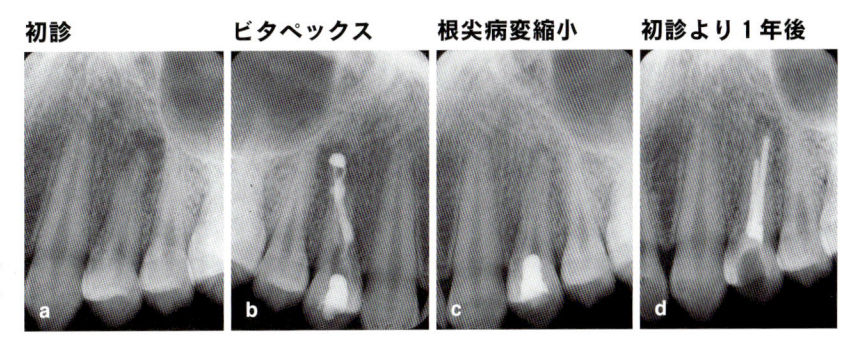

初診	ビタペックス	根尖病変縮小	初診より1年後
a	b	c	d

図40a〜d 病変部の縮小を図るため，水酸化カルシウム製剤を数回填入．根尖病変の縮小傾向を確認した後，根管充填（初診より1年後）．

術後口腔内およびデンタルエックス線写真

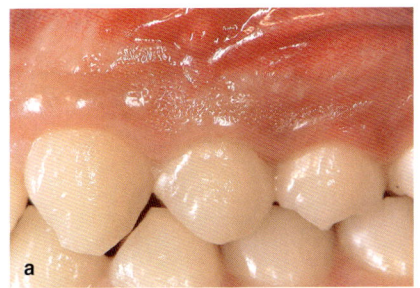

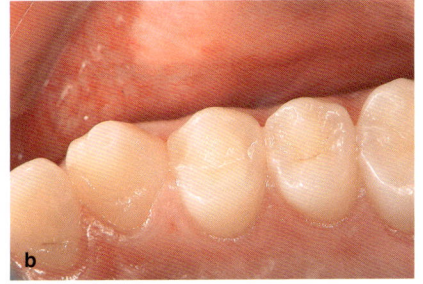

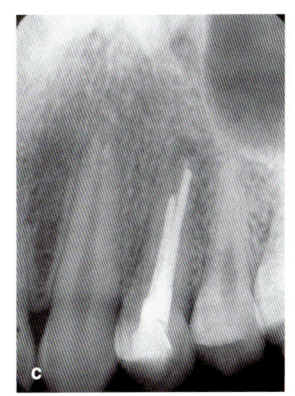

図41a〜c 術後の口腔内およびデンタルエックス線写真．|4根尖部の歯肉は安定しており，デンタルエックス線写真からは根尖病変が縮小していることがわかる．

術後CBCT像

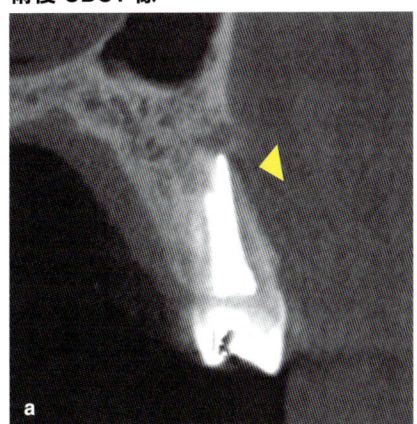

図42a〜d 初診より1年後のCBCTでは病変が縮小し，頬側歯槽骨の改善傾向が認められる．術前のCBCTによる説明により，治療期間，治療法を患者に的確に説明でき，長期に渡る治療に対しての十分な理解が得られ，良好な結果が得られた．

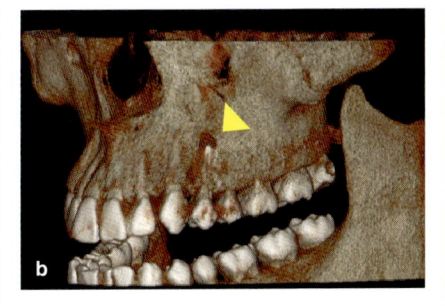

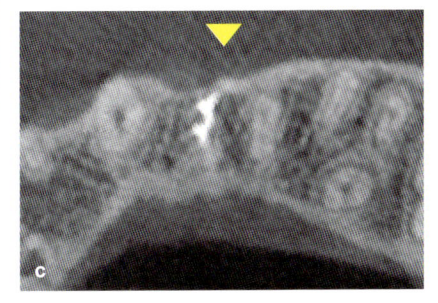

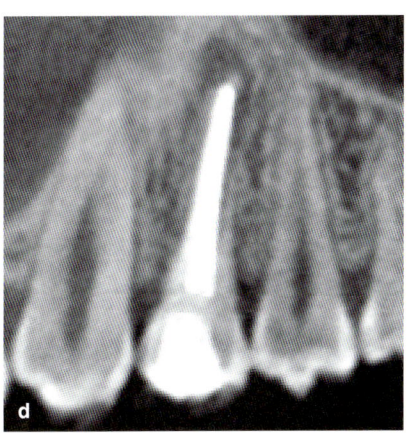

> **Point 13** CBCT 3D表示により，患者は長期間の治療にも十分納得する！
>
> CBCTによりデンタルエックス線写真では判別できなかった頬側皮質骨の破壊がみられ，CBCT 3D表示により長期の根管治療の必要性，重要性を十分理解してもらい，予知性の高い治療が行えた．

CBCTにより下顎管と病変の境界がより明瞭になった症例

初診時

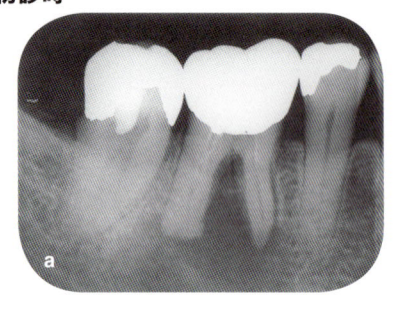

図43a～d 初診時のデンタルエックス線写真（**a**）．右下咬合痛を主訴に来院．デンタルエックス線写真では，根分岐部から根尖を含む母指頭大の透過像を認める．CBCT像（**b～d**）では，歯根全体から下顎管にまで及ぶ大きな骨吸収像を認める．

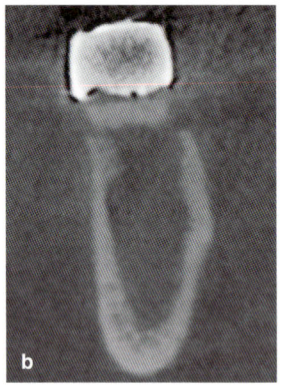

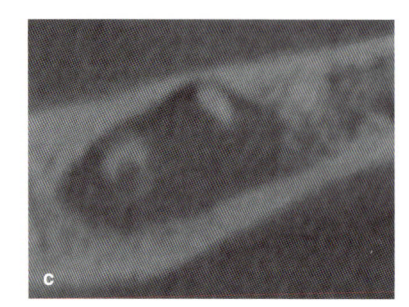

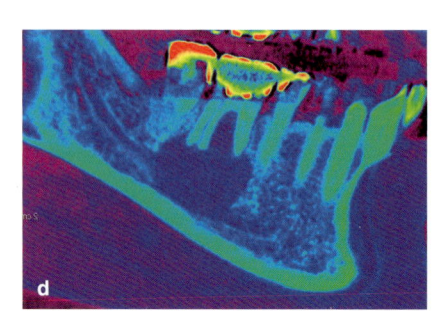

術後

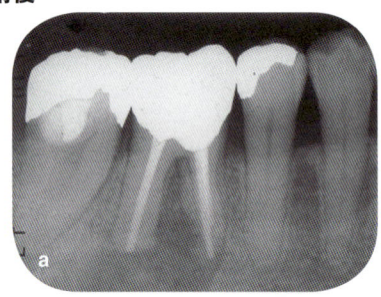

Point 14　画像カラー表示により患者は十分納得

CBCTスライス像をカラー表示することで，さらに充実したインフォームドコンセントが確立され，患者は長期にわたる根管治療の重要性，必要性を視覚的に容易に確認できた．

図44a～d 術後のデンタルエックス線写真（**a**）．骨の改善が認められ，病変は縮小傾向にある．CBCT像（**b～d**）では，治療とともに下顎管と病変の境界が明瞭になり，デンタルエックス線写真では確認できなかった下顎管との関係が容易に把握できた．

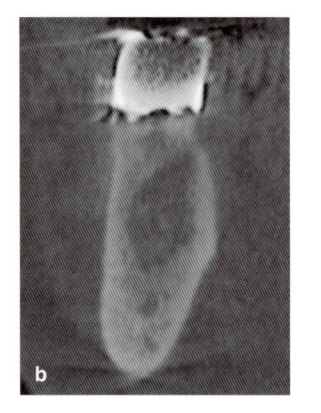

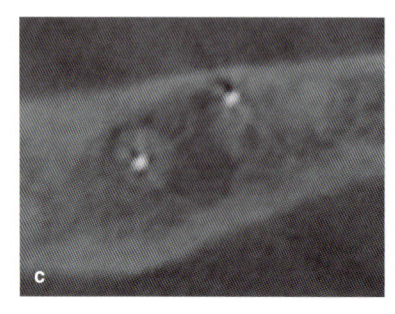

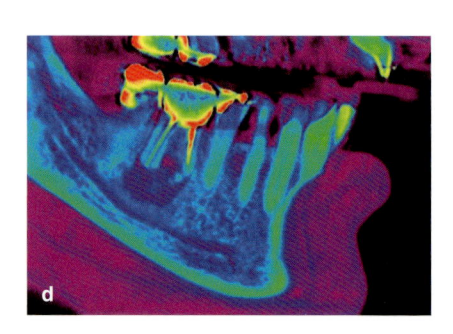

2.2. 歯内療法

根管内のファイルの破折の再治療症例

初診時の口腔内およびデンタルエックス線写真

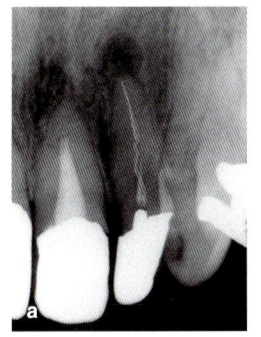

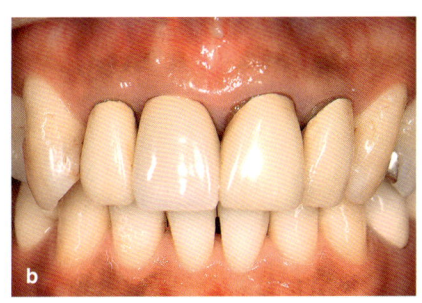

図45a, b 患者は前歯補綴の再治療を主訴に来院．2根尖部に透過像，根管内にファイルの破折を認める．

CBCT での診断

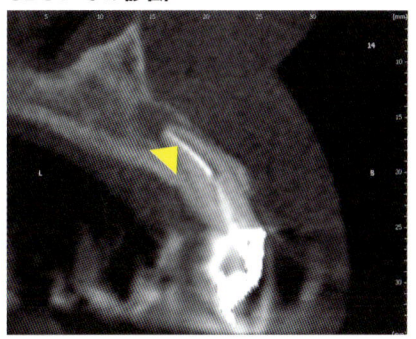

図46 Cross Sectional 像からは根尖病変は頬側皮質骨までは浸潤していなかった．根管内のファイルは口蓋側に存在し，根管内は頬側にそって死腔を認める．根尖病変はファイルの破折が原因というより，死腔の存在による根尖の不完全な閉鎖によるものと診断した．

根管形成とカルシウム製剤の填入

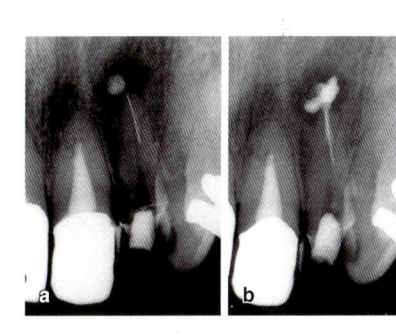

図47a, b 根管の頬側にバイパスを形成し，根尖部に水酸化カルシウム製剤を数回填入．

術後デンタルエックス線写真および CBCT 像

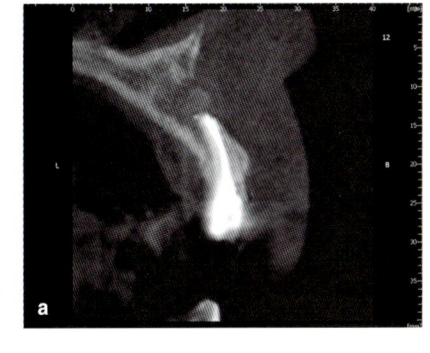

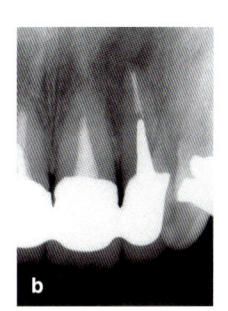

図48a, b 病変の縮小を確認後，根管充填を行った．Cross Sectional 像（**a**），補綴時のデンタルエックス線（**b**）ともに病変の縮小が確認できる．

Point 15 感染源の特定に CBCT はより有用！

病変の感染源を確実に診断するために，三次元的に観察できる CBCT は有効である．治療に際してもファイルの挿入方向や根管拡大の手順などの診断の助けになる．

私のとっておきの CBCT 活用法

患者に治療の重要性，必要性をアピール

歯内療法においてはデンタルエックス線写真，パノラマエックス線写真の二次元的な像に加え，CBCT による三次元的な像による断層面，Coronal, Sagittal, Axial, Cross Sectional によるあらゆる角度からの診査をすることにより，確実な診断ができるようになった．

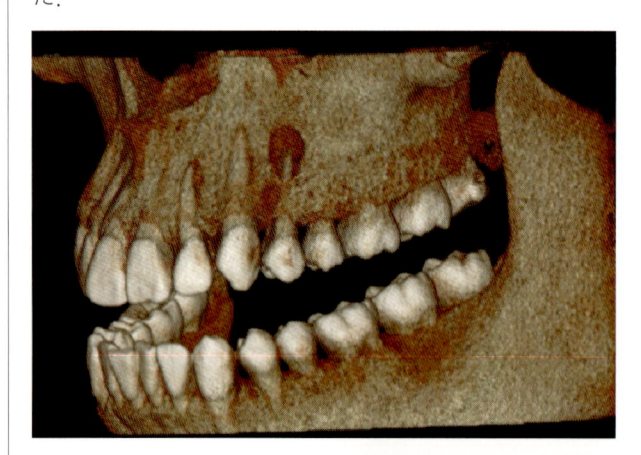

さらに病変部の状態を Volume Rendering による 3D 表示，断層画像のカラー表示，根管の内視鏡機能（エンドスコープ）を応用することにより，患者に根管治療の重要性，必要性を視覚的に容易に理解させ，より充実したインフォームドコンセントを構築することが可能である．それにともなって長期間の通院にも十分納得していただき治療が行える．

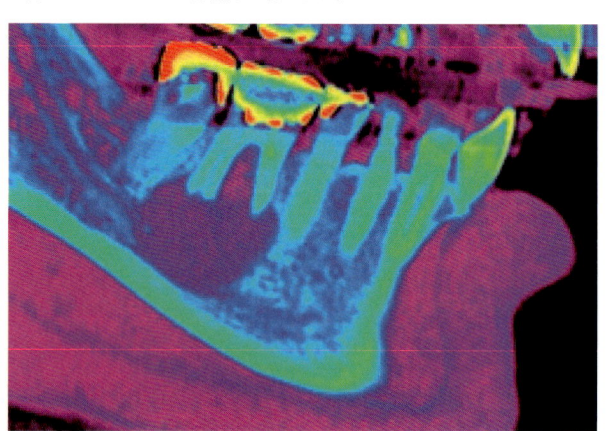

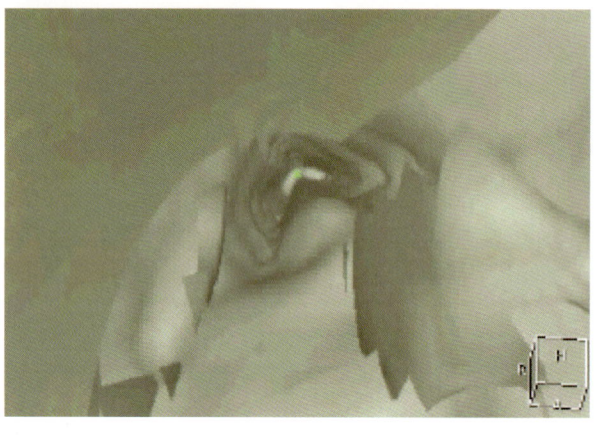

まとめ

歯内療法においてデンタルエックス線写真と CBCT を用いることにより，従来の画像診断では不明瞭だった病変部の確実な診断が可能となった．それにより効果的な治療計画が立案でき，予知性の高い治療が行えると考えている．今後歯内療法において CBCT のさらなる活用方法が期待される．

参考文献

1. 下川公一．エンド・ペリオの臨床診断力を探る．the Quintessence 1997；16(11)：66-85．
2. 恵比須繁之（編）．歯界展望別冊 エンド難症例．メカニズムと臨床対応．東京：医歯薬出版，2009．
3. 髙橋慶壮ほか．エンド・ペリオ病変の臨床．東京：医歯薬出版，2009．
4. 篠田宏司（監），新井嘉則（編）．歯科用小型 X 線 CT による 3 次元画像診断と治療．東京：医歯薬出版，2003．
5. 金田隆（編）．基礎から学ぶインプラント画像診断．東京：砂書房，2008．

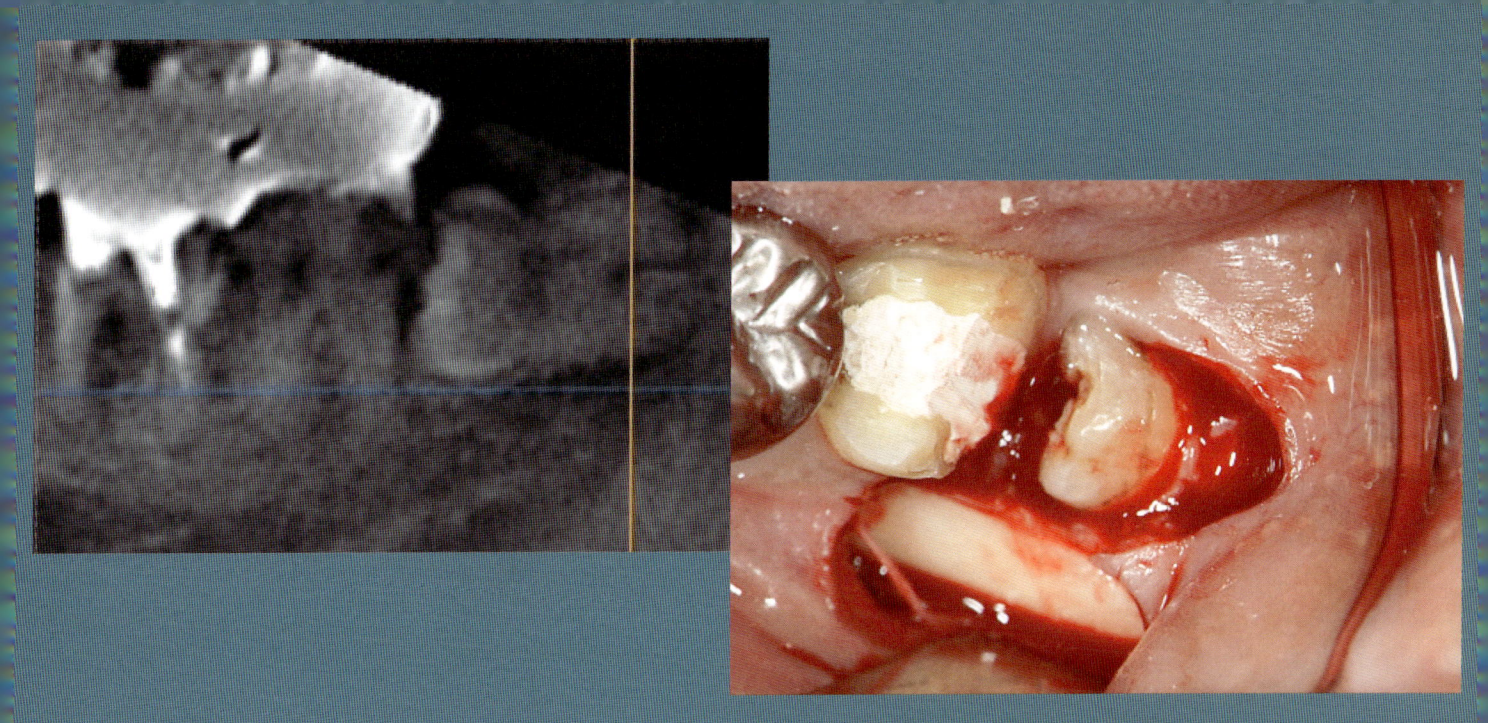

2.3. 抜歯・小外科

――― CBCT で変わる抜歯難易度の基準

解説　荒木秀文／泥谷高博

■ なぜ，抜歯・小外科の治療に歯科用 CBCT が必要か？

手術時の危険を回避できる

　抜歯は，一般歯科でも日常的に行われる手術の1つである．そのなかでも埋伏歯の抜歯はとくに難易度が高いが，諸事情から一般歯科で処置をされるケースが多くみられる．術前のパノラマエックス線写真やデンタルエックス線写真による十分な診査・診断にもかかわらず，上顎洞との交通や抜去歯の上顎洞内への迷入により併発する上顎洞炎や下歯槽神経麻痺などの偶発症から訴訟問題に発展するケースも少なくない．これらの問題を解決するために，歯とランドマークとの三次元的な位置関係を知ることが大変重要である．

　一方，歯原性腫瘍や囊胞は日常臨床では稀な疾患であるが，放置すると重症化しやすく早期発見がその予後を左右する．二次元のエックス線像では，正常に見えたとしても，それは外層の皮質骨の厚みにより中の透過像が打ち消されたものであり，正常ではない．そのため三次元での確認が必要であることは以前より指摘されており，医科用 CT は有効とされていたが，高い放射線量とコストにより歯科ではあまり活用されていなかった．近年，幸いにも低線量の歯科用コーンビーム CT (CBCT) が普及し，一般の診療所でも上述の危険が回避できる兆しが見えてきた．さらに，CBCT は診査・診断の他に VR (Volume Rendering) 画像で三次元的に患者へわかりやすく情報を提供できる機能も備えている．今後，インフォームドコンセント用の応用ツールとしても CBCT のさらなる可能性が見えてきた．

表1　抜歯・小外科における CBCT の有効性．

①歯と下顎管との位置関係の診査
②歯と上顎洞との位置関係の診査
③歯の位置異常の診査
④歯根の形態異常の診査
⑤外傷（脱臼・骨折）の診査
⑥歯原性腫瘍・囊胞の形状・大きさの診査
⑦非歯原性腫瘍・囊胞の形状や大きさの診査

CBCT 活用"ベーシック編"

■ デンタルと CBCT，二次元と三次元の見え方の比較

下顎智歯抜歯時の診断と対応を例に考える

下顎の埋伏智歯抜歯における下歯槽神経の損傷の確率は Valmaseda-Castellon らあるいは Gulicher らの報告によると，0.4～6％とされている[1~3]．

下歯槽神経損傷による麻痺の症状（軽度から重度）はさまざまであるが，感覚異常や違和感から生活の質が侵害され訴訟へ発展するケースもある．このような事態を回避するためにも下歯槽神経損傷のリスクを正確に評価し，それを患者に説明することが重要である．

Sedaghatfar らは，下顎埋伏智歯抜歯における下歯槽神経の露出および損傷はパノラマエックス線像の4つの特徴と深い関係があることを報告した[4,5]．その特徴とは，

① darkening of the root,
② interruption of the white line of the mandibular canal wall,
③ diversion of the mandibular canal,
④ narrowing of the root，と呼ばれるものである．

ここでは①のパターンを例に，二次元と三次元での見え方の比較について解説してみたい．

下顎埋伏智歯抜歯における下歯槽神経の露出はパノラマエックス線像の4つの特徴と深い関係[5]

① darkening of the root

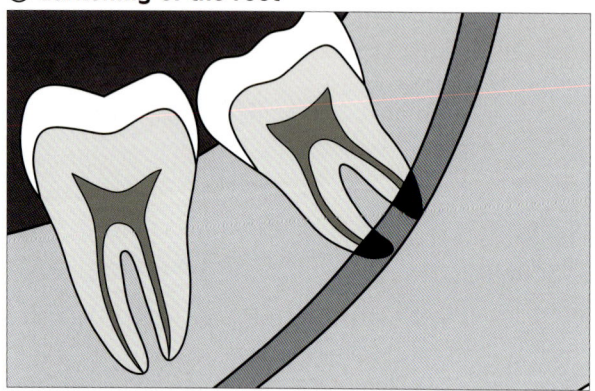

② interruption of the white line of the mandibular canal wall

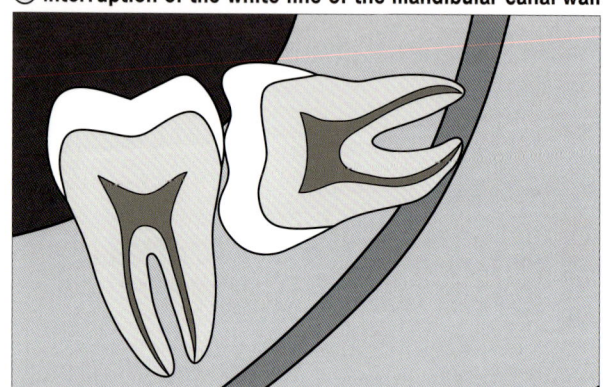

③ diversion of the mandibular canal

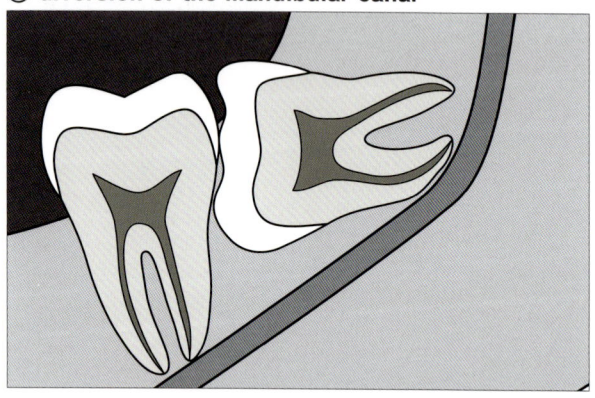

④ narrowing of the root

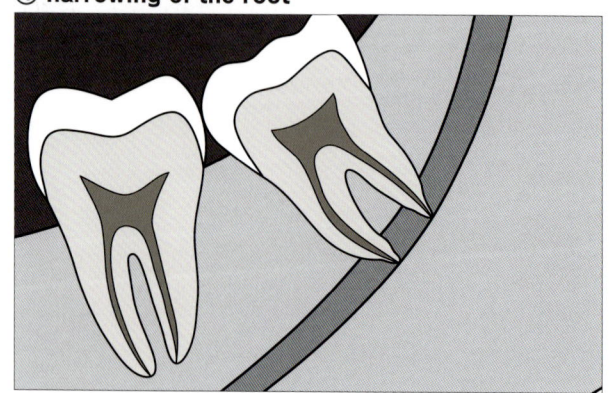

Point 16 術前の正確な診断と慎重な抜歯手技を！

下顎智歯と下顎管が近接している症例では知覚麻痺を発症する可能性が高くなるが，抜歯時に神経が露出していても麻痺が生じない症例や，下顎管との間に骨の介在する症例で知覚麻痺を発症する症例も散見される．それは抜歯時の不適切な機械的操作で下顎管へ力が加わることや，難易度が高い場合，抜歯時間の延長による下顎管への影響が大きくなる点が原因と考えられ，術前の正確な診断と慎重な抜歯手技が求められる[6]．

2.3. 抜歯・小外科

パノラマエックス線診断の限界を知る

パノラマエックス線による診断

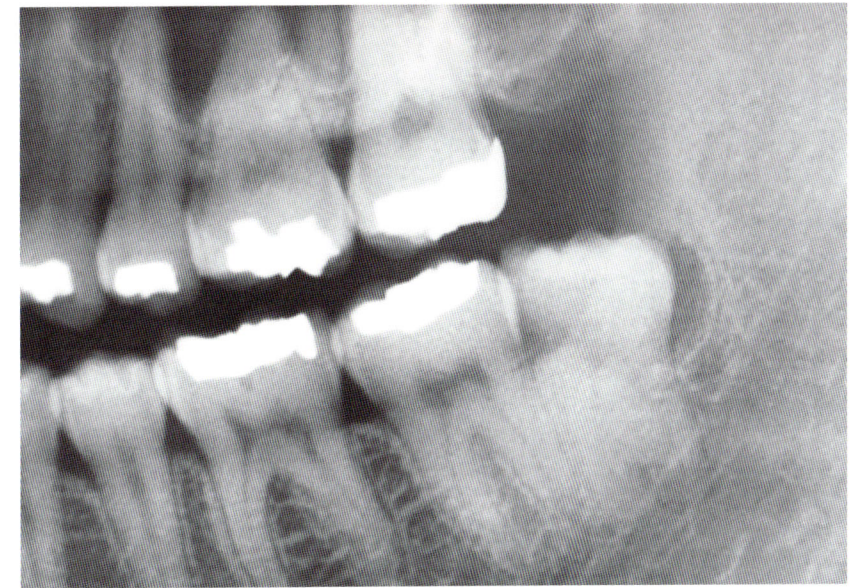

図1a　パノラマエックス線において遠心根は下顎管と交差し，その範囲は上縁から下縁にまたいだ形になっている．下顎管の上下縁のラインは比較的明瞭である．遠心根の歯根膜腔ならびに歯槽硬線はやや不明瞭であり，下顎管と交差している部分はやや透過性が増し，いわゆる"darkening of the root"様にみえる．

CBCTでの診断

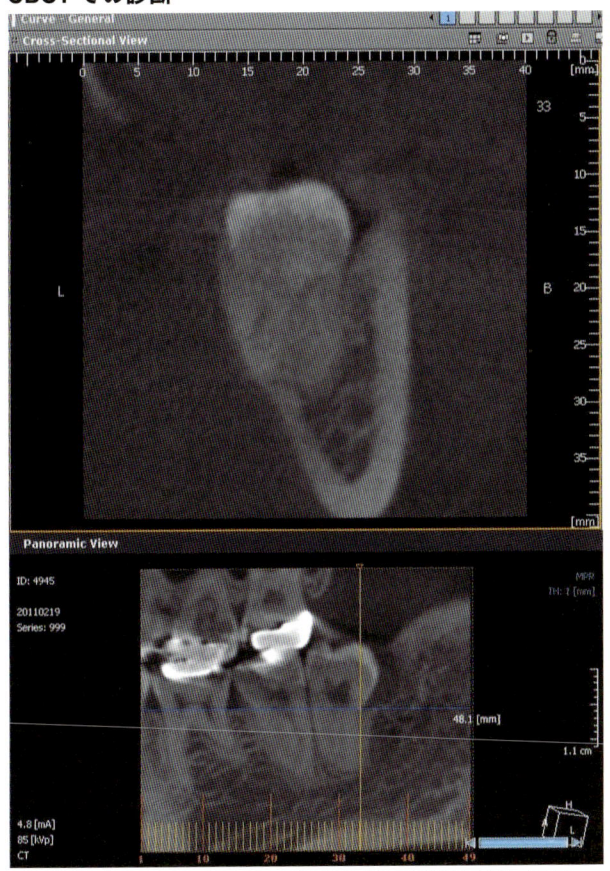

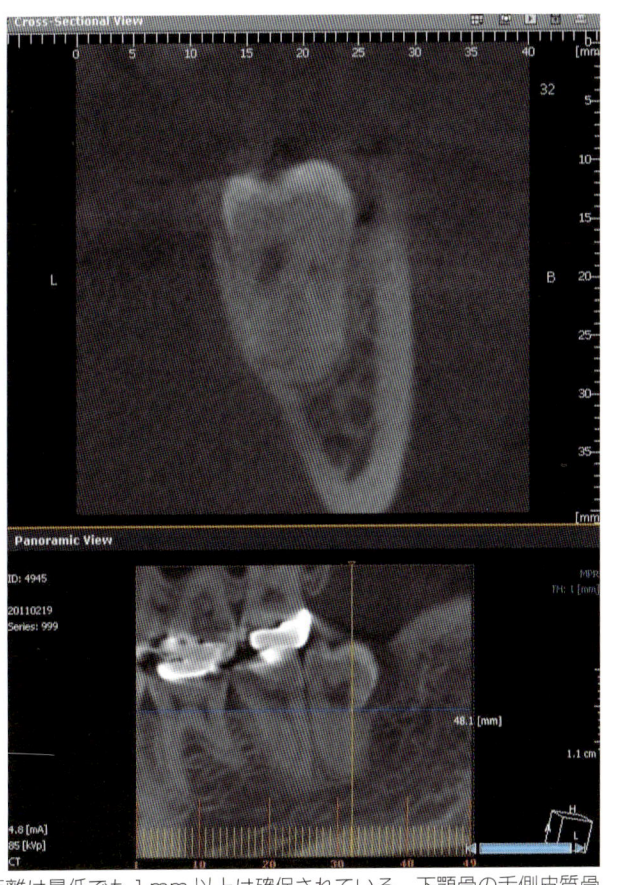

図1b, c　CBCTで確認すると遠心根は下顎管の舌側に位置し，その距離は最低でも1mm以上は確保されている．下顎骨の舌側皮質骨を越えて歯根が穿孔している様子が確認できる．経験豊富な歯科医師であれば二次元画像のみで(歯根膜腔様の透過性ラインや下顎管のラインが明瞭である等の理由から)抜歯に踏み切る症例かもしれないが，やや客観性に欠けリスクをともなう．CBCTでの診断により舌側の骨折や歯根の迷入等に留意する必要はあるものの，抜歯による下顎管の露出や損傷のリスクはほとんどない症例ということがわかった．

CBCT画像のスライス法

周囲組織との位置関係の把握が重要

抜歯や小外科処置に際しては，まず周囲の組織との位置関係を把握することが必要である．そのためには口腔内の歯列や歯槽部を基準にCBCT画像をスライスすることが基本になるであろう．しかし，腫瘍の具体的な形状を把握するにはその対象物の長軸方向を基本としたスライス法が必要となり，加えてVR像を作成することで，より視覚的に理解しやすい診断材料となり得る．

下顎智歯の画像診断における基本的なCBCT画像のスライス法

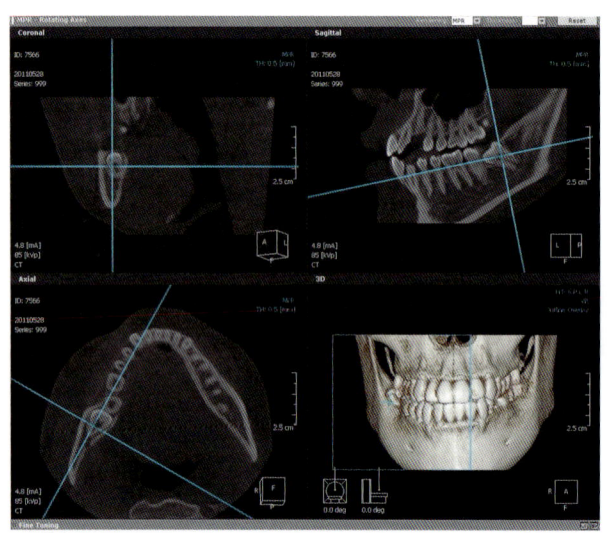

図2a Sagittal, Axial像において智歯の中心部に十字ガイドがくるように合わせる．Sagittal像において横軸が咬合平面と平行になるように調整し，Axial像においては智歯部の歯槽弓の長軸方向に平行に，ほぼ頬舌的に真中の位置に縦軸を合わせる．

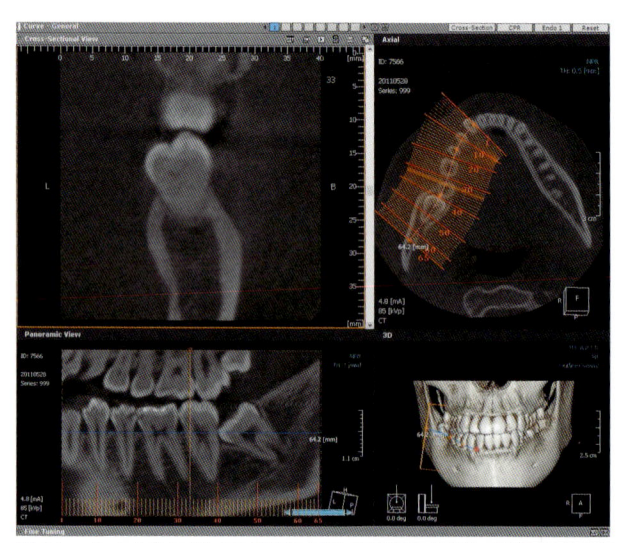

図2b Axial像において任意に厚みを設定し歯列に直行する平面で分割していくことにより，Cross Sectional像として再構築することができる．

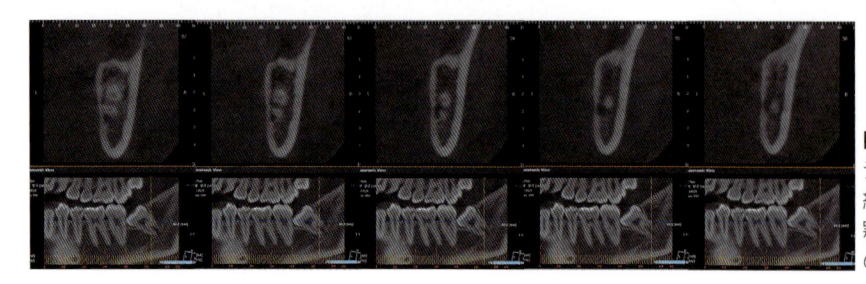

図2c 再構築されたCross Sectional像．デンタルエックス線写真やパノラマエックス線写真では判断できない頬舌的な下顎管と下顎智歯の位置関係が診断できる．また，歯根の三次元的な形態も把握できる．

> **Point 17** 智歯と下顎管の位置関係を把握する
>
> 咬合平面と歯槽弓を基準に合わせることで，歯根と下顎管の三次元的な位置関係が把握できる．歯根の形態が複雑な場合はVR像にて，より正確なイメージが得られる（図3参照）．

埋伏歯の長軸方向に合わせたスライス法：応用編

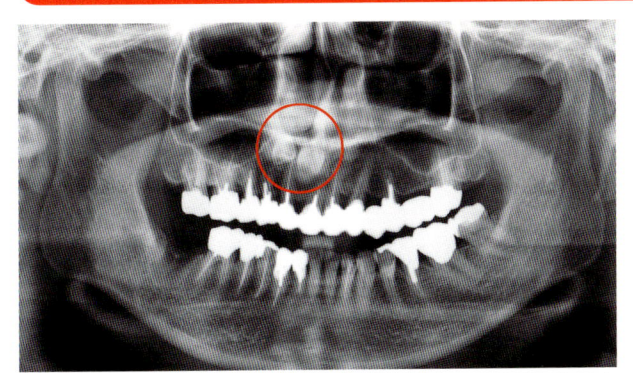

図3a 歯数から察すると 1 と 3 が埋伏していることが想像できるが，歯冠や歯根の方向・形態までは把握できない．

図3b MPR像より埋伏歯に十字ガイドを合わせ，埋伏歯の位置・歯冠・歯根方向・根の形態を探る．　　図3a｜図3b

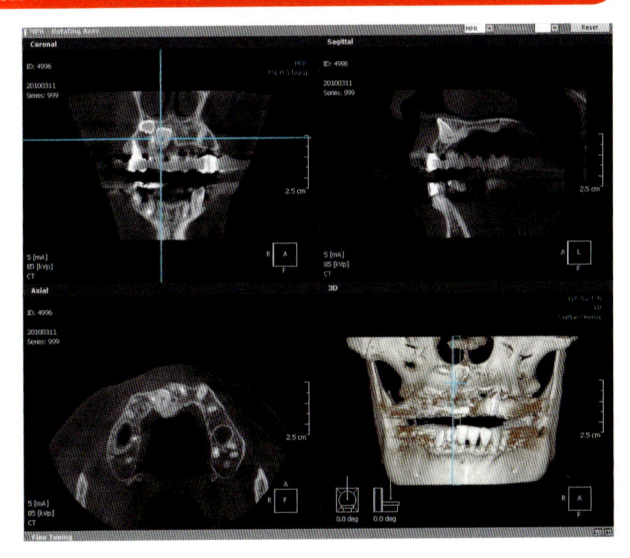

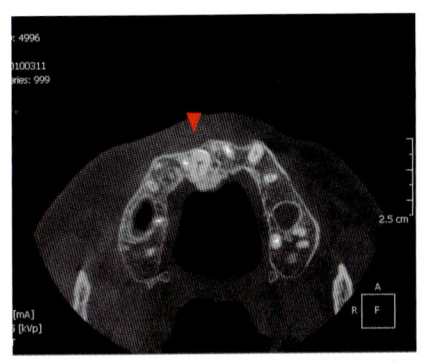

図3c Axial像では，1 の頬舌的位置が確認できる．前方が歯冠方向，一部切歯管と接している．

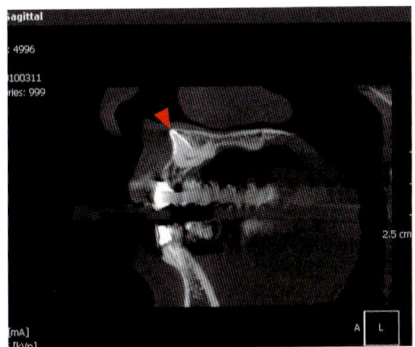

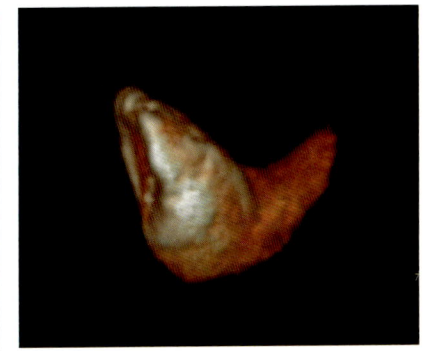

図3d Sagittal像では，1 の歯冠方向は上前方．歯根方向は上後方に屈曲しているため，矯正で挺出させることも，抜歯することも困難であると想像できる．

図3e VR像：1 の立体像が把握できる．このようにVR像は立体像を把握するために有用．

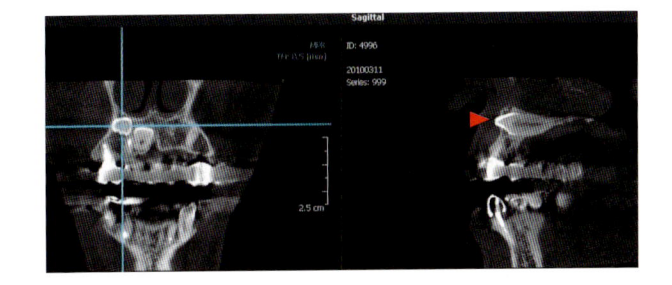

図3f Sagittal像では 3 は水平に埋伏し，上方は鼻腔底と接している．

Point 18　埋伏歯の長軸方向に合わせたスライス法

　MPR像よりスタートし埋伏歯にSagittal像，Coronal像，Axial像に十字ガイドを合わせていくが，埋伏歯の方向が不明な場合は，いったんCoronal像で埋伏歯中央部に照準を合わせ，Sagittal像で埋伏歯の方向を探る．Sagittal像で歯の長軸方向・前後的方向がわかり，1 が牽引することも，抜歯することも困難であると想像できる．また，VR像で見ると歯の立体的像が得られ診断に有用である．さらに詳細を見たい場合は，そこからマルチスライスを実行すればよい．同様に，Coronal像で 3 に照準を合わせSagittal像で方向を見ると，3 は水平方向の埋伏歯上方は鼻腔底と接していることがわかり，これもまた抜歯が困難であることが予測できる．

診断・治療が変わる"目から鱗"編

CBCTにより抜歯難易度の基準が変わる

　CBCTにより歯の頬舌的な位置，歯根形態，隣接する神経・血管との位置関係，上顎洞との近接などの確認が可能となる．それにより，従来では難症例と考えられた抜歯が実は簡単だったり，逆に簡単と考えられた症例に思わぬ落とし穴が存在することに気付かされたりもする．ここでは一般歯科臨床においてとくに術後トラブルの多い下顎智歯の抜歯症例を提示し，CBCTの有効性を述べる．

二次元診断で難症例と思われたものが，CBCTでの診断により抜歯可能となった症例

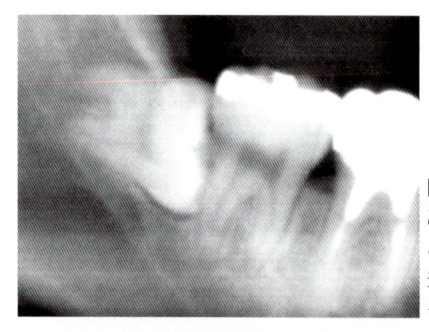

図4a　患者は34歳，男性．8 の歯根は複根であり下顎管と交差している．下顎管の損傷による麻痺症状と術中の多量出血のリスクから，多くの一般開業医において抜歯はためらわれる症例であろう．

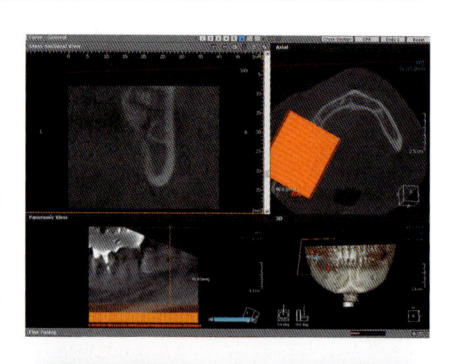

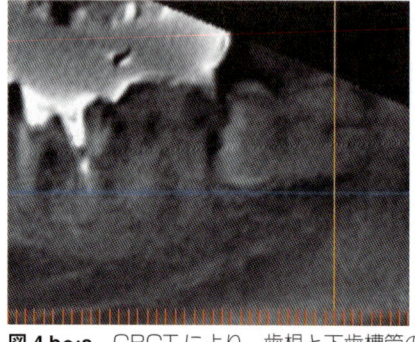

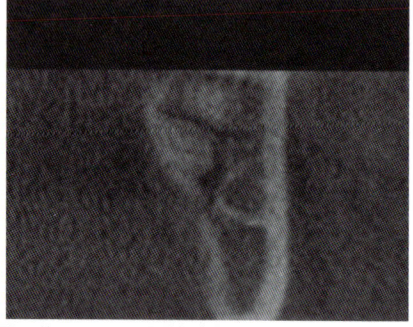

図4b～e　CBCTにより，歯根と下歯槽管の間に約1.5mmの距離があることが判明した．

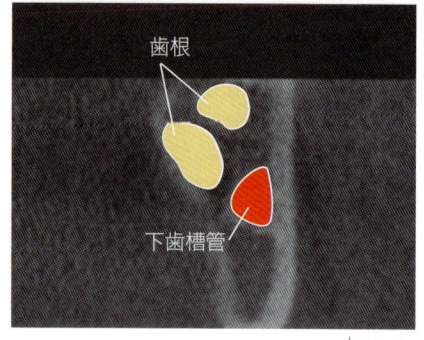

| 図4b |
| 図4c | 図4d | 図4e |
| 図4f | 図4g |

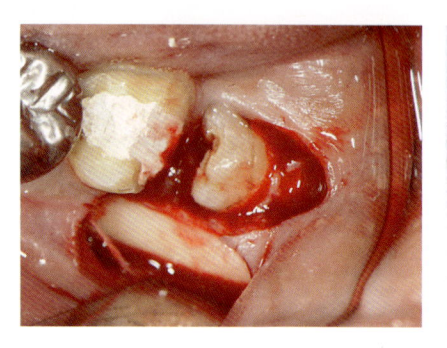

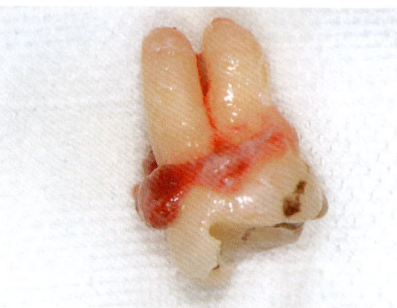

図4f　抜歯時の口腔内写真．CBCTをみながら，下顎管に負荷をかけないようなヘーベルの挿入位置，脱臼方向を考えながら抜歯を行った．

図4g　抜去した智歯．三次元的なイメージがあるので，スムーズに短時間で抜歯が行える．そのため患者の負担軽減にも大変有効である．

> **Point 19** 二次元画像の落とし穴！その1
>
> 　一般開業医では本ケースのような抜歯は敬遠されがちであるし，実際に二次元画像のみの診断で安易に抜歯すべきではない．しかし，CBCTで確認することで，十分抜歯可能となるケースは意外に多い．

CBCTで確認したら想像以上に難症例と判明した症例：8̅ 埋伏歯

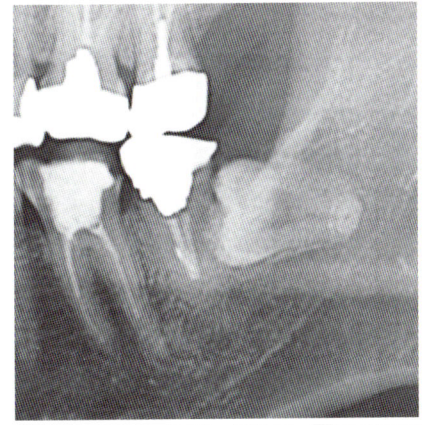

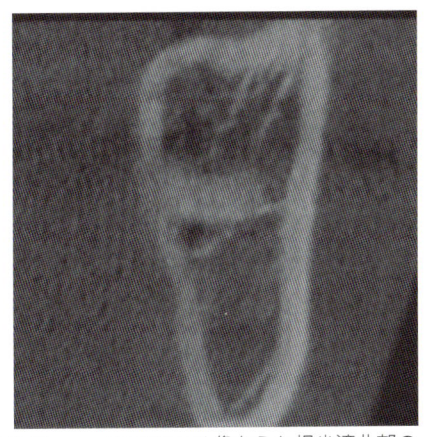

図 5 a, b 患者は24歳，男性で，8̅ は CBCT の Cross Sectional 像からも根尖湾曲部の太さが確認できる．

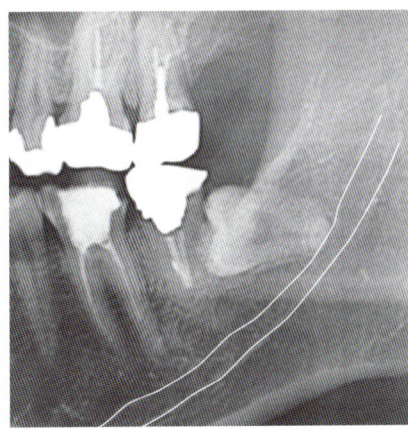

図 5 c 術前のパノラマエックス線写真．下顎管に近接しているものの，単根で比較的やさしい症例に思える．

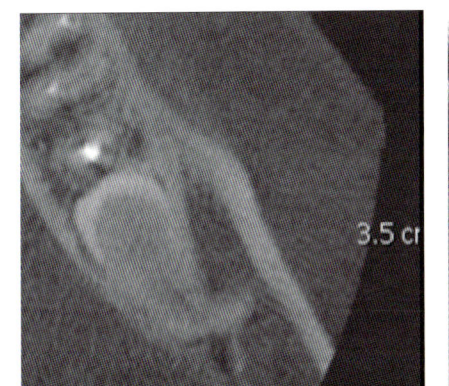

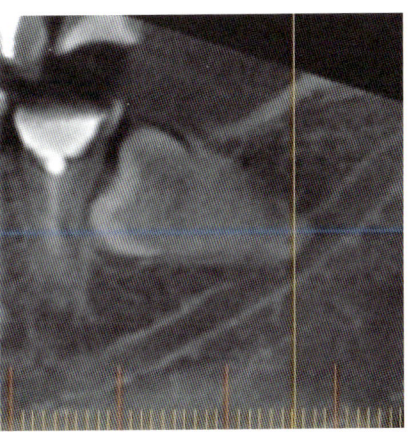

図 5 d Axial 像にて歯根の著しい湾曲が認められる．

図 5 e, f Sagittal 像および Cross Sectional 像からも根尖湾曲部の大きさが確認できる．

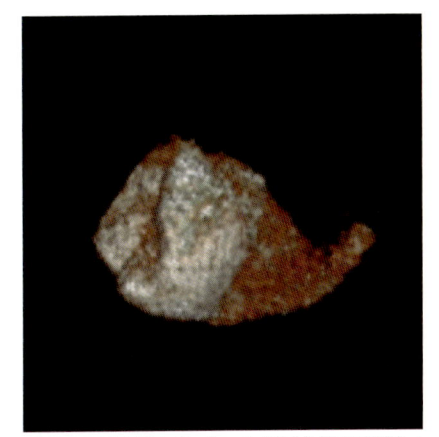

図 5 g VR 像を作成．より具体的な視覚イメージが確認でき，患者への説明にも大変有用である．結局，この患者は大学病院の口腔外科に依頼することとした．

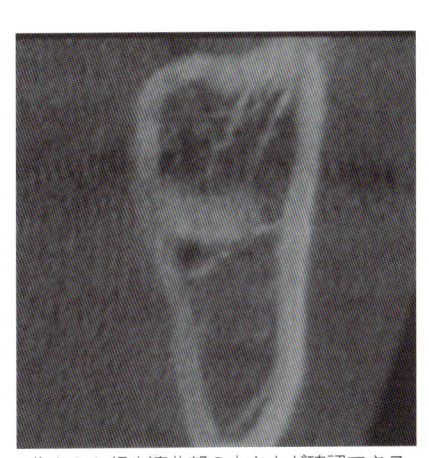

Point 20　二次元画像の落とし穴！その2

単根歯で頰舌的な湾曲は，二次元画像では見逃しやすいので注意が必要．

■ CBCTは腫瘍・囊胞等の確認・診断の補助に有効

一般歯科において，口腔外科領域である囊胞や腫瘍を疑うケースは稀であるが発見が遅れると重症化しやすい．

CBCTはAxial像やCoronal像を組み合わせることで，囊胞・腫瘍等の早期発見に極めて有用である．実際，これにより囊胞・腫瘍を発見し大事に至らなかったケースを紹介する．

デンタルエックス線では見過ごしかねない鶏卵大の歯根囊胞

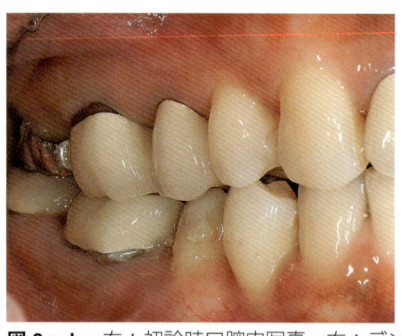

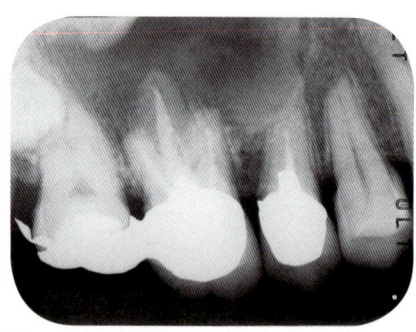

図6a, b 左：初診時口腔内写真，右：デンタルエックス線写真．患者は60歳，女性．主訴は3週間前より右上の歯肉が腫れているとのことである．5 6根尖相当部に歯肉の腫脹があり，硬さは弾性硬で波動は触知せず．5の動揺2度（Glickmanの分類）．かかりつけ歯科医にて，7の疼痛は歯ぎしりによるものと診断された．咬合調整の後，経過観察のため定期健診を受けていたが，症状が改善しないため当医院を受診した．口腔内写真，デンタルエックス線写真ではとくに異常はなく，前医院の診断は妥当と考えられたが，患者が頬部の違和感を強く訴えたため，三次元的に確認できるCBCT撮影を行った．

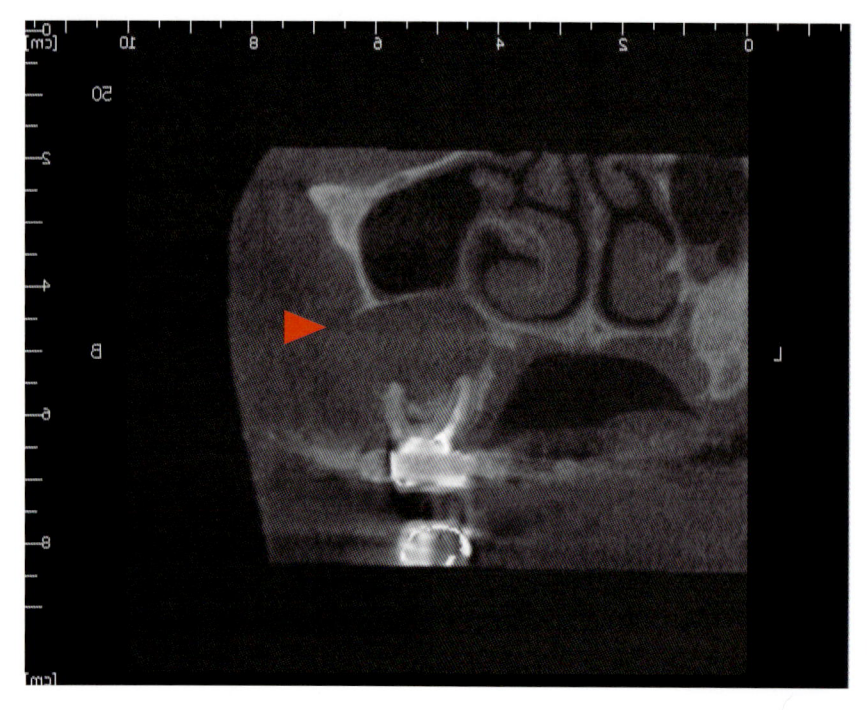

図6c Coronal像．巨大な骨膨隆を認める（矢頭）．上顎洞は上方へ圧迫されている．

2.3. 抜歯・小外科

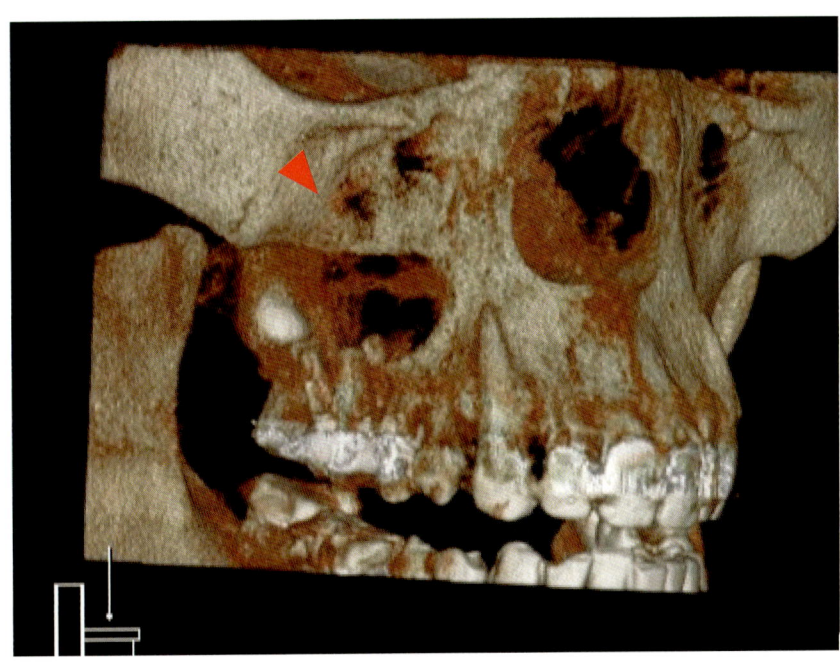

図6d VR像．巨大な歯根嚢胞．CBCT像で6|の根尖周囲に広範囲な嚢胞様の骨吸収を認める．

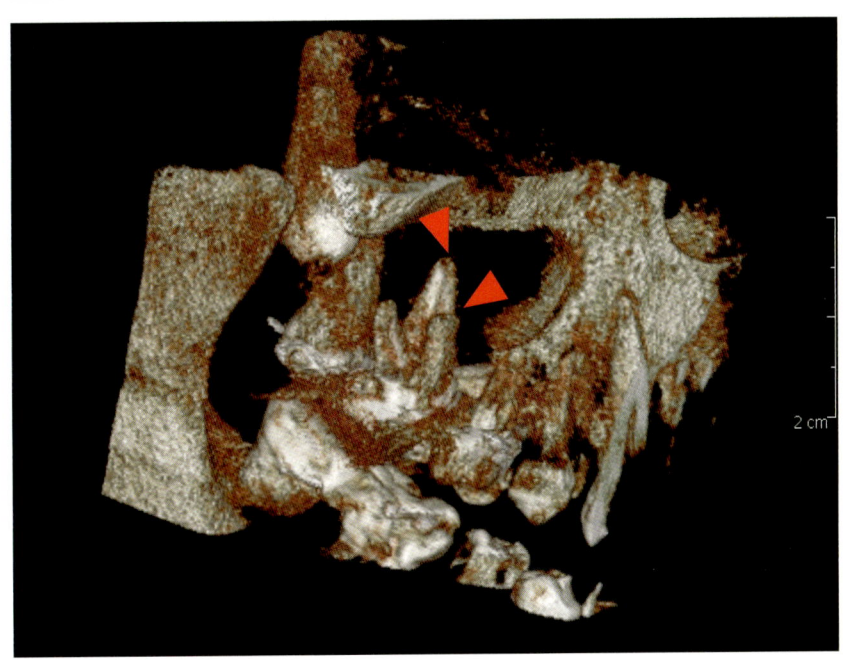

図6e VR像．近心頬側根，口蓋根の根尖部は吸収しているようにも見える．

図6 VR像で6|の根尖周囲に広範囲な嚢胞様の骨吸収を認める．VR拡大像では根尖が吸収しているようにも見える．口腔外科に依頼したところ，生検にて歯根嚢胞と診断された．6|の根端切除と嚢胞摘出により6|は温存できた．このケースもCBCTにて確認されない限りは，重篤な症状になって初めて診断に至るであろう．

> **Point 21** VR像を組み合わせることで，より立体的なイメージを把握
>
> Axial像，Sagittal像，Coronal像，VR像で多方向から確認することにより，嚢胞の形状や大きさのみならず，嚢胞の原因となる根までも推測できる．

75

CBCTがなければ手遅れになったかもしれない症例：悪性リンパ腫

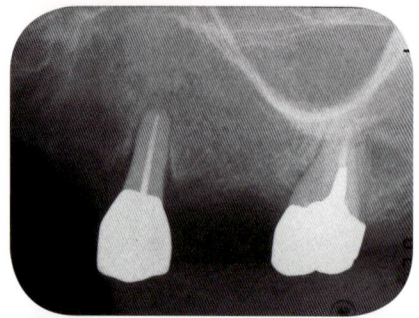

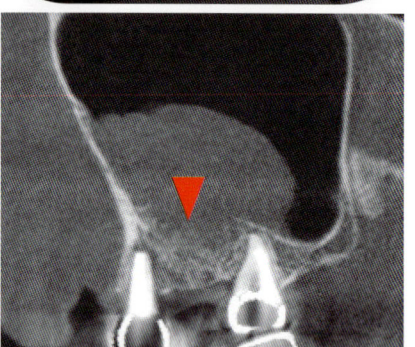

図7a 患者は60歳，女性．主訴は3週間前より左上の歯肉が腫れているとのこと．|5 6 根尖相当部の歯肉腫脹があり，硬さは弾性硬で波動は触知せず．|5 の動揺2度（Glickmanの分類）．歯根膜の拡大は認められるがとくに異常所見は認められない．慢性根尖性歯周組織炎にみられるような波動を触れる腫脹を認めなかったので，念のためCBCT撮影を行った．

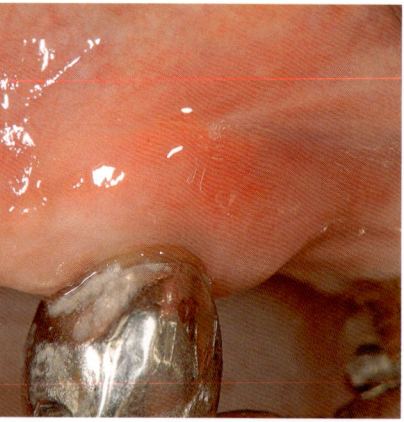

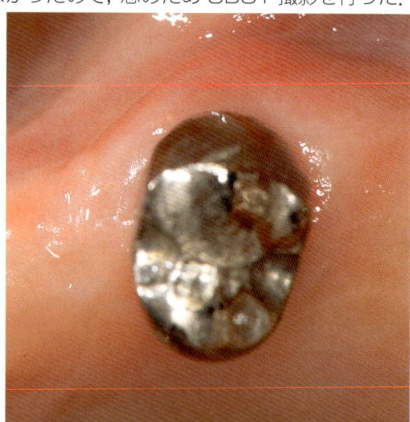

図7b Sagittal像．限局的な上顎洞の粘膜の肥厚が認められる．上顎洞底線が部分的に消失し，その周囲の歯槽骨の不規則な吸収が認められる．

図7c, d |4 の口腔内写真．異常所見は認められない．

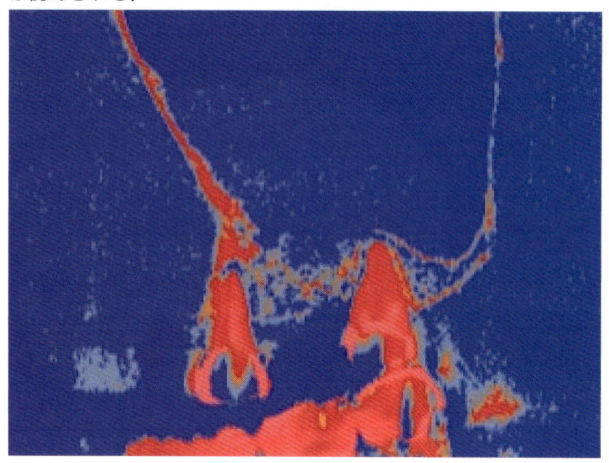

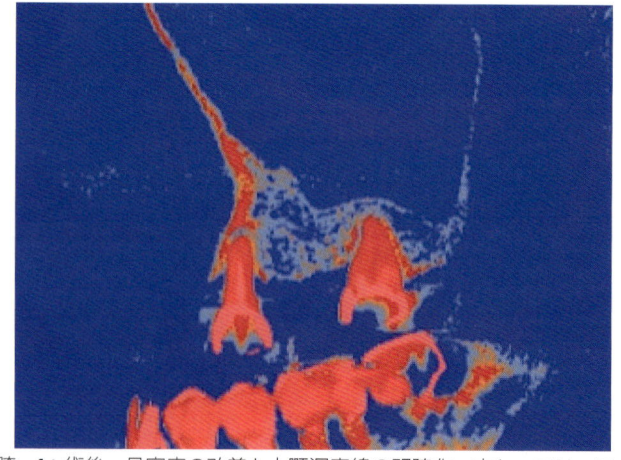

図7e, f Sagittalカラー像．e：術前．疎な骨質と上顎洞底線が不明瞭．f：術後．骨密度の改善と上顎洞底線の明瞭化．本ケースは，口腔外科に診査を依頼したところ生検により悪性リンパ腫と診断された．その後の治療はがんセンターの血液内科で行われ，早期発見のため，抗がん剤投与のみの治療で病変は消失したと報告を受けた．現在経過は良好である．

Point 22　スクリーニング時の補助的診断資料として有効なCBCT

本ケースにおいて，従来型の診断資料・方法では悪性と診断するのはまず不可能であろう．たとえ十分な経験を積んだ口腔外科医でもスクリーニングを誤ることがある．今後，CBCTはこのような症例において有効な診断の補助となるであろう．

2.3. 抜歯・小外科

エナメル上皮腫

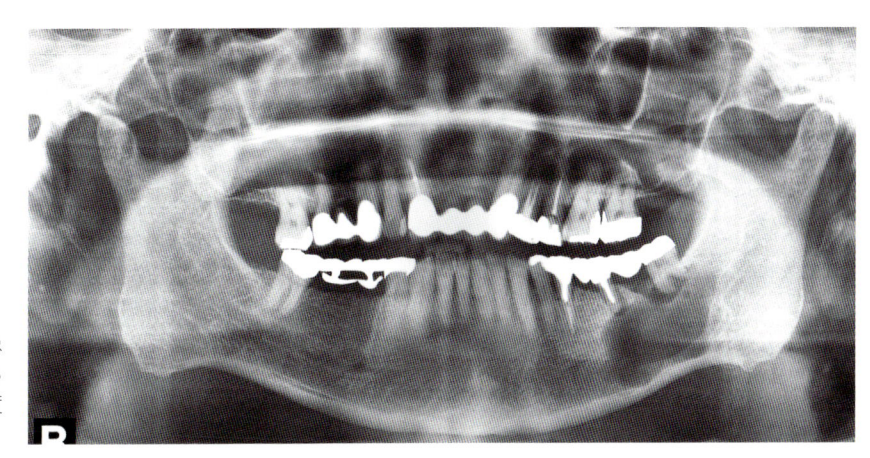

図 8 a 初診時パノラマエックス線写真．患者は77歳，男性．主訴は左の奥が腫れているとのこと．⌐8頬側の根尖相当部歯肉が軽度に腫脹していた．

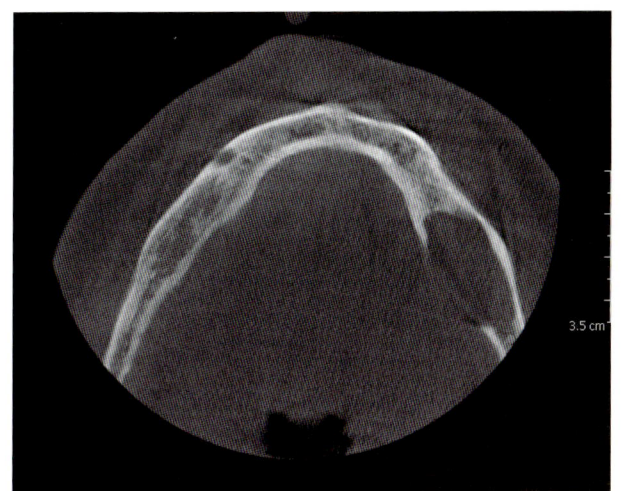

図 8 b｜図 8 c
　　　｜図 8 d

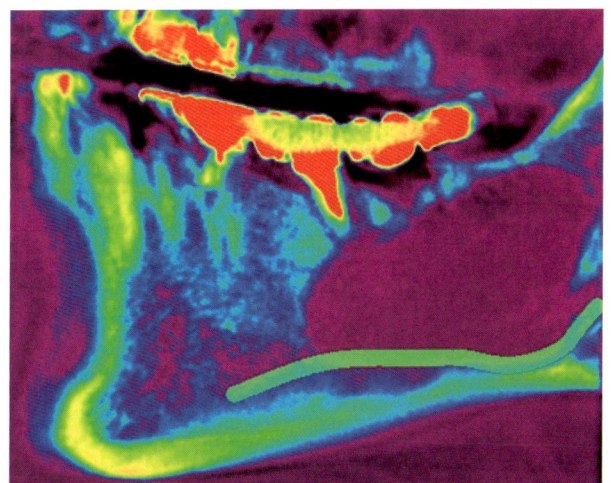

図 8 b Axial 像．下顎左側臼歯部相当部に大きな単房性の境界明瞭な骨吸収像が認められる．舌側皮質骨は菲薄化し一部消失している．
図 8 c Sagittal カラー像．下歯槽神経（緑矢頭）は圧迫され下方に移動している．
図 8 d Coronal カラー像では病変の拡大と舌側皮質骨の菲薄化が認められる（赤矢頭）．下歯槽神経（緑矢頭）．
図 8 b〜d 下歯槽神経は下方に圧迫されているが，麻痺やしびれの症状はない．口腔外科に精査を依頼したところ，診断名はエナメル上皮腫であった．患者は高齢者でもあるため，開窓処置を行い経過観察中である．

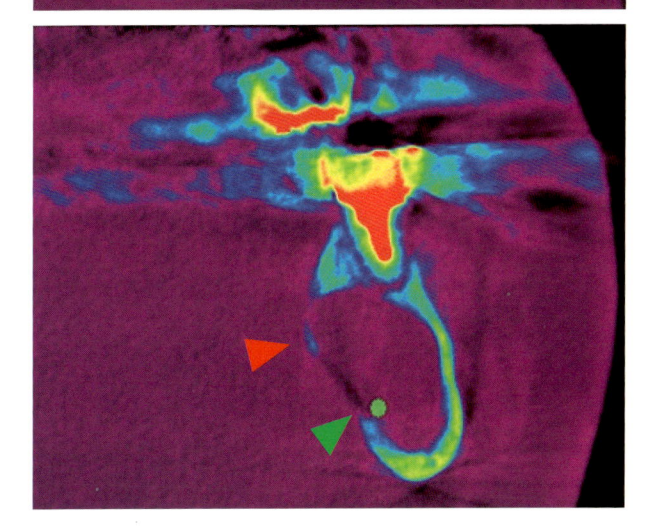

> **Point 23** 腫瘍とランドマークとの位置の確認に有効
>
> 　CBCT による多方面からの解析は手術前の診断に有効であり，とくに解剖学的部位を色分けすることで，患者にも理解しやすくインフォームドコンセントに有効である．

77

|1 2 間の不透過像は？：歯牙腫

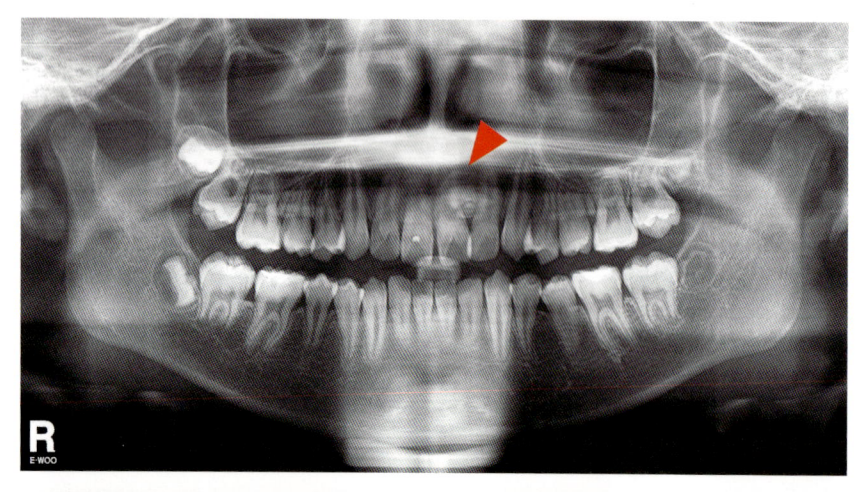

図9a 初診パノラマエックス線．|1 2 間に不透過像を認める．患者は17歳，男性．主訴は歯並びの相談とのこと．診査のためパノラマエックス線を撮影したところ，|1 2 根尖相当部に不透過像が認められたのでCBCTで確認することとした．

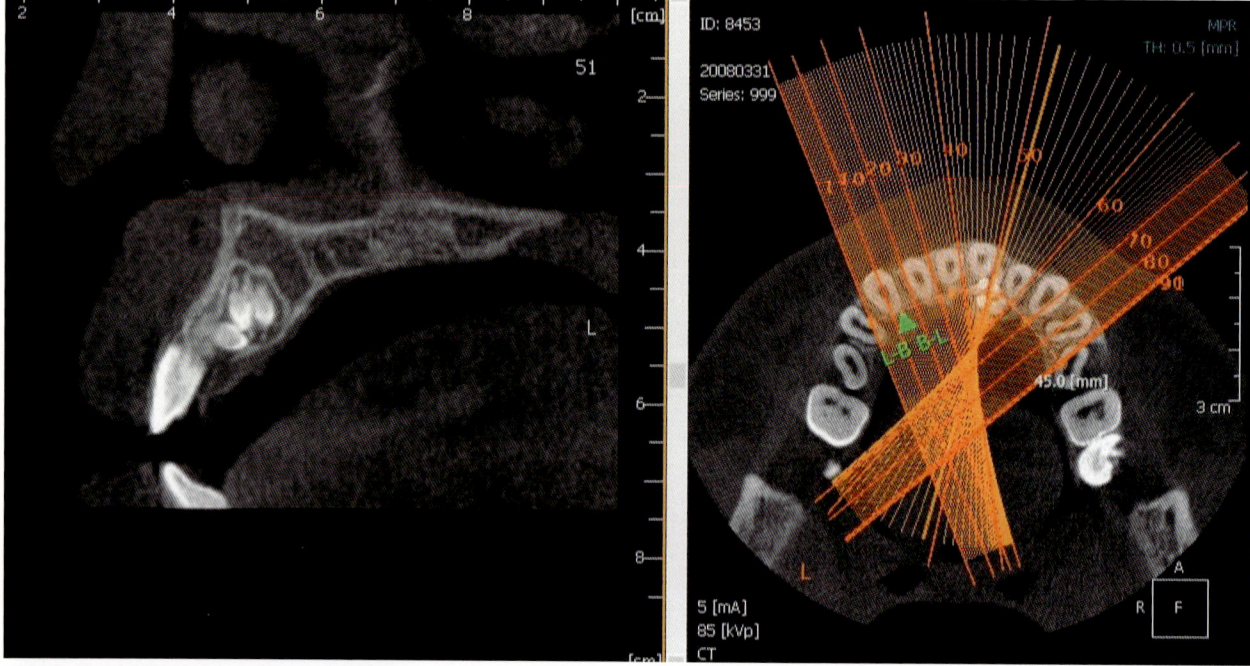

図9b Cross Sectional 像より，骨吸収像に囲まれた多数の歯牙様硬組織を認める．

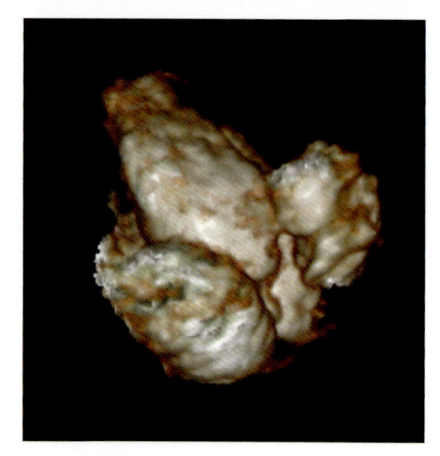

図9c VR像で歯牙様の形態をしたものが多数確認できる．最終的な診断は生検により決定されるが，CBCT像により集合性歯牙腫と予想できる．

2.3. 抜歯・小外科

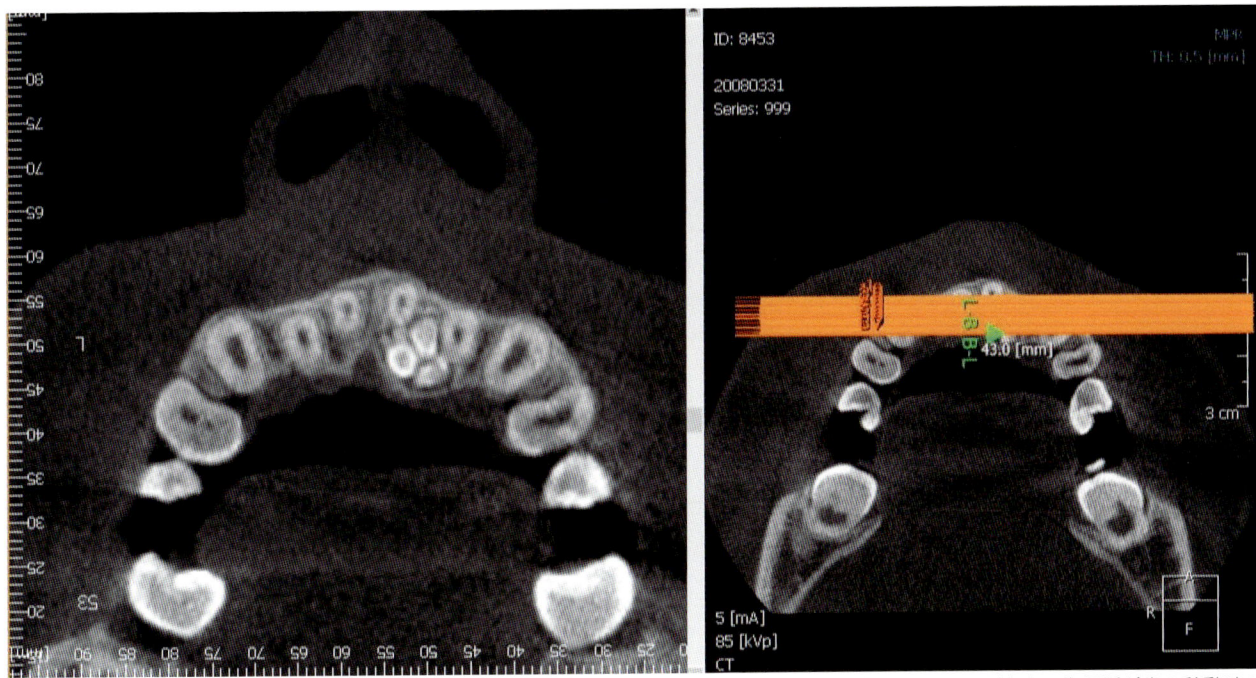

図9d Axial 像で境界明瞭な骨吸収像のなかに歯牙様の硬組織を認める．その結果，矯正治療を行うことを決定．歯牙腫が歯の移動時の障害になる可能性があったので，紹介状に CBCT データを添付し口腔外科へ処置を依頼した．生検の結果診断名は集合性歯牙腫であった．「CBCT データから位置関係が明確になり最小限の侵襲で処置ができた」と口腔外科医より報告を受けた．

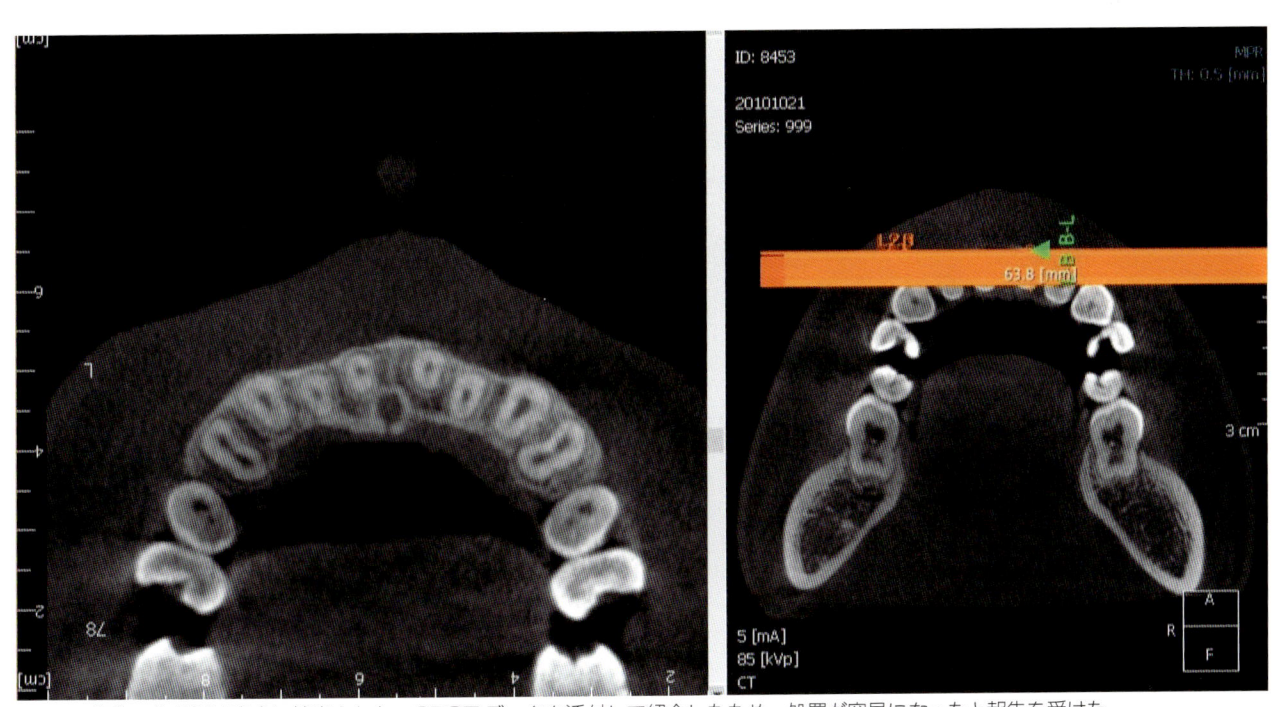

図9e 術後．歯牙腫は完全に摘出された．CBCT データを添付して紹介したため，処置が容易になったと報告を受けた．

> **Point 24** 歯原性腫瘍の鑑別にはマルチスライス像が有効！
>
> 歯原性腫瘍の鑑別には，多くの断面から情報を得られることから，マルチスライス像が有効である．

CBCT により顎顔面領域のさまざまな病変がみえてくる！

一般開業医においても日常的に腫瘍・嚢胞疾患以外の顎顔面領域の病変に遭遇する可能性は十分ある．CBCTによりそれまで発見できなかったものが診断できるようになったり，より患者に理解しやすい形で提示することが可能となった．ここでは骨折の症例と唾液腺疾患の症例を呈示し，CBCTの有用性について述べたい．

上顎骨骨折（頬骨部骨折）：顔面頭蓋部の外傷は受傷後，歯科以外への受診が多い！

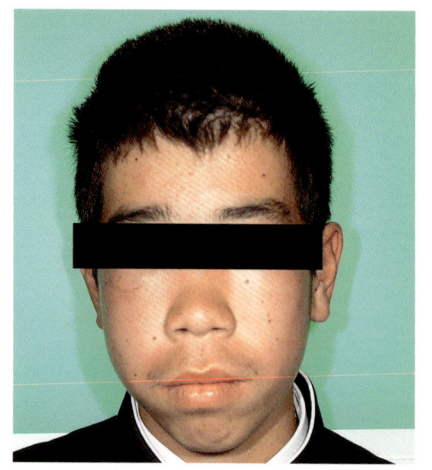

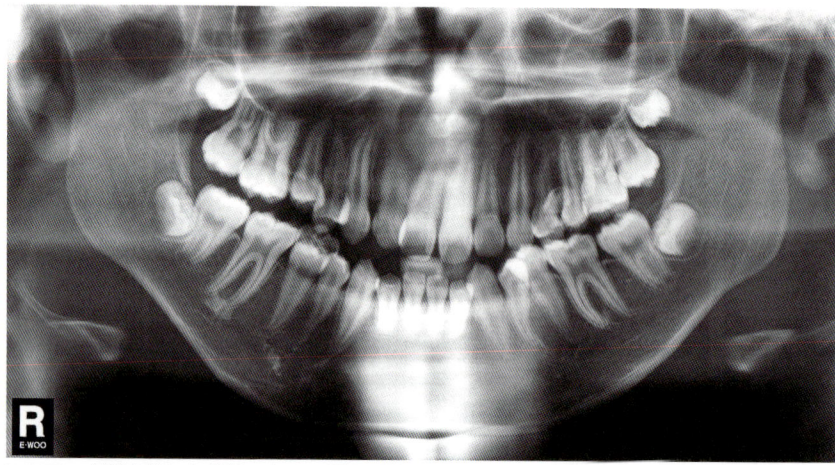

図10 a 部活中に野球のボールが当たったとのことで，右眼窩部から頬部にかけて腫脹が著しい．この部の打撲は解剖学的位置関係から受傷後，脳神経外科や耳鼻科を受診される場合が多い．この患者も脳神経外科を受診され検査では異常なしと診断された．その後痛みが引かず，むし歯が原因と思い来院．

図10 b パノラマエックス線では異常を見つけることはできない．

図10a｜図10b

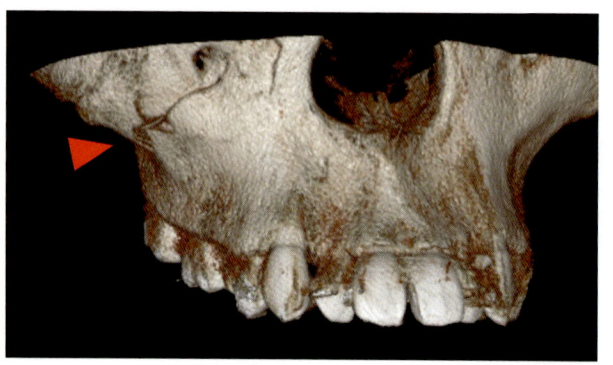

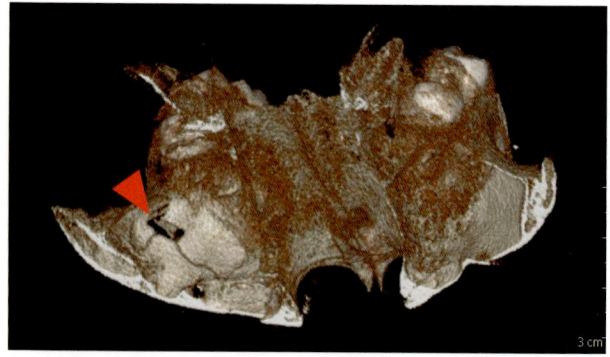

図10 c, d c：VR像：右頬骨部に骨折線が確認できる．d：VR像内面より観察：骨折線と陥没骨折している骨片の両方が確認できる．CBCTで骨折が確認されたため，整形外科に紹介した．新鮮骨折として容易に整復ができるのは受傷後2週間までで，4週間以上経過した症例は陳旧性として処置をしなければならない[7]．この患者さんは，幸いにもCBCTにより早期に発見できたため，新鮮骨折として容易に整復できた．

図10c｜図10d

Point 25　顎顔面領域の外傷は CBCT で確認を！

骨折は発見時期が治療の予後を左右する．外傷で受傷部の痛みが消退しないケースは，一度CBCTで確認してみるべきである．

2.3. 抜歯・小外科

唾石症：鑑別診断に複数の撮影法が必要だった唾石症も，CBCT のみで一発解決！

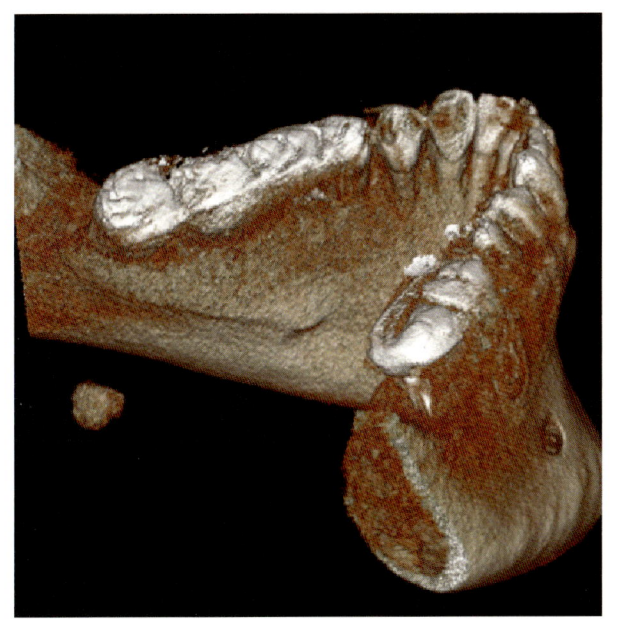

図11a 患者は，45歳，男性．下顎が腫れぼったく，食後に痛みがあるとのことで来院．双手診で，骨様硬の腫瘤の存在を認めたので，CBCT にて精査を行った．唾石症は唾液腺導管内に結石を生じる疾患．顎下腺の主導管内および腺体内に生じることがもっとも多いと言われている[8]．左側顎下腺部に歯冠大の唾石を確認できる．

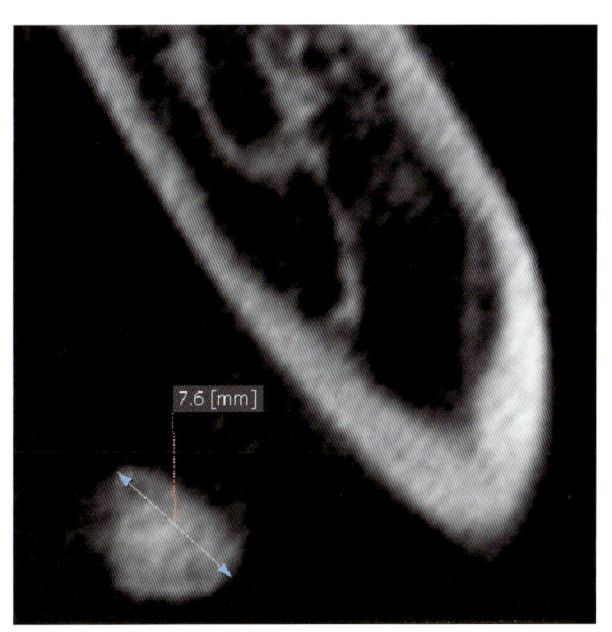

図11b CBCT での測定値では約7.6mm．

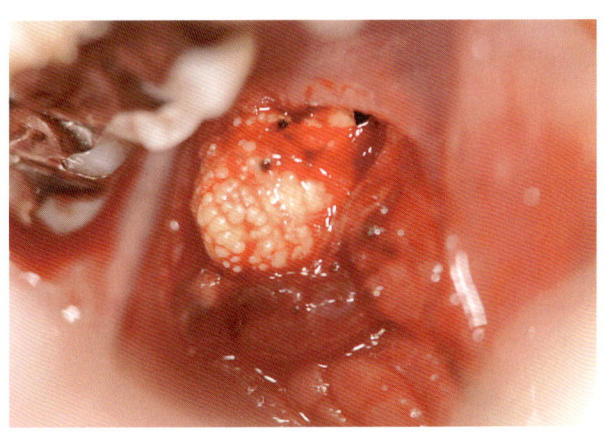

図11c 摘出時，CBCT の VR 像のイメージに近い唾石が確認できる．

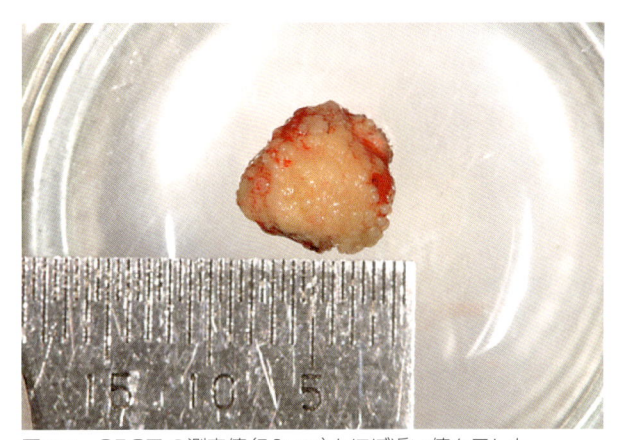

図11d CBCT の測定値（7.6mm）とほぼ近い値を示した．

Point 26 　CBCT での測定値は実測値に近く信頼できる

　唾石症の診査には，一般的パノラマエックス線に加え咬合エックス線が用いられ（顎下腺炎を併発しているときは造影法を行うこともある），両画像を組み合わせ三次元のイメージで読影し診断する．CBCT を応用することで，読影の経験が少ない臨床医でも理解しやすい三次元画像が瞬時に得られる．

私のとっておきの CBCT 活用法

「自家歯牙移植に CBCT 診断は有効」

近年，歯牙移植治療は予知性のある治療法として，一般臨床医の間でも広く行われるようになってきた．CBCT 診断を応用すれば，移植歯や移植床のサイズが術前にわかることから，より確実な施術が計画的に行える．

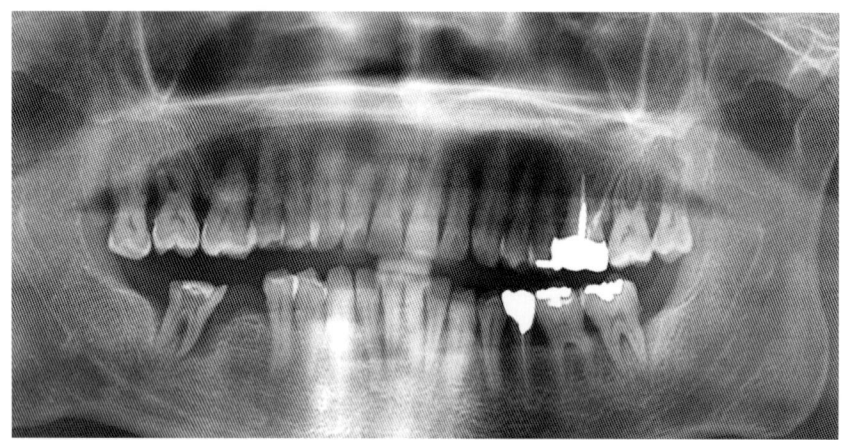

図12 a 患者は50歳，男性で⌊8 の移植を行う．初診時のパノラマエックス線写真．⌊7 は保存不能と診断．抜髄処置後，自然挺出により骨の再生を図った．

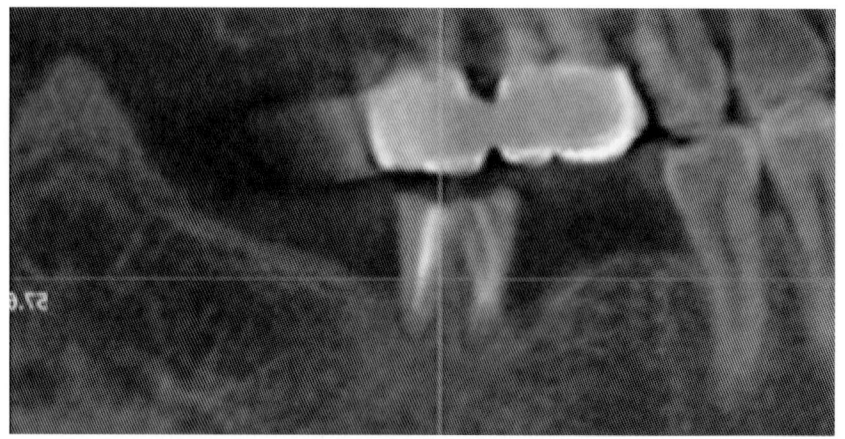

図12 b 移植処置直前の状態．⌊7 の自然挺出により周囲骨の再生が認められる．

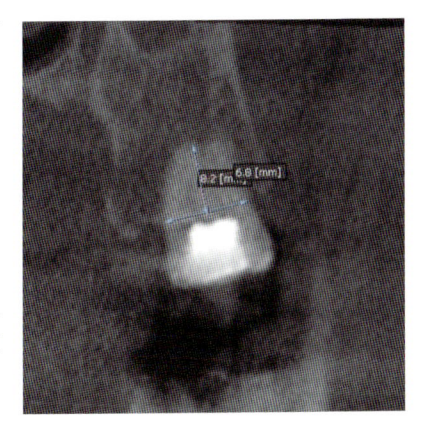

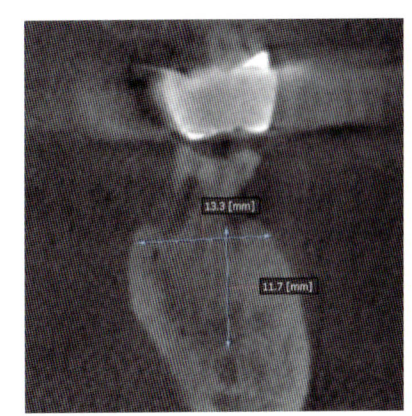

図12c, d CBCTによる術前の計測①．移植智歯歯根の頰舌側最大幅径と歯根長，移植床骨の頰舌側径，骨頂〜下顎管までの距離を計測．

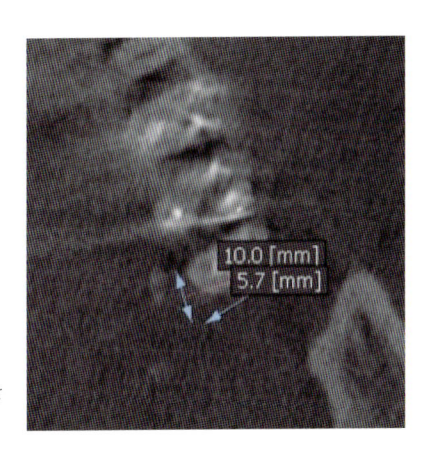

図12 e CBCTによる術前の計測②．移植智歯歯根の近遠心最大幅径と頰舌側最大幅径を計測．①と②の計測値より移植が可能かどうか，また移植床窩の形成量を計画する．

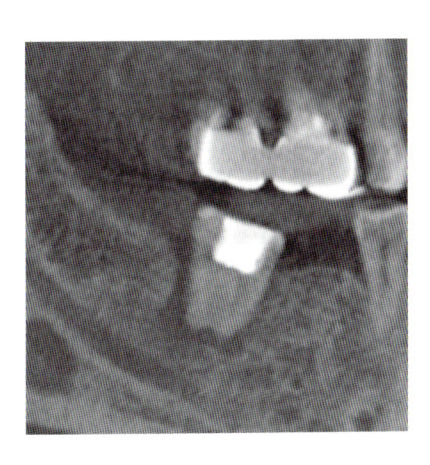

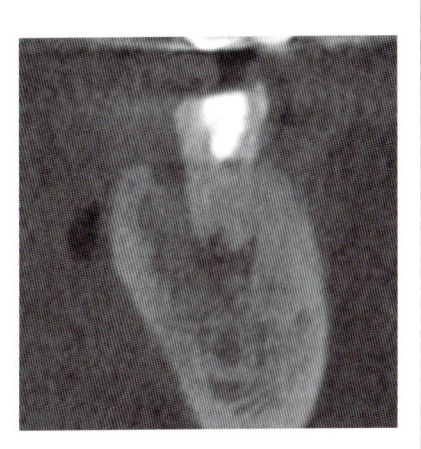

図12 f CBCTによる移植後の確認．

まとめ

　一般臨床を行ううえで，抜歯などの小外科手術は避けて通ることのできない分野の1つであろう．そしてそれは簡単なケースから熟練を要するものまで，さまざまである．一歩間違えば神経損傷や異常出血など，重篤な状況を引き起こす可能性を秘めている．不適切な手技・診断は，場合によっては医療訴訟にも発展しかねない．しかしながらCBCTを用いることで，これまで以上に正確な診断ができるようになり，われわれもより安心して治療に臨める体制になれるのではなかろうか？

　また，症状があってもその原因がわからなかったさまざまな病変が，CBCTによって見えてくるようになる．早期発見により専門機関に迅速に紹介することで，場合によっては患者の一命をとりとめることもできる．

　われわれ術者の身を守るため，そして何より患者の利益のため，今後ますますCBCTの普及が望まれる．

参考文献

1. Valmaseda-Castellon E, Berini-Aytes L, Gay-Escoda C.Inferior alveolar nerve damage after lower third molar surgical extraction: a prospective study of 1117 surgical extractions.Oral Surg Oral Med Oral Pathol Oral Radiol Endod. 2001;92(4):377-383.
2. Gulicher D, Gerlach KL.Sensory impairment of the lingual and inferior alveolar nerves following removal of impacted mandibular third molars.Int J Oral Maxillofac Surg. 2001;30(4):306-312.
3. Ghaeminia H, Meijer GJ, Soehardi A, Borstlap WA, Mulder J, Berge SJ. Position of the impacted third molar in relation to the mandibular canal. Diagnostic accuracy of cone beam computed tomography compared with panoramic radiography.Int J Oral Maxillofac Surg. 2009;38(9):964-971.
4. Sedaghatfar M, August MA, Dodson TB.Panoramic radiographic findings as predictors of inferior alveolar nerve exposure following third molar extraction. J Oral Maxillofac Surg. 2005;63(1):3-7.
5. Tantanapornkul W, Okochi K, Bhakdinaronk A, Ohbayashi N, Kurabayashi T. Correlation of darkening of impacted mandibular third molar root on digital panoramic images with cone beam computed tomography findings.Dentomaxillofac Radiol. 2009;38(1):11-16.
6. 伊熊大助，比嘉努，新垣敬一，天願俊泉，狩野岳史，屋宜宣寿，喜屋武健，比嘉優，砂川元．CT画像による下顎智歯と下顎管の位置関係に関する検討．Ryukyu Medical Journal 2008；27(1・2)：29-33.
7. 道健一，久野吉雄，野間弘康(編)．カラーアトラス 口腔外科の臨床．東京：医歯薬出版，1985．
8. 上野正，伊藤秀夫(監修)．最新口腔外科学 第3版．東京：医歯薬出版，1986．

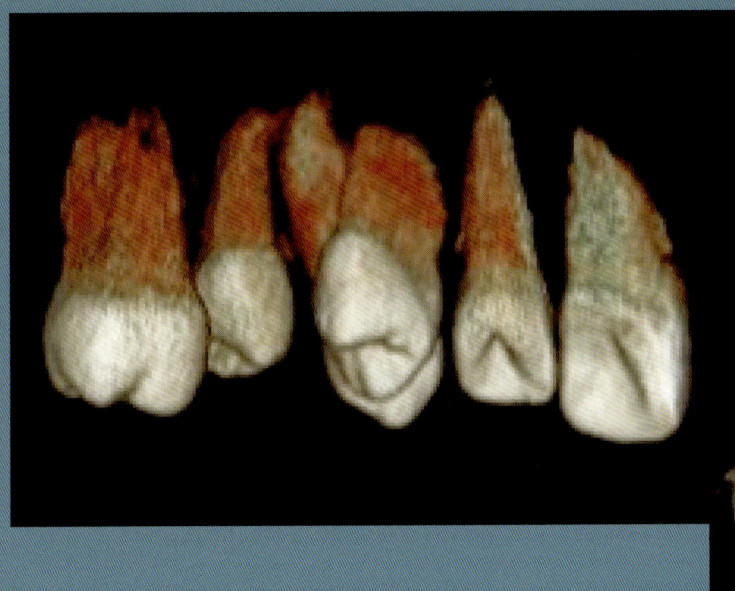

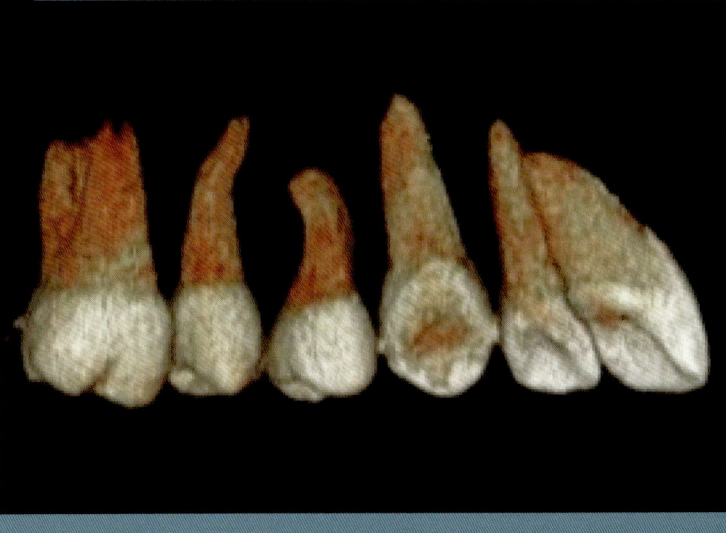

2.4. 矯正治療

―――矯正治療の診査・診断も三次元の時代へ

解説　金成雅彦

なぜ矯正治療に歯科用CBCTが必要か

三次元的な診査・診断で矯正治療をより予知性の高いレベルに位置づけできる

矯正治療での診査・診断に用いられる資料の多くは，顎態模型，パノラマ，頭部エックス線規格写真(正面，側面)，口腔内写真，顔面写真，顎機能検査などである．これらを用いた三次元的な診査は，顎態模型および患者の顔貌，いわゆる軟組織を直接，視診・触診・計測することに限られていた．歯根は歯槽骨内に存在し，ボーンハウジングを大きく逸脱して歯を移動することはできない．そのため三次元的な歯と骨組織の相対的な位置関係を考慮する必要がある．また，不正歯列であっても，歯冠部は口唇圧と舌圧および咬合圧の均衡のとれた位置に存在しようとし，健全な歯根はボーンハウジングを自ら逸脱しようとはしない．歯冠の移動後，歯根がボーンハウジングから逸脱していれば，経年的に軟組織の退縮をきたし，審美的な予知性にも大きな影響を与えることになる．つまり，三次元的な診査・診断をすることにより，矯正治療をより予知性の高いレベルに位置づけできると考える．

矯正治療における CBCT の有効性を**表1**に挙げる．

表1 矯正治療における CBCT の有効性．

解剖学的診査・診断の有効性	①歯槽骨内の歯の三次元的な位置関係の把握 ②ボーンハウジングの診査： 　術前→歯の移動限界の把握 　術後→歯槽骨内の歯の配列状態の把握 ③埋伏歯・過剰歯の正確な位置・形態の把握 ④個々の歯軸と基準平面との関係の把握 ⑤上顎臼歯と上顎洞底との位置関係の把握 ⑥上顎洞の形態や粘膜の状態の把握　→耳鼻疾患の確認 ⑦舌および顎関節の変位 ⑧顎顔面骨格の三次元的形態と対称性　→外科矯正の診断
臨床上の診査・診断の有効性	⑨矯正治療前後の歯槽骨の厚み　→ GBR，PAOO などの必要性の把握 ⑩ TAD の埋入位置の診査(インプラント矯正)

CBCT 活用 "ベーシック編"

二次元, 三次元の見え方の違い

デンタルエックス線写真とCBCTによる未萌出歯の観察

デンタルエックス線写真では, 通常二等分法または平行法を採用する. 上顎前歯部においては, 二等分法を採用することが多い. 未萌出の歯の位置・形態をデンタルエックス線写真(二次元的)によって三次元的に予測することには限界がある.

以下に, CBCTによる三次元的な診査によって, 確実な診査・診断を行った症例を解説する.

症例1　未萌出歯①

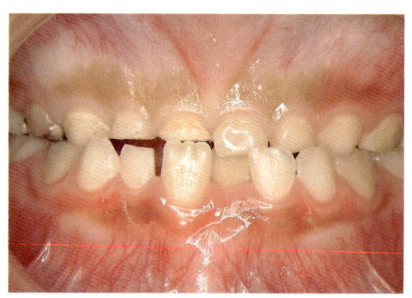

図1a 初診時口腔内写真. 前歯部叢生, 左側前歯反対咬合が確認できる.

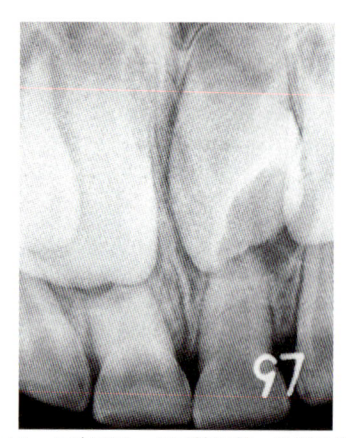

図1b 二次元エックス線画像. 後継永久歯の診査のために撮影. 1が単に捻転しているように見える.

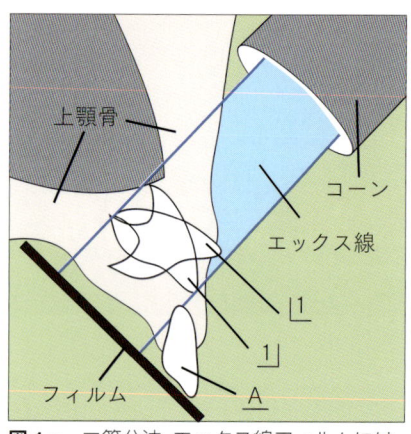

図1c 二等分法. エックス線フィルムには, 唇側傾斜があってもなくても, 同じ角度に写ってしまう.

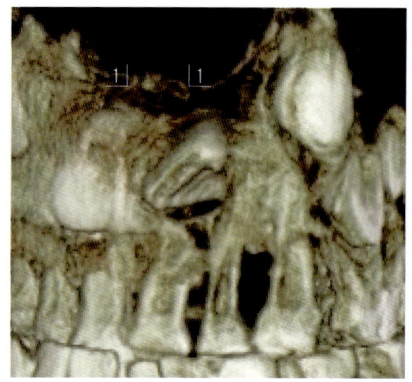

図1d CBCTによるVolume Rendering像. 1が大きく唇側傾斜していることが確認できる.

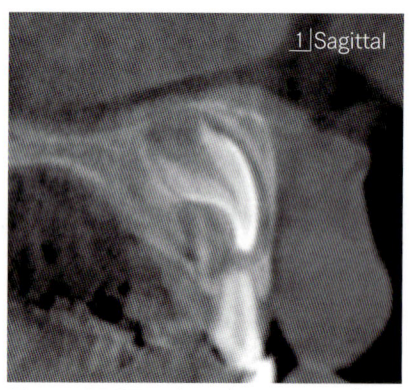

図1e CBCTによる1のSagittal像.

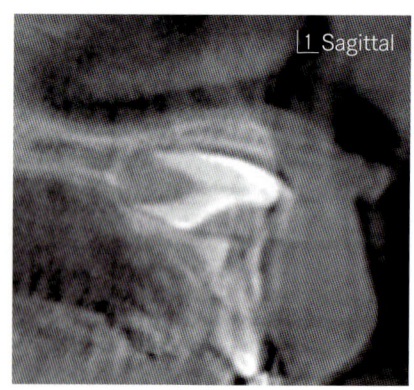

図1f CBCTによる1のSagittal像.

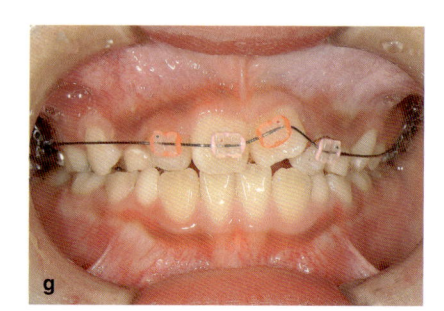

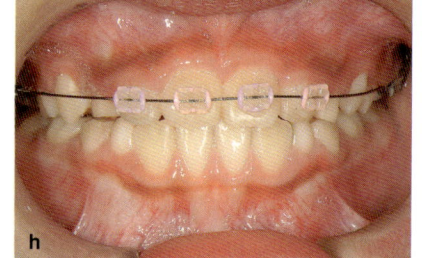

図1g 2×4(ツーバイフォー)にて治療開始.

図1h 叢生および捻転が改善された.

症例1（図1）

患者 7歳，女子
主訴 前歯のがたがたが気になる

　デンタルエックス線写真では|1の捻転が確認されるのみだが，CBCTによる診査により唇舌的な傾斜異常が確認され，治療の必要性を早期に把握できた．

症例2（図2）

患者 6歳，女子
主訴 上の前歯が痛い

　デンタルエックス線写真では，正中過剰歯2本が確認できるが，上顎中切歯の唇側に位置しているのか，口蓋側に位置しているのか把握できない．概して口蓋側に存在することが多いが，術前のCBCTによる診査により3次元的な位置関係を把握した後に抜歯した．この時期に抜歯しなかったとすれば，**図2d**のような方向に永久歯が萌出し，歯列不正を招くことになったと診断した．抜歯した結果，**図2e**のように歯が萌出し，反対咬合は回避することができた．

症例2　未萌出歯②

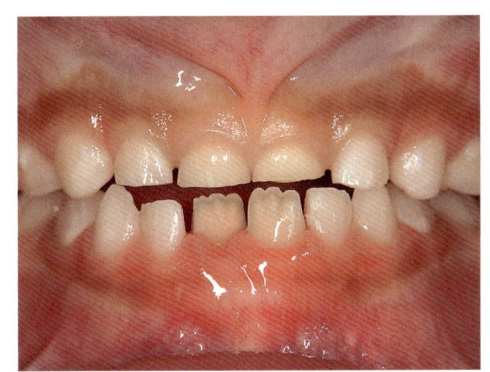

図2a 前歯部が反対咬合のため咬合調整済み．
図2b 2本の正中過剰歯（矢印）が存在することがわかるが，上顎中切歯との唇舌的な位置関係がわからない． 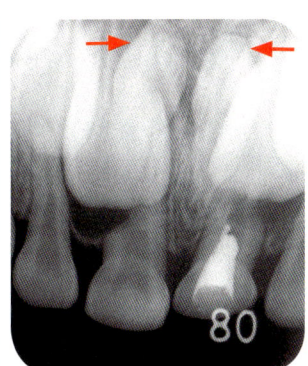
図2c 過剰歯抜歯後6か月後，右側中切歯の被蓋関係は改善されている． 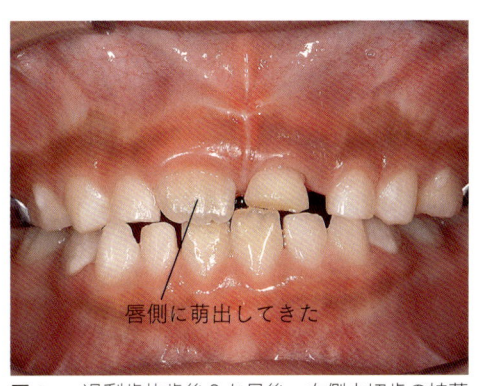
図2d 過剰歯を抜歯しなければ，➡の方向に萌出してくる． 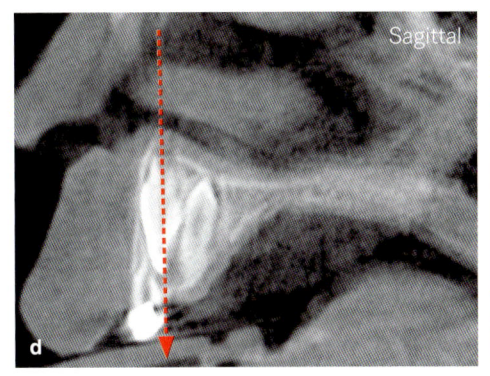 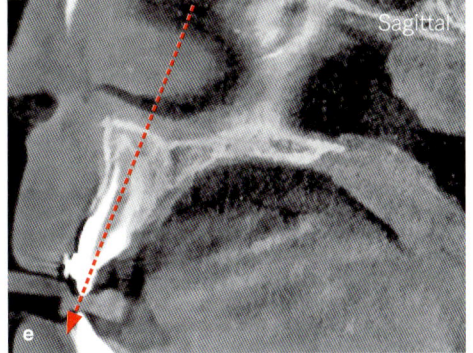
図2e 過剰歯を抜歯したことにより，➡の方向に萌出してきた．

Point 27　二次元と三次元の違い

　通常のエックス線写真では，埋伏している後継永久歯の的確な萌出方向が診査できない．CBCTで三次元的に診査することにより，将来的な不正咬合の予知を可能にし，矯正治療の診査・診断・治療計画に大きく貢献できる．

パノラマエックス線写真とCBCTを上手に使い分ける

①混合歯列期での後継永久歯と埋伏歯の観察

矯正治療による歯の移動は，二次元的な動きではなく三次元的な動きである．それゆえ，診査・診断も三次元的に行われるべきである．混合歯列期では，後継永久歯の有無と位置・埋伏時の位置関係（唇舌的および近遠心的な角度，歯の幅径）により萌出余地をいかに確保するかが重要である（**図3a, b**）．萌出余地が不足しているならば，可能なら前方への拡大，または側方への拡大か臼歯部の遠心移動を行うことになる．それでもまだ萌出余地が大きく不足するならば，将来的には抜歯矯正を回避できないことを保護者に言及することも混合歯列期の段階でも可能になるだろう．つまり，混合歯列期においては，三次元による診査が効果的といえるだろう．

②混合歯列期での歯列全体の萌出状態の観察

混合歯列期には，歯列全体の萌出状態の診査も，矯正治療では不可欠である．**図3c**のように歯列をCBCTで診査しようとすると，全体的なイメージの把握が困難になる．

後継永久歯と埋伏歯の観察

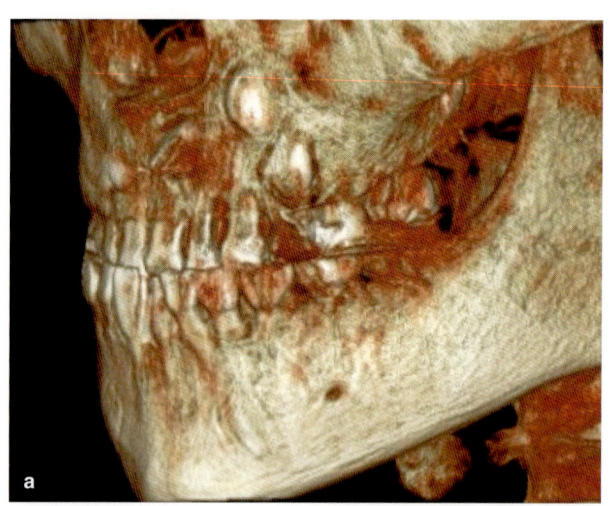

図3a, b 後継永久歯の三次元的な位置関係がよくわかる．

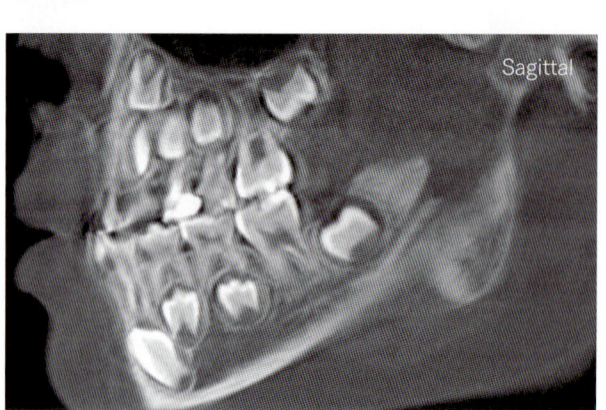

図3c 後継永久歯との関係など，一口腔単位の診査には不向きである．

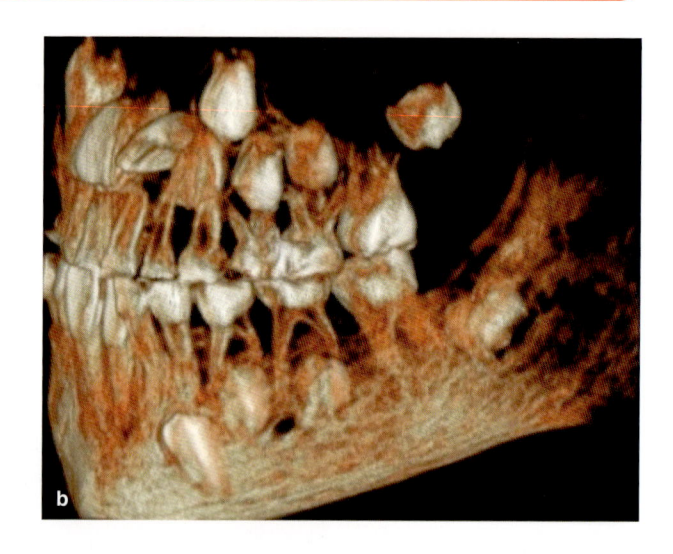

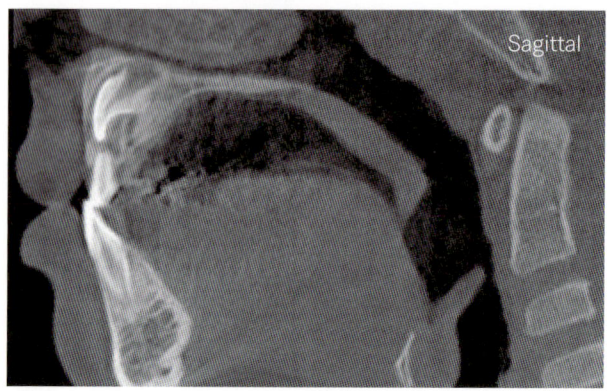

図3d 一歯単位の三次元的な位置関係の把握ができる．

歯列全体の萌出状態の診査は，従来のパノラマエックス線写真（**図3e**）では比較的容易であり，保護者に対するコンサルテーションの際も有効なオプションといえる．**図3e**の患者の診査では，上顎正中部の過剰歯の存在，2|の先天性欠如，側方歯群の萌出順序，第二大臼歯の萌出余地の確認，第三大臼歯の欠如，永久歯の歯根の完成度などが容易に診断できる．

しかし，乳歯と後継永久歯との三次元的な位置関係は，**図3d**のようなCBCTによるスライス画像を追加することによって明確になる．また**図3d**では，低位舌であることも確認できる．低位舌は，下顎前突の患者に多くみられ，上顎骨の劣成長をともなう場合が多いといわれる．**図3d**の患者も前歯部が反対咬合になっており，パール付き可撤式装置などによる舌位の機能訓練と上顎骨の成長促進を計る必要がある．

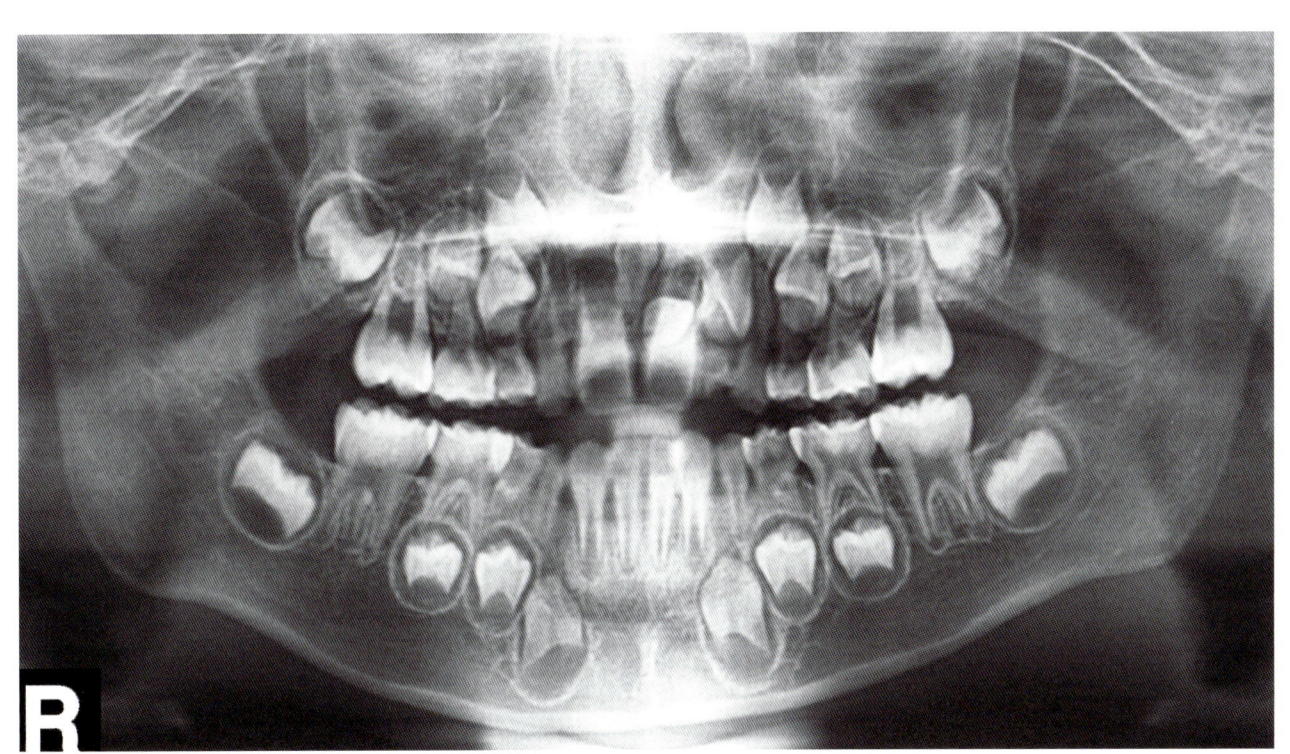

図3e 従来のパノラマエックス線写真は，後継永久歯の有無や乳歯との関係など，一口腔単位での診査には有効である．

Point 28　CBCTとパノラマエックス線

混合歯列期における診査資料としてパノラマエックス線写真は重要視されている．CBCTを用いて三次元的に一口腔単位での診査をすることにより，1期治療における治療目標である，後継永久歯の萌出余地の有無を把握し，治療計画に役立てる．

矯正治療の診査診断と，治療計画の立案

当院にて使用している「Prevista」には，頭部エックス線規格写真もデジタル撮影できるために，矯正治療には非常に有用である．口腔内写真，顔面写真，模型，頭部エックス線規格写真にCBCTによる三次元画像を追加することによって，より的確な治療計画の立案が可能になる．

患者 22歳，女性（**図4 a～i**）
主訴 上顎前歯の突出を改善したい．できるだけ短期間で治療を終えたい．
セファロ分析 **表2**参照．

症例3　矯正治療の術後の安定とボーンハウジング

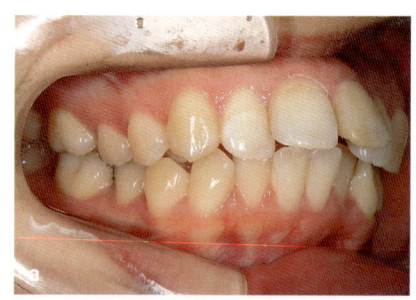

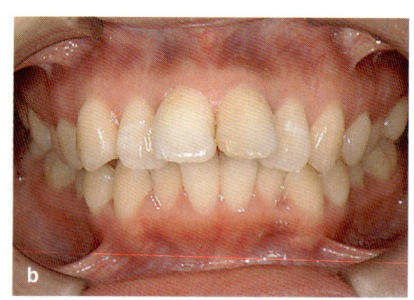

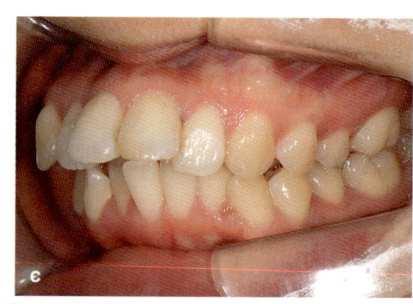

図4 a～c 患者は上顎前歯部の前突感の改善を希望．4|4，5|5の抜歯を含めた矯正治療を立案．

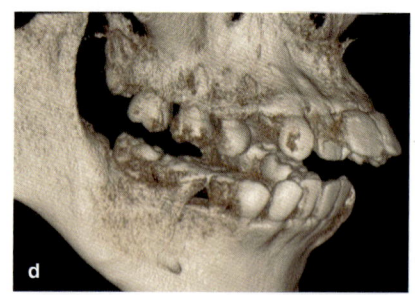

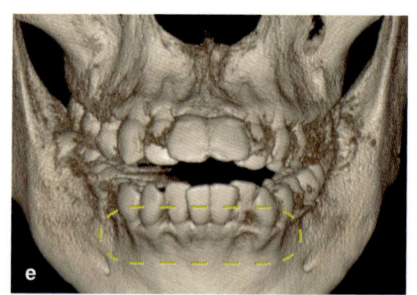

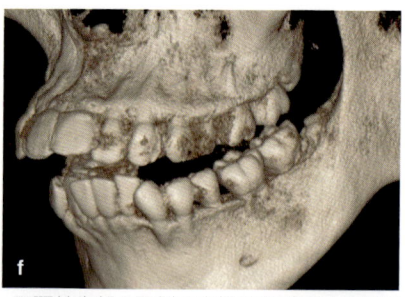

図4 d～f 初診時のCBCTのVolume Rendering．ボーンハウジングの状態が確認できる．下顎前歯部の唇側の歯槽骨壁が薄いのが確認できる．

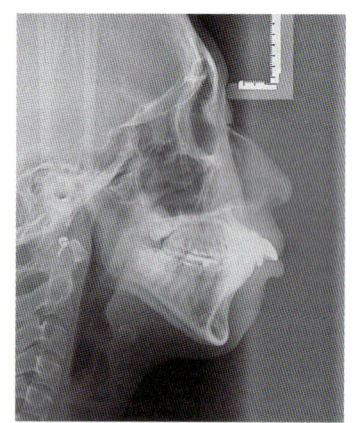

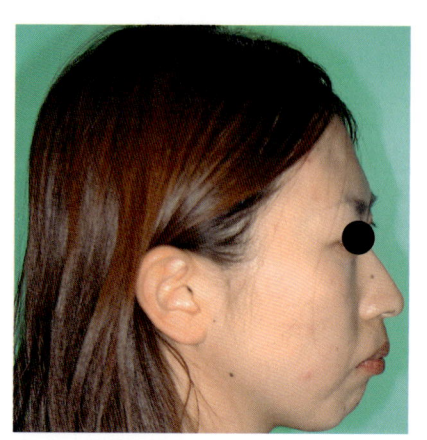

図4 g 術前のセファロ写真．　**図4 h** 術前の顔貌．　**図4 i** 術前の顔貌（口元）．

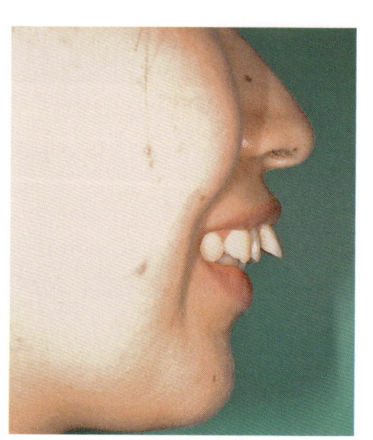

診査／診断

①模型分析
Available Space(利用可能なスペース)：63.82 mm
Required Space(必要なスペース)：69.90 mm
Discrepancy(ディスクレパンシー＝ A)：－6.08 mm

②セファロ分析
L1 to A － Po(3 mm が目標)：5.37 mm
ノーマルにするための修正量：－1.37 mm
上記修正量の2倍値(＝ B)：－2.74 mm

③トータルディスクレパンシー(＝ A+B)：－8.82 mm

④顔面および軟組織の診断
鼻唇角：110.88°
上唇の位置：6.64 mm
下唇の位置：9.17 mm
鼻の高さ：正常，成長予測なし
オトガイ：後退，成長予測なし
外科処置：不要

⑤Wits の分析
分析値：11.74 mm
判定：Ⅱ級

⑥L1 to A － Po ライン
5.37 mm
判定：正常

⑦抜歯／非抜歯の判定
上下左右第一小臼歯を抜歯

⑧診断名
過度の上顎前歯前突をともなうⅡ級Ⅰ類．

治療計画

①治療方針
　過度の前歯部の唇側傾斜を是正するために，小臼歯部を抜歯．また，上顎前歯部の舌側移動をより図るためにtemporary anchorage device(以下，TAD)を利用する．患者は成人であり，治療期間の短縮を希望されていたので，上顎にはコルチコトミーを施術する．CBCT による診査において下顎前歯部は歯槽骨が薄いことが確認された．それにより術後の歯頸部のリセッションを惹起する可能性を懸念して，コルチコトミーにグラフト材を応用したPAOO(Periodontally Accelerated Osteogenic Orthodontics)を選択する．

②動的治療
治療期間：12か月
治療方法：MBS ＋ TPA → TAD/PAOO →前突感是正→機能的咬合の確立

③静的治療
治療期間：12か月
治療方法：上顎　ホーレータイプのリテーナー
下顎　舌側ワイヤーリテーナー

　CBCT 像などにより上記のように治療計画を行った．治療経過および結果については，101ページにて後述する．

表2　セファロ分析(治療計画の項だが，治療後のデータも併記する)．

	治療前	治療後
SNA	89.24	88.01
SNB	78.33	77.44
ANB	10.92	10.57
U1-SN	123.34	95.89
IMPA	94.41	96.47
FMA	43.76	43.81
SN-Md	48.37	47.90
L1-Apo	5.37	6.25
E line-Lower lip	9.17	-0.22
McNamara line-A	3.85	2.10
McNamara line-Po	-16.58	-18.79
Wits	11.74	3.00

診断・治療が変わる"目から鱗"編

CBCT 使用により治療方針が変わった症例

ボーンハウジングからの逸脱

歯を確実に移動させ，歯根吸収を避けるためには，治療中に歯がボーンハウジングを逸脱しないことが必要である．術前および術中にも，三次元的な診査のもと治療にあたることの必要性を感じた症例を下記に提示する．

症例4（図5）

患者 13歳，女性

主訴 歯をきれいにならべたい

診断 4 3|3 4 の萌出位置異常をともなう Angle II 級 2 類不正咬合

治療方針 口腔内診査により，4 3|3 4 の歯根の位置が逆転していることは予想がついた．矯正治療中にボーンハウジングからの逸脱があるなら，4 3|3 4 の位置を交替し，最終的には補綴処置に頼らざるを得ないと仮の診断をした．しかし，CBCTによる診査により 4 3|3 4 の歯根位置の是正時にボーンハウジングを逸脱しないことがわかり，正常な配列位置に歯を移動することにした．

症例4　ボーンハウジングからの逸脱

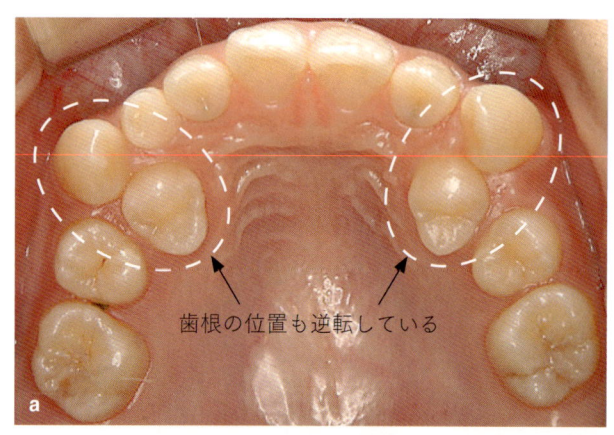

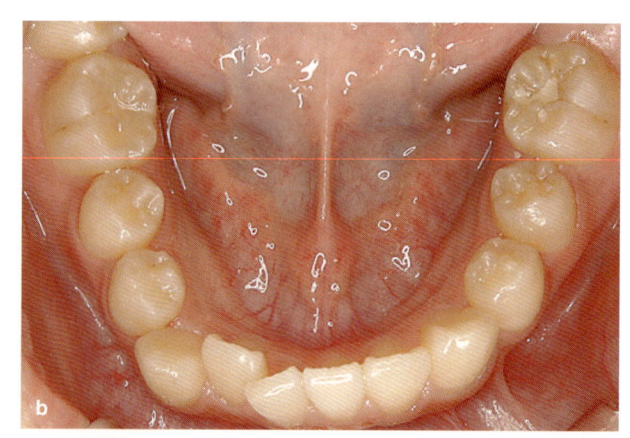

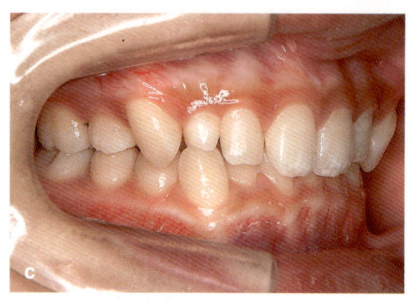

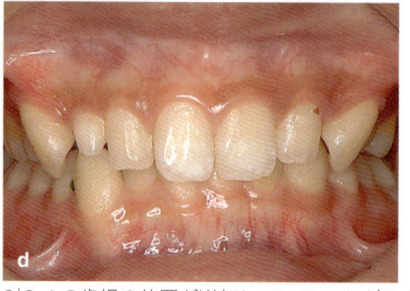

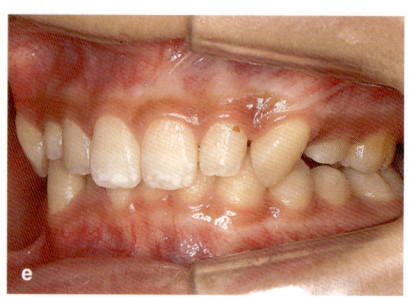

図5 a〜e　初診時口腔内写真．口腔内からも 4 3|3 4 の歯根の位置が逆転していることがうかがえる．

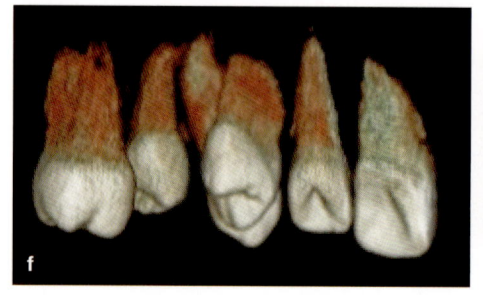

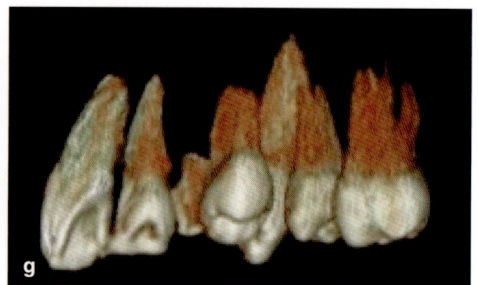

図5 f, g　初診時．CBCT の Volume Rendering 像により 4 3|3 4 の歯根の位置が逆転していることがはっきりと確認できる．

2.4. 矯正治療

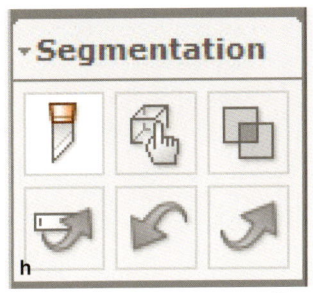

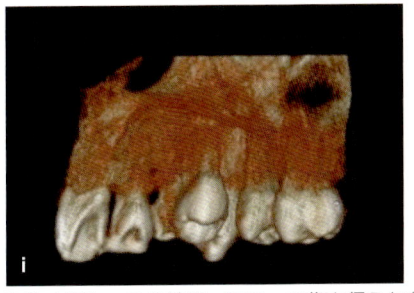

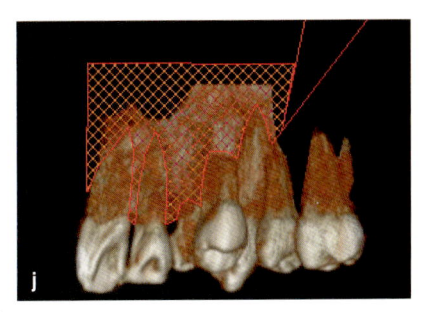

図5 h～j　Volume Rendering 像での骨を取り除く操作．この結果，図5 g の像を得られた．

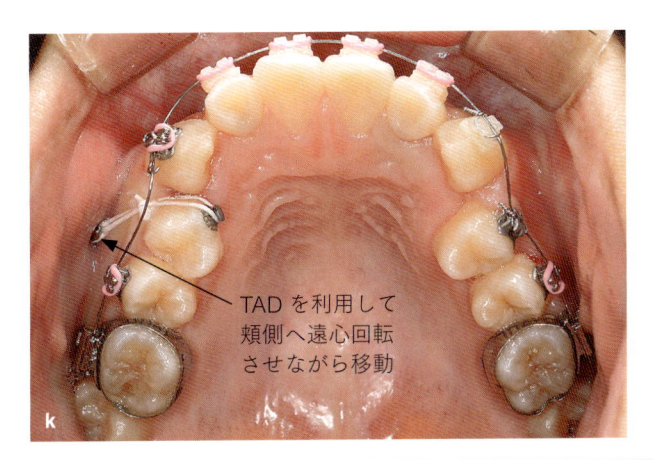

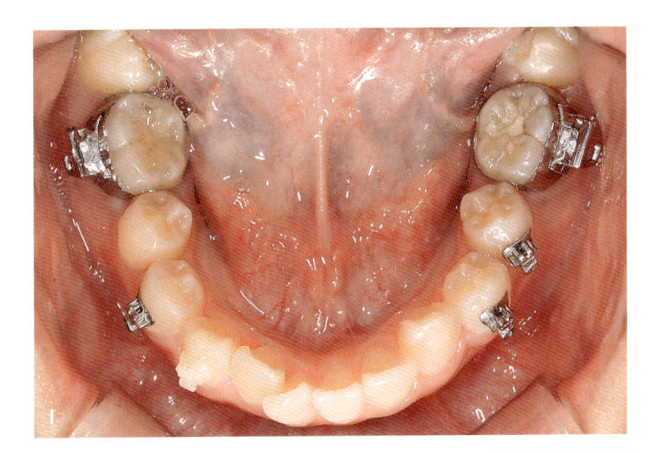

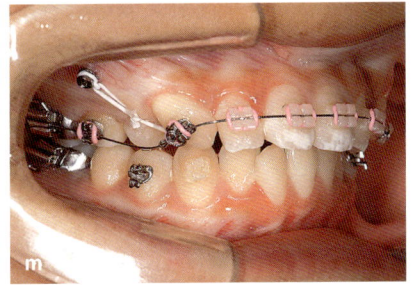

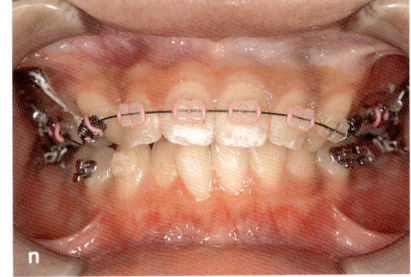

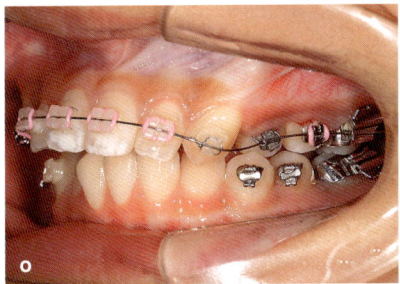

図5 k～o　3̲|の近心移動が終了した後，|4̲ を TAD（temporary anchorage device：105ページで詳述）により頬側に遠心回転させながら移動．過蓋咬合であった前歯部をフレアアウトさせ，下顎前歯部に MBS をセットできるようにする．

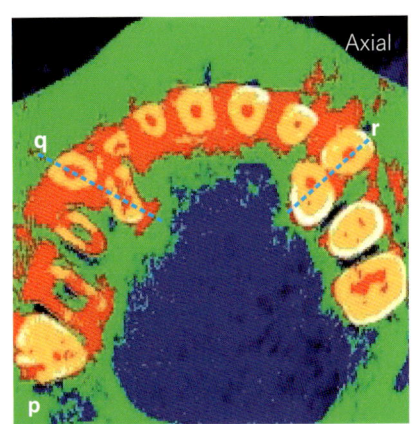

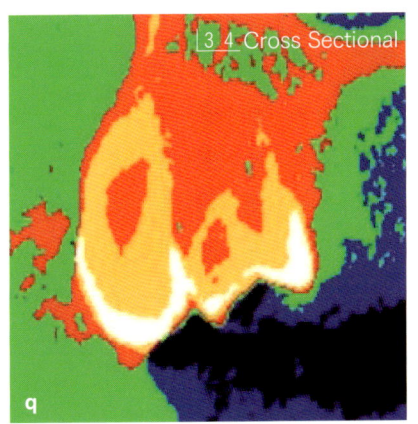

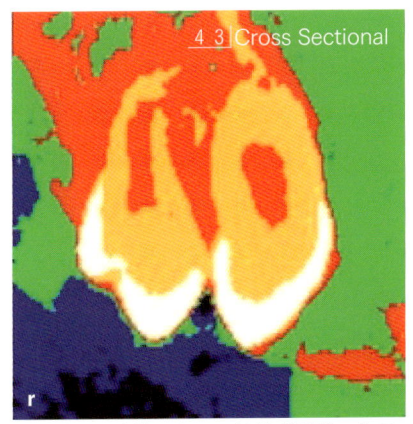

図5 p～r　p の青線の Cross Sectional 像（q, s）にて 4̲ 3̲|3̲ 4̲ ともボーンハウジングのなかで排列位置を交換できる可能性が確認できる．

93

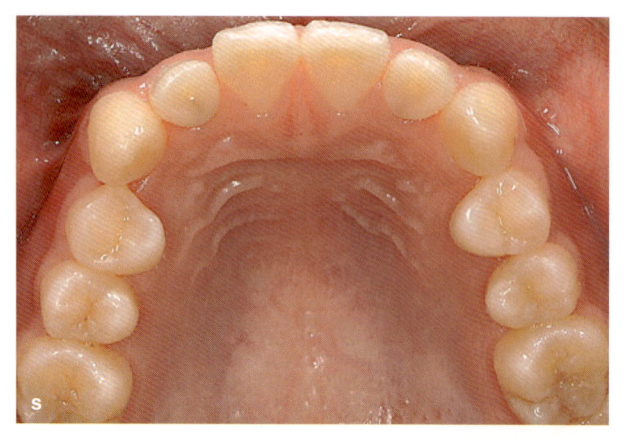

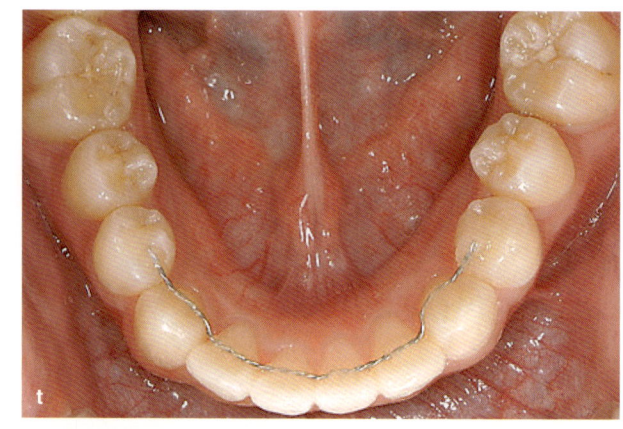

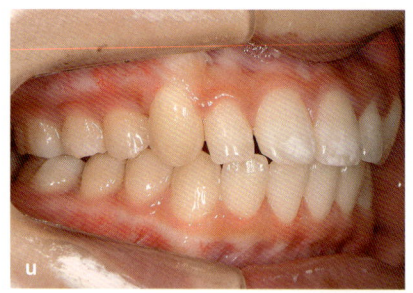

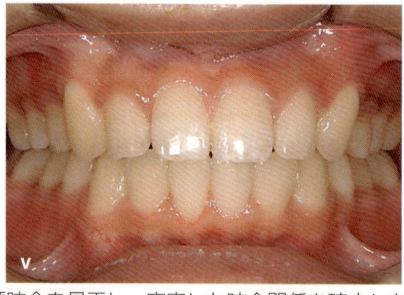

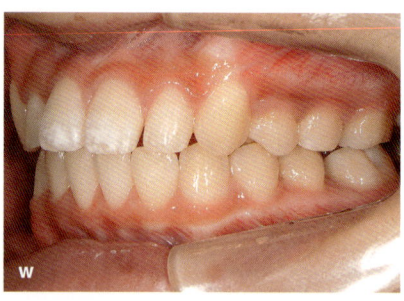

図5 s〜w 矯正治療後の口腔内写真．Ⅱ級2類咬合を是正し，安定した咬合関係を確立した．

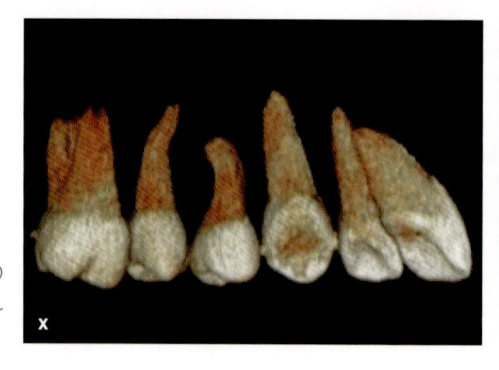

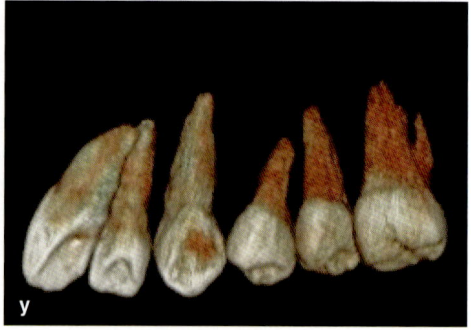

図5 x, y 矯正治療後の 4 3|3 4 の排列位置が是正されているのが確認できる．

> **Point 29** ボーンハウジングの診査
>
> 　矯正治療において，歯を移動する領域は顎骨内に限られる．CBCTによるボーンハウジングの診査が，治療の可否を決定づけることもある．

未萌出犬歯に対するアプローチ

それぞれの歯は，口腔内において独自の機能を担っている．そのなかでも，犬歯は偏心位におけるガイドとしての重要な役割をもっている．その犬歯が，何らかの原因で側方歯群交換期において埋伏してしまい，未萌出となってしまう症例に遭遇することがある．未萌出な犬歯に対するアプローチが，CBCT 診査によって違った症例を下記に示す．

症例5（図6）

患者 15歳，女性
主訴 3| が萌出してこない

3| が埋伏しており，2| の歯根に唇舌的に重なっていることが確認できる（**図6f**）．そこで，CBCT により三次元的に歯根の位置関係を診査した．3| の歯頸部遠心面を外科的に露出させ，歯冠方向に牽引することにより，挺出させることができると診断した．

症例6（図7）

患者 18歳，女性
主訴 上顎右側の仮歯が時々はずれる

|3 が埋伏しており，2 1|の歯根に唇舌的に重なっているのが確認できる（**図7f**）．そこで，CBCT により三次元的に歯根の位置関係を診査した．この犬歯を挺出させることは解剖学的に困難だと診断し，インプラント治療による治療計画を立案した．

症例5　未萌出犬歯に対するアプローチ①

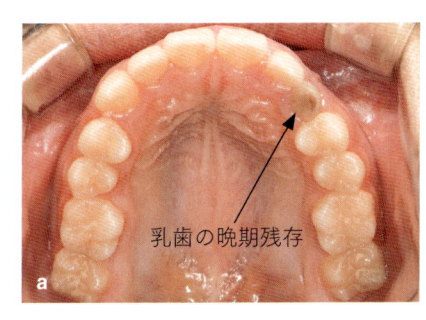

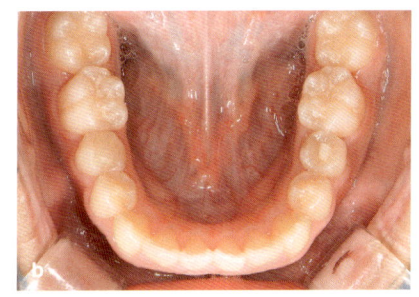

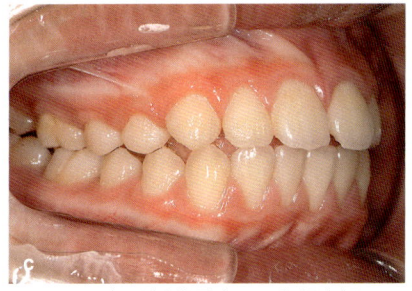

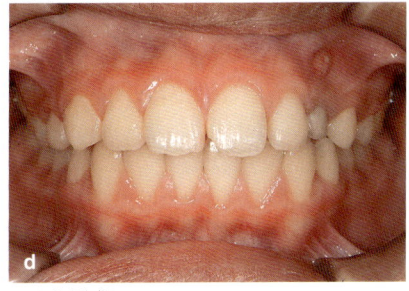

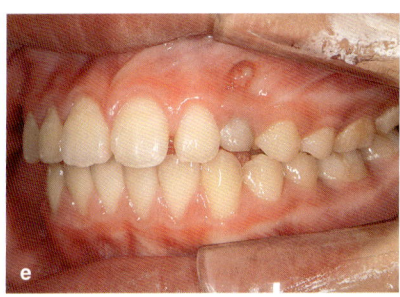

図6 a～e |C が晩期残存し，歯根尖部にフィステルを形成している．

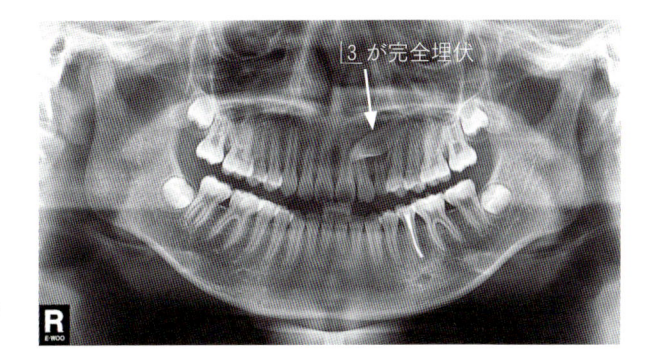

図6 f |3 が完全埋伏しているのが確認できる．側切歯の歯根と重なっているのが確認できるが，唇舌的な位置関係がわからない．

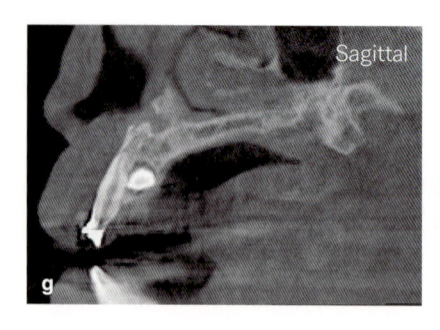

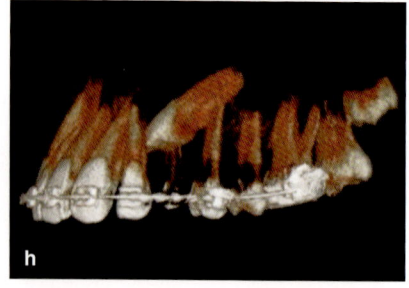

図 6 g ２｜でのCBCT画像による診査．３｜が２｜の口蓋側に位置しているのが確認できる．

図 6 h 3Dでの診査により，３｜の遠心歯頸部を歯冠方向に牽引すれば，３｜を挺出できることが診断できる．

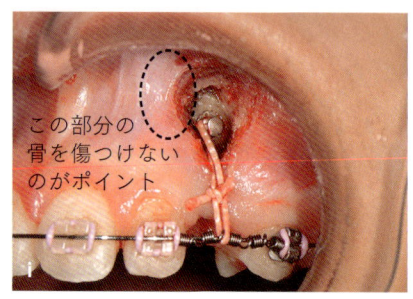

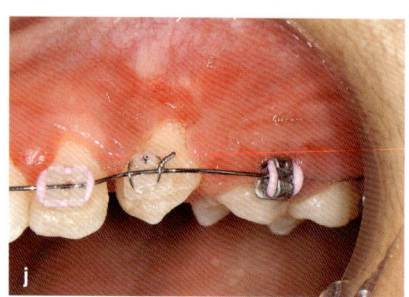

この部分の骨を傷つけないのがポイント

図 6 i ２｜の歯根に障害を与えないように開窓し，３｜の遠心歯頸部にリンガルボタンを設置し，歯冠方向に牽引を開始する．

図 6 j 牽引を開始 4 か月後．まだわずかに近心へ捻転している．

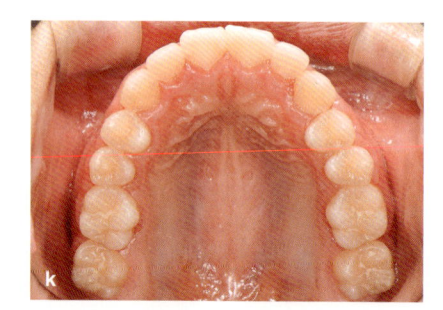

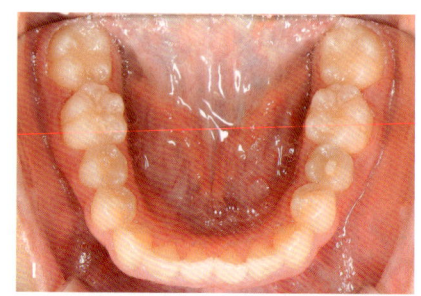

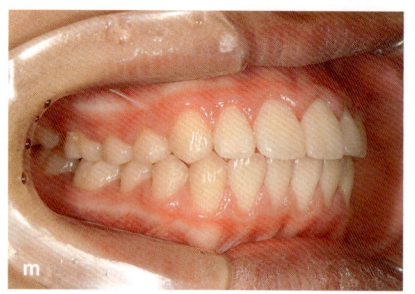

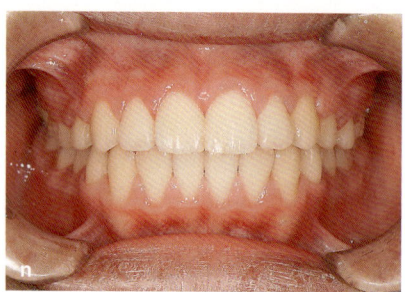

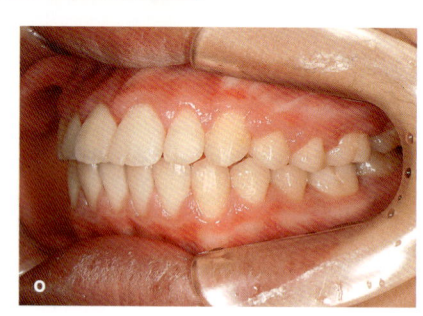

図 6 k～o 治療開始から 8 か月後．歯列は安定している．

> **Point 30** 埋伏歯の診査
>
> 　埋伏している永久歯をCBCTで診査することにより，隣在歯との位置関係を三次元的に把握できる．骨の開窓部位や埋伏歯の牽引方向の決定には，不可欠な情報を得ることができる．

2.4. 矯正治療

症例6　未萌出犬歯に対するアプローチ②

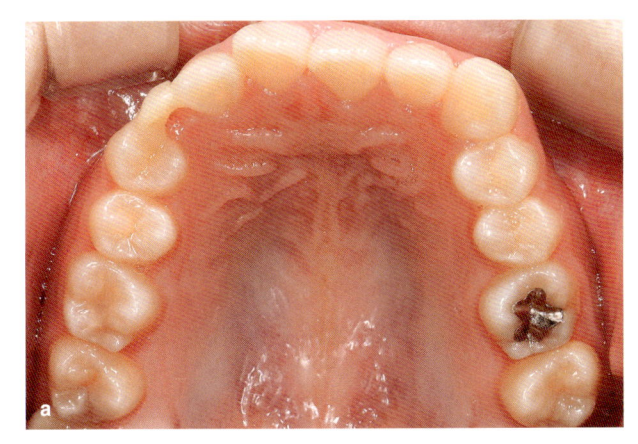

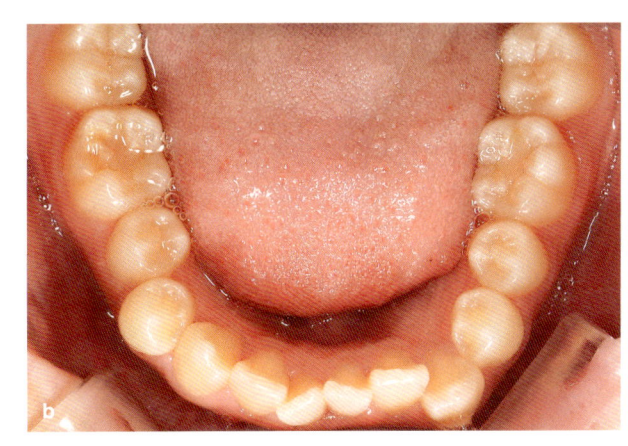

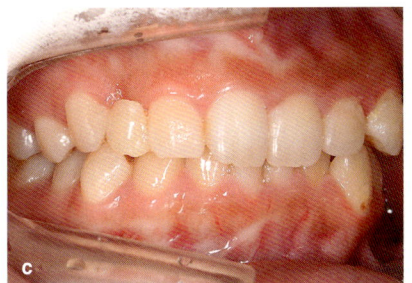

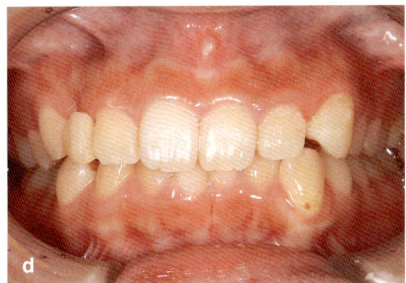

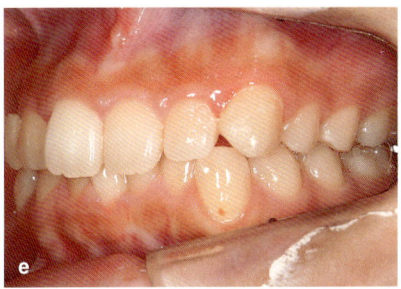

図 7 a〜e　3|が未萌出であり，レジンシェルが固定されている．

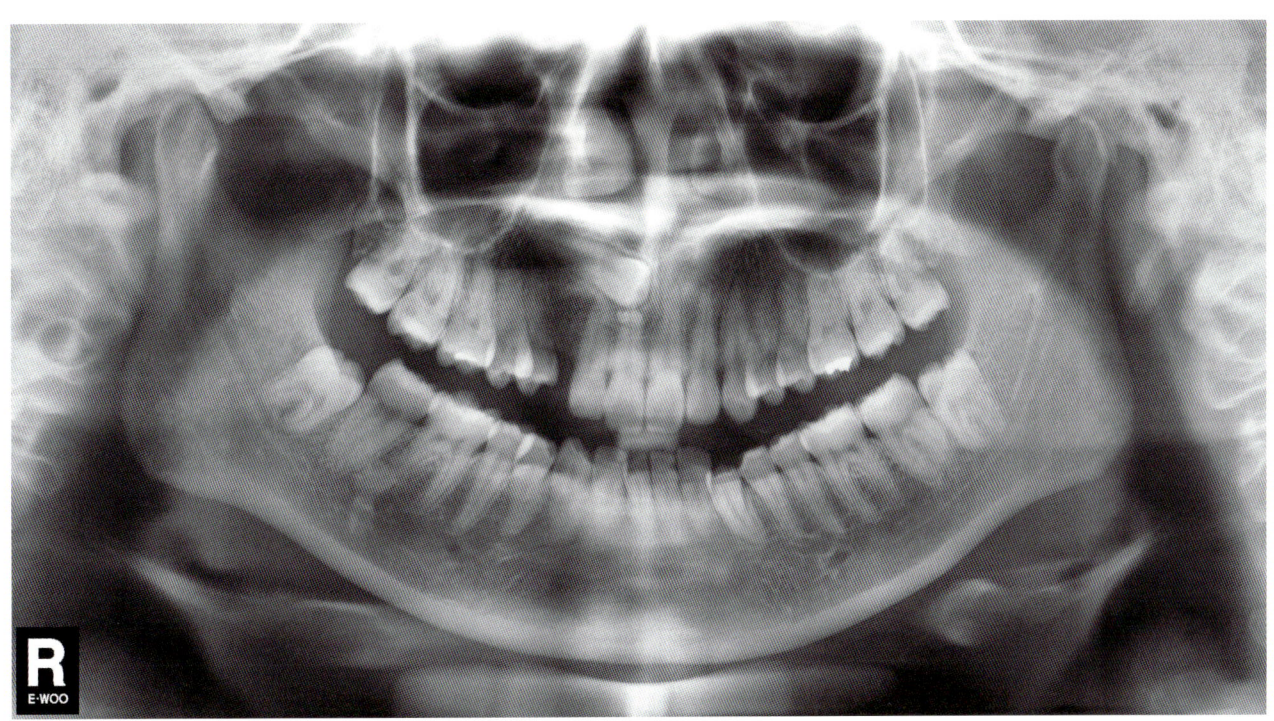

図 7 f　3|が2 1|と重なっていること，また，非常に低位であることが確認できる．

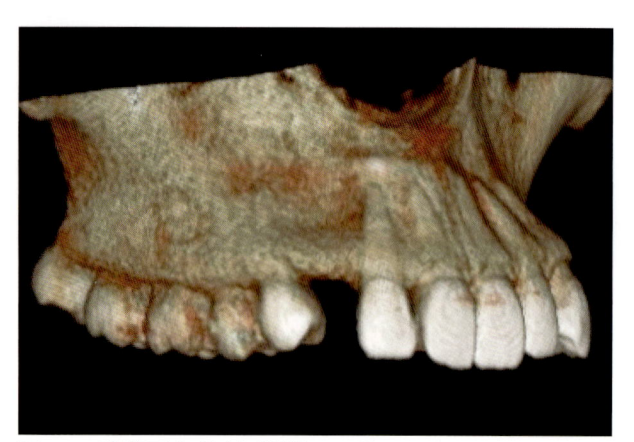

図 7 g 3|が完全に骨内に埋伏している．

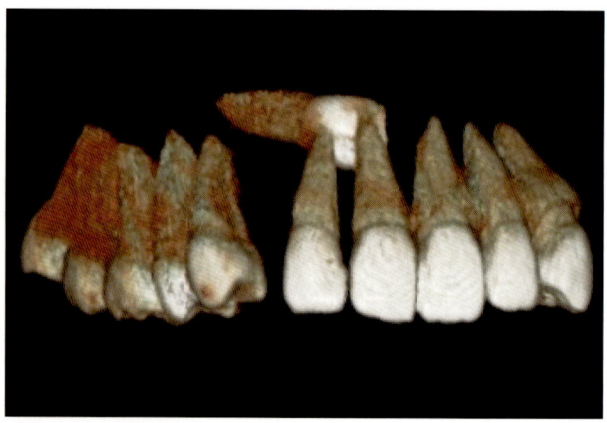

図 7 h 上顎骨をはずして診査すると，2 1|根尖の口蓋側に 3|歯冠が位置しているのがわかる．

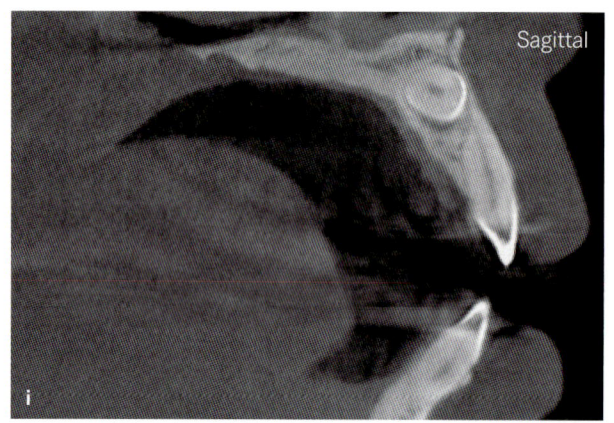

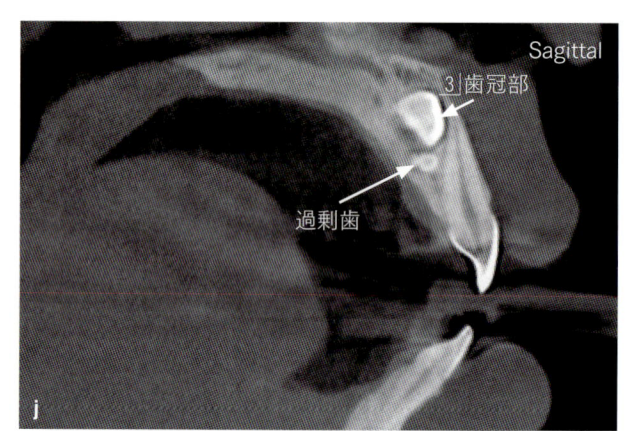

図 7 i, j 3|が 2 1|の口蓋側に位置しており，口蓋骨が非常に厚く，牽引して挺出させることが困難であることが診断できる．

> **Point 31** 埋伏歯の診査
>
> 　骨の開窓部位の皮質骨の厚さや，隣在歯の歯根との位置関係を三次元的に診査することにより，埋伏歯の挺出治療の可否を決定づけることができる．従来のパノラマエックス線からの情報のみでは，確定診断は不可能であろう．

2.4. 矯正治療

矯正治療の
トラブルの回避のために

矯正治療の術後の安定とボーンハウジング

　矯正治療後のトラブルの1つに，治療後の歯肉歯頸部の退縮が挙げられる．叢生状態の是正，歯列弓の拡大を行う場合，orthodontics（歯列矯正的）な治療のみでは骨のボーンハウジングを歯が逸脱してしまうことがある．そのため，骨の被薄な部位は，治療後に歯肉歯頸部の歯肉退縮を惹起することになる．それを防ぐためには，orthopedics（骨整形的）な治療を考慮して骨形態を変化させることが重要になる．

　その治療法としては，可撤式または固定式装置による骨の成長のコントロール（シュワルツの装置，急速拡大装置・RPEなど）が挙げられるが，今回は矯正治療期間の短縮，骨の被薄化を防ぐ目的で施術する，コルチコトミーを併用するPAOO（periodontally accelerated osteogenic orthodontics）を行った患者の術後の状態を下記に示す．

症例7（図8）

患者　12歳，女子
主訴　前歯部の審美性の回復
診断　上顎犬歯低位唇側転位をともなうAngle II級2類不正咬合
治療方針　上顎前歯部の配列余地確保のためにorthodonticsな側方拡大と臼歯部の遠心移動をはかり，前歯部の叢生状態を是正する（患者の希望によりorthopedicsな治療は避けた）．

症例7　矯正治療の術後の安定とボーンハウジング①

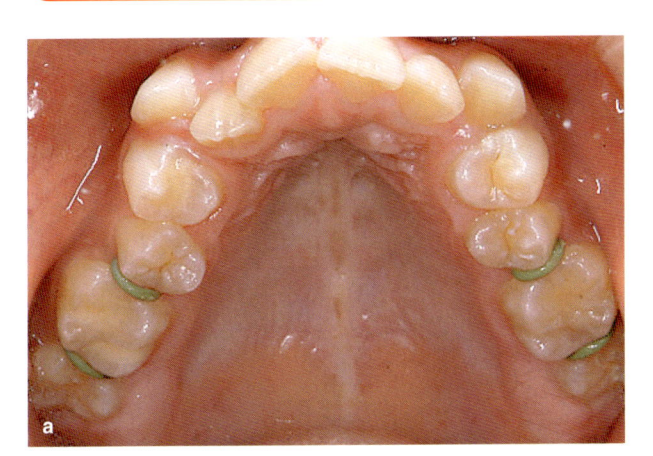

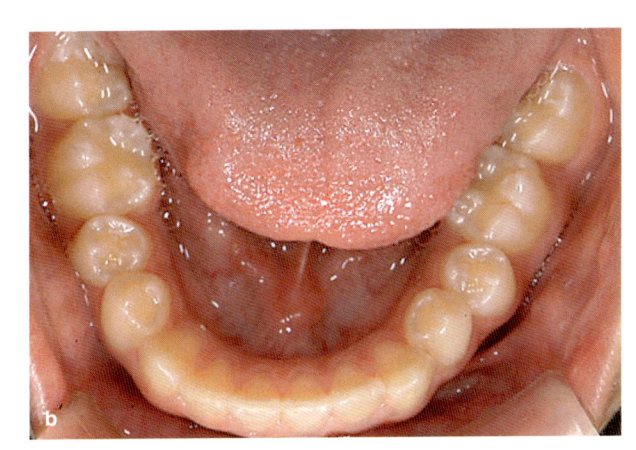

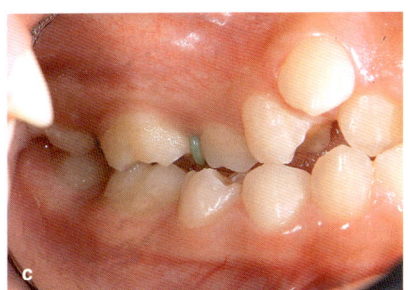

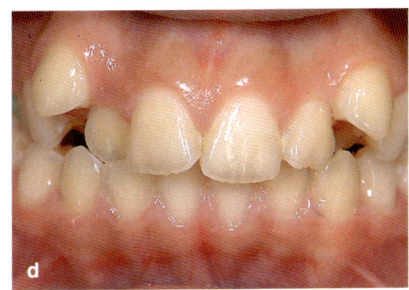

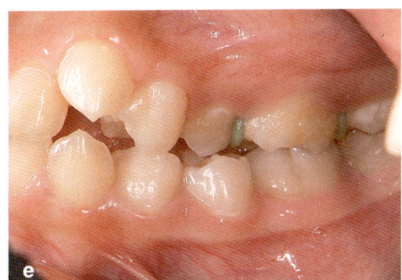

図8 a〜e　初診時．上顎前歯部の叢生と狭窄歯列を是正するために歯列の拡大および臼歯部の遠心移動を計画．

図 8 f〜j 治療終了時．上顎前歯部の叢生と狭窄歯列が是正された．

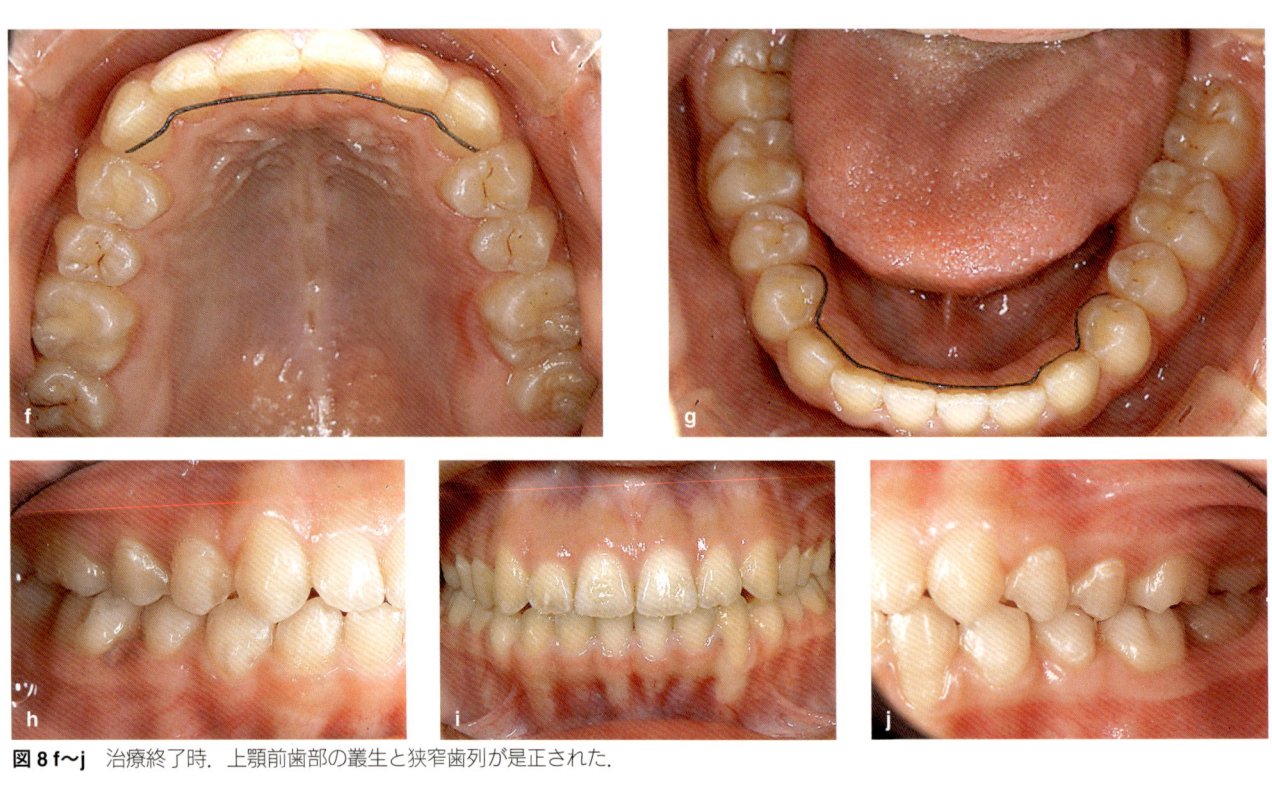

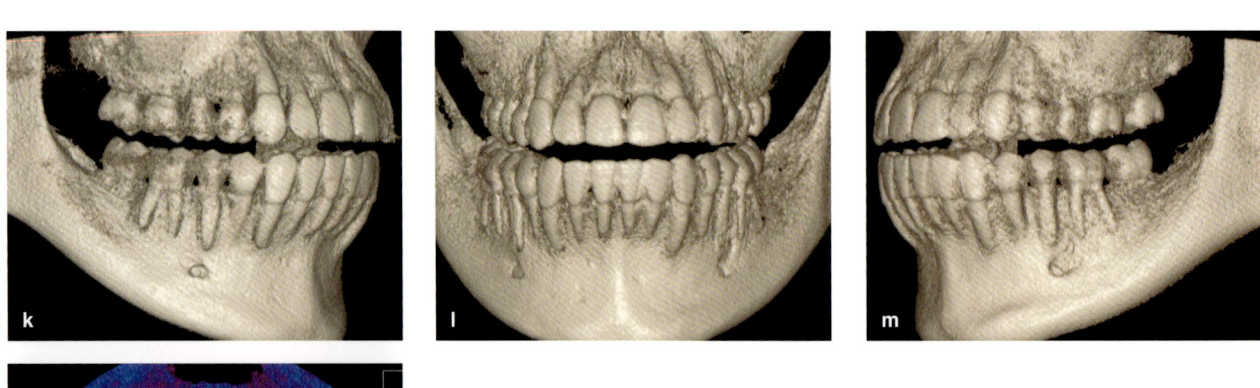

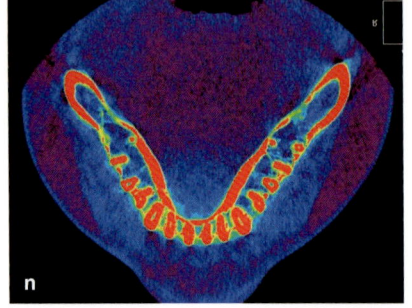

図 8 k〜n CBCT の3D 画像上で確認すると，歯列全体の唇側歯槽骨が被薄していることが確認できる．

> **Point 32** 矯正治療後の診査
>
> 　矯正治療後に歯根がボーンハウジングを逸脱していれば，歯肉の退縮を惹起することになりやすい．矯正治療後の CBCT による診査により，将来的に根面被覆術などの歯周外科処置の必要性を早期に立案することが可能になる．

2.4. 矯正治療

症例3（図9）

患者 22歳，女性
主訴 上顎前歯の突出を改善したい
診断 上顎前歯前突をともなうⅠ級不正咬合
治療方針 過度の前歯部の唇側傾斜を是正するために，小臼歯部を抜歯．また，より上顎前歯部の舌側移動をはかるためにTADを利用した．患者は成人であり，治療期間の短縮を希望されていたので上顎にはコルチコトミーを，下顎は歯肉がやや薄く術後の歯頸部の歯肉退縮を惹起する可能性を懸念して，コルチコトミーにグラフト材を応用したPAOOを選択した．

症例3　矯正治療の術後の安定とボーンハウジング②

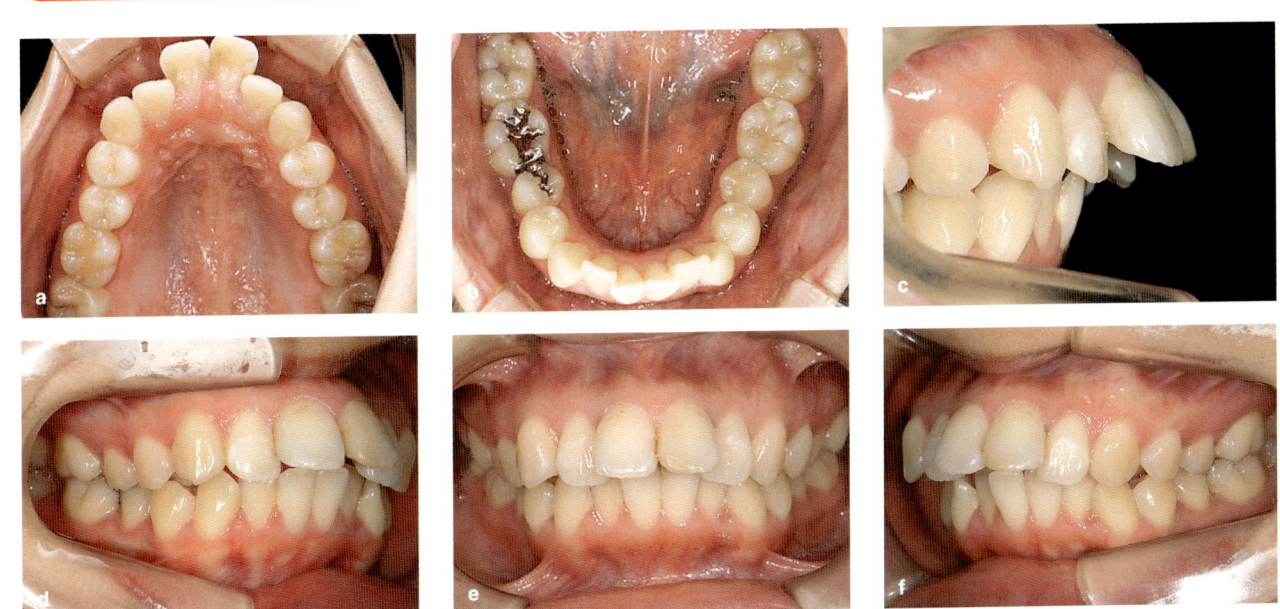

図9 a〜f 患者は上顎前歯部の前突感の改善を希望．4|4，5|5の抜歯を含めた矯正治療を立案．

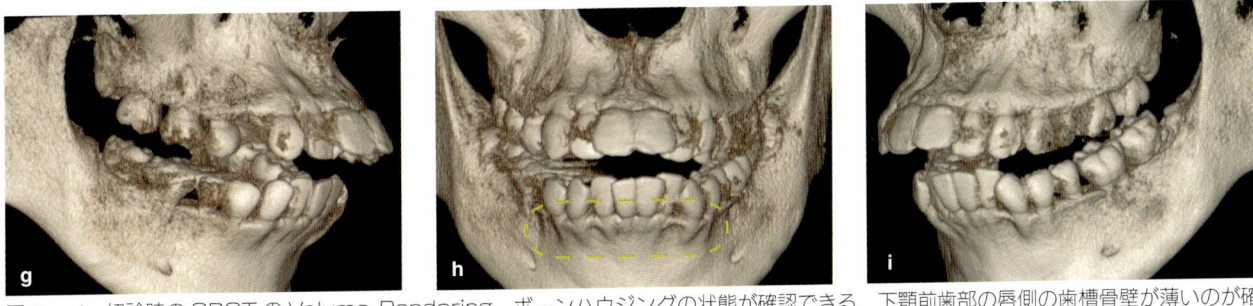

図9 g〜i 初診時のCBCTのVolume Rendering．ボーンハウジングの状態が確認できる．下顎前歯部の唇側の歯槽骨壁が薄いのが確認できる．

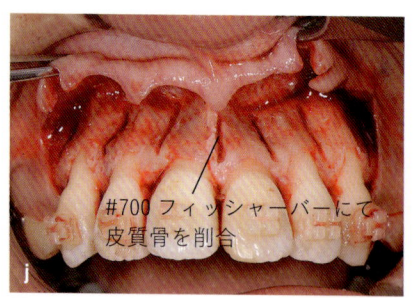

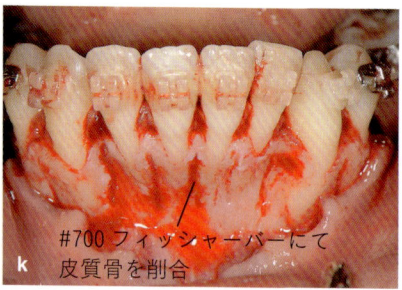

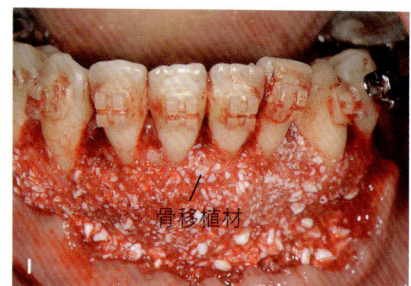

図9 j〜l　成人矯正であり，治療期間短縮のためのコルチコトミーによる歯槽骨の被薄化を防ぐ目的で，PAOO（コルチコトミー＋ボーングラフト）を施術した．

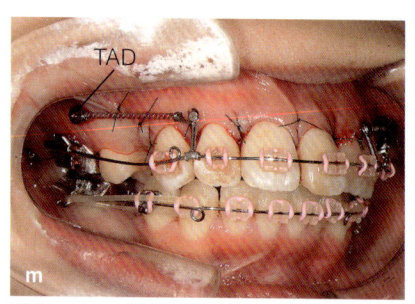

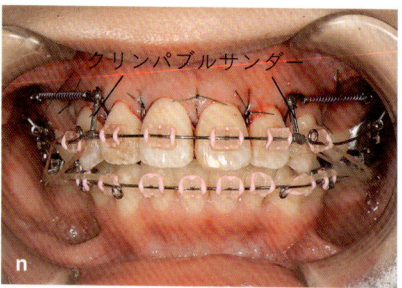

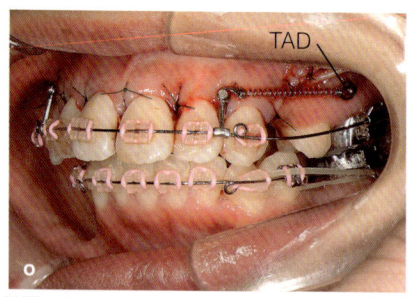

図9 m〜o　上顎前歯部をできるだけ舌側方向に移動させるために，TADを$\underline{6\,5}$間と$\underline{5\,6}$間に設置した．

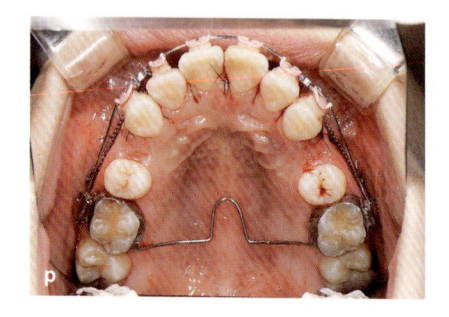

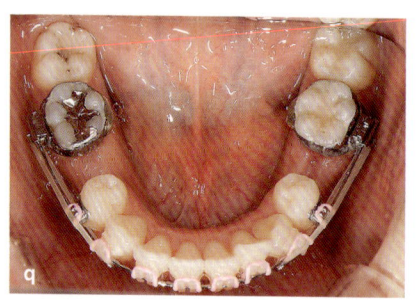

図9 p, q　上下顎前歯部の前突感および臼歯部のⅡ級関係を改善するために，$\dfrac{4|4}{5|5}$を抜去し，抜去空隙を閉鎖している状態．

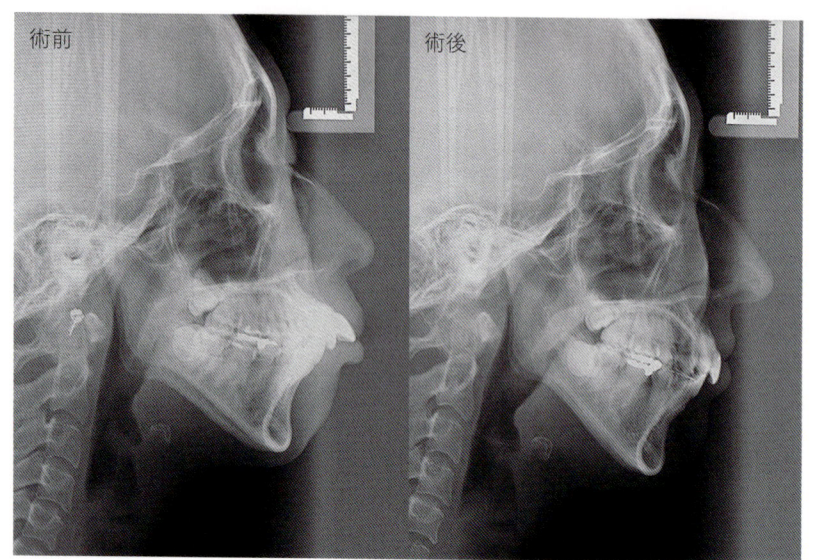

図9 r　セファロもデジタル撮影ができ，鮮明な像を得ることができる．上顎前歯部の過度の唇側傾斜が確認できる．

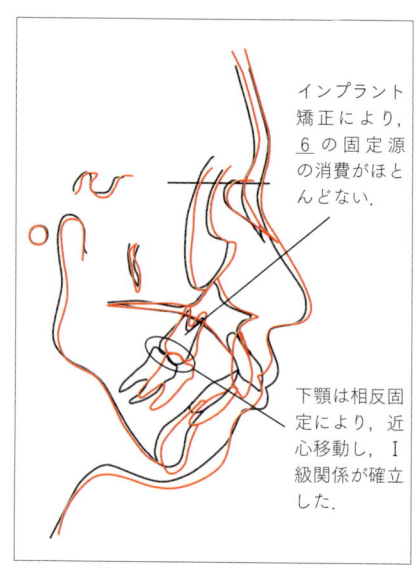

図9 s　術前；黒線，術後；赤線．上顎前歯部の前突感が大きく解消しているのが確認できる．過度の唇側傾斜が確認できる．

2.4. 矯正治療

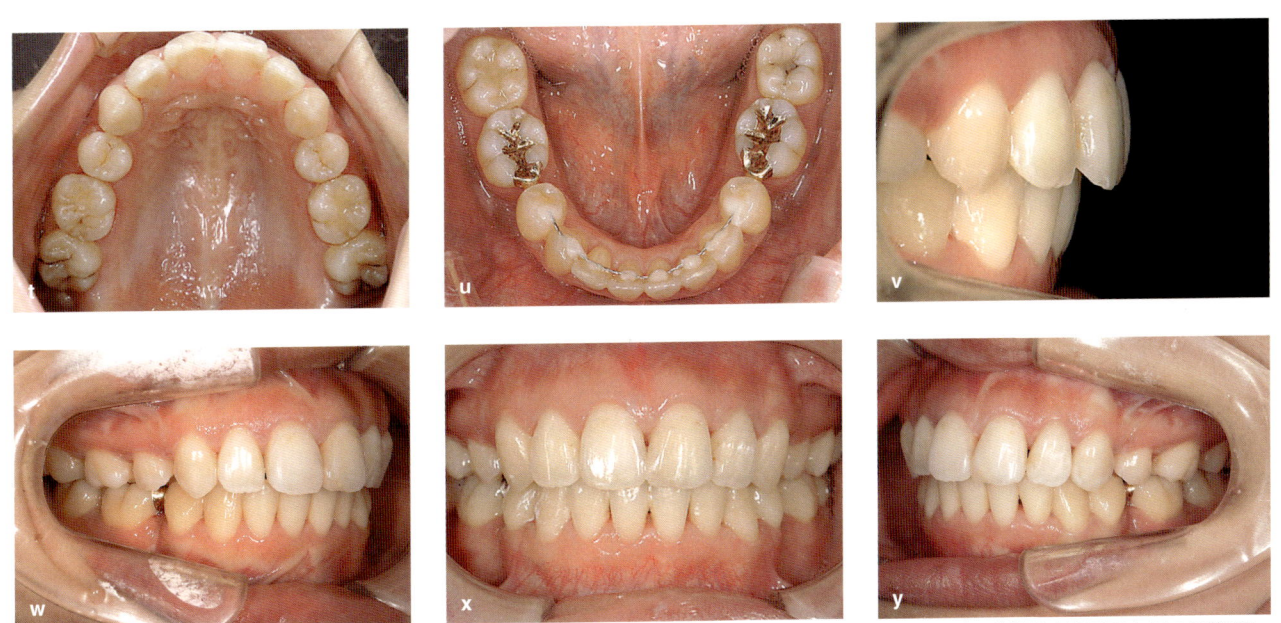

図9 t〜y　主訴である上顎前歯部の突出感を是正し，安定した咬合関係を確立した．成人矯正ではあるが，動的治療期間13か月の短期間にて患者の主訴を解決できた．

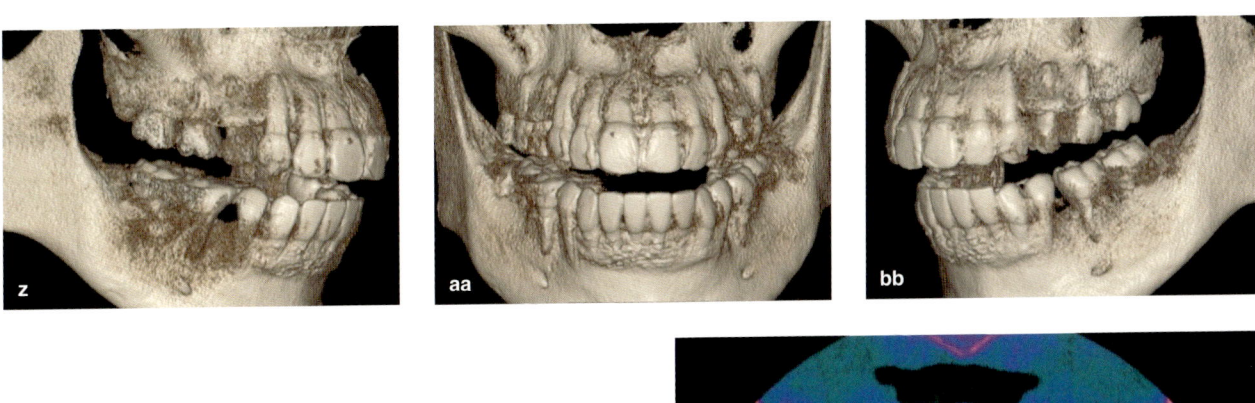

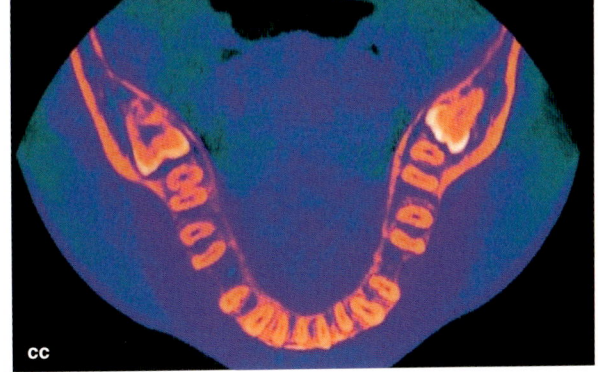

図9 z〜cc　下顎前歯部唇側部の歯槽骨の厚さが増しているのが確認できる．

103

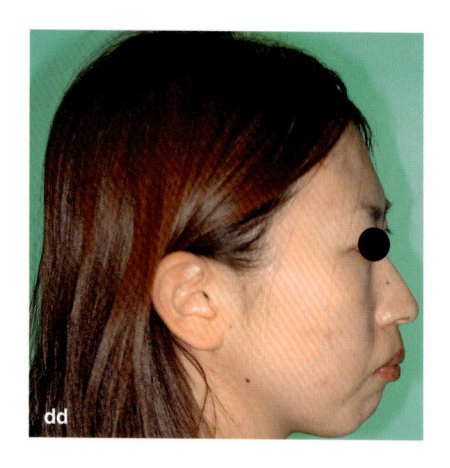

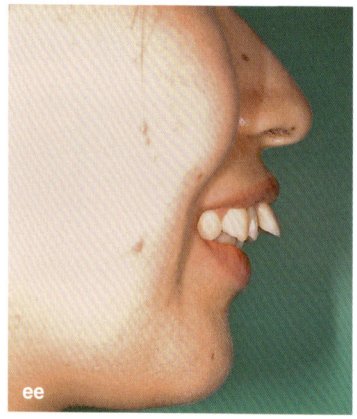

図 9 dd　術前の顔貌.
図 9 ee　術前の顔貌（口元）.

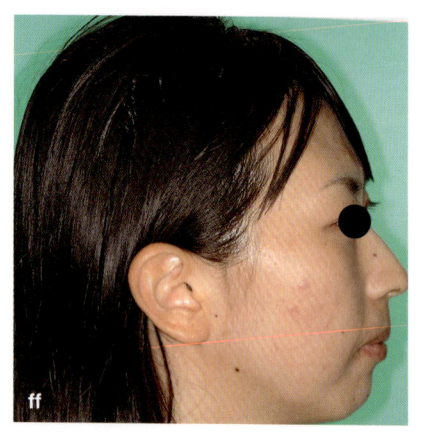

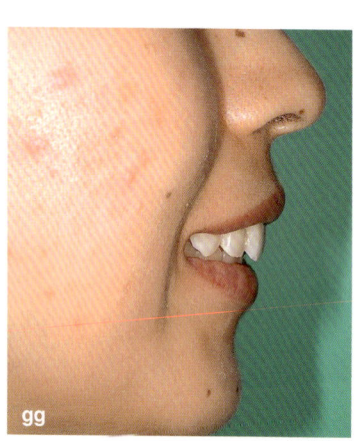

図 9 ff　術後の顔貌.
図 9 gg　術後の顔貌（口元）．術前よりも口元の緊張感がなくなっている.

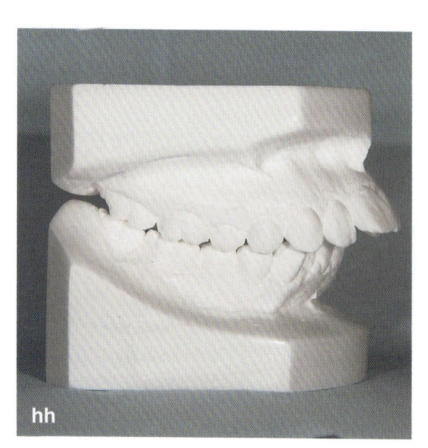

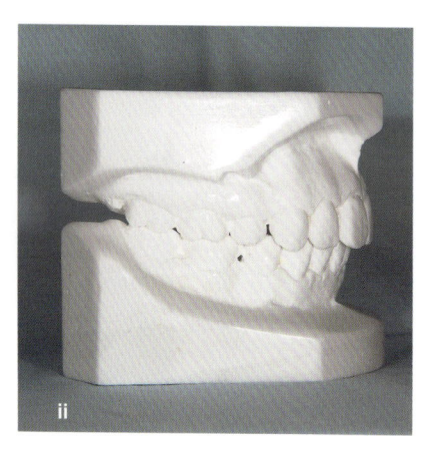

図 9 hh　術前の顎模型.
図 9 ii　術後の顎模型．1 歯対 1 歯咬合から，1 歯対 2 歯咬合に改善された.

Point 33　CBCT と PAOO

　成人矯正において，治療期間の短縮と術後の歯肉退縮を予防する目的で PAOO を選択する症例もある．しかし，CBCT による術前の診査において十分な歯槽骨の厚みが確認できたなら，コルチコトミーのみを施術するべきと考える．外科的な矯正治療をするうえでは，CBCT による術前・術後の歯槽骨の厚みの診査が必要不可欠であろう.

mini screw を利用したインプラント矯正（TAD）

TAD でも CT 撮影が有用

さらに近年，絶対的固定源を確保する目的で mini implant（mini screw implant anchorage system）を使用したインプラント矯正（temporary anchorage device：以下，TAD）がなされてきている．矯正治療を行ううえで重要なファクターの1つは固定源であり，1940年代から顎骨に固定源を求めうる可能性が試されてきた．本術式は，外科処置をともない，歯根接触・神経損傷などのトラブルが多いとされるため，解剖学的な診査が必須と考える．そのために，二次元的な診査では診断が不可能な

temporary anchorage device（TAD）への応用

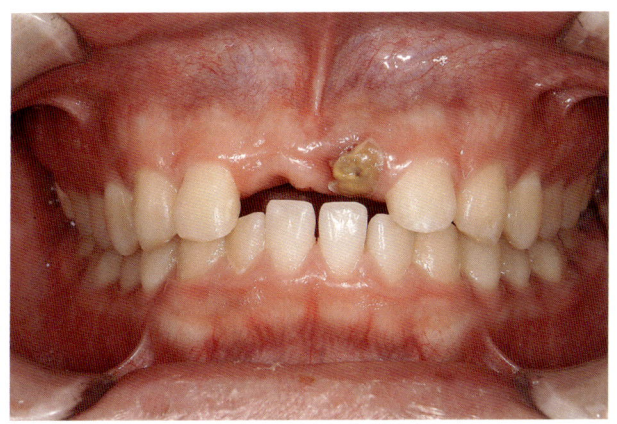

図10a　1|1 の欠損により，下顎中切歯が挺出してきている．

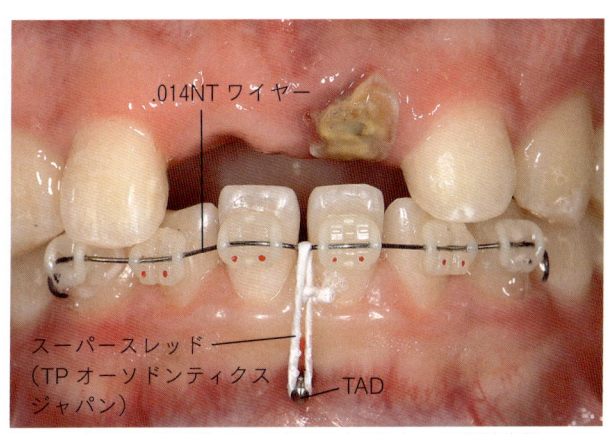

図10b　1|1 の歯根間に TAD（松風）を埋入し，下顎前歯部の圧下をはかる．

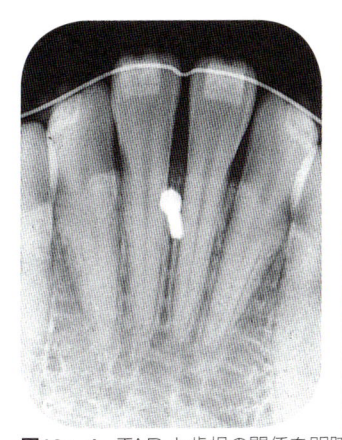

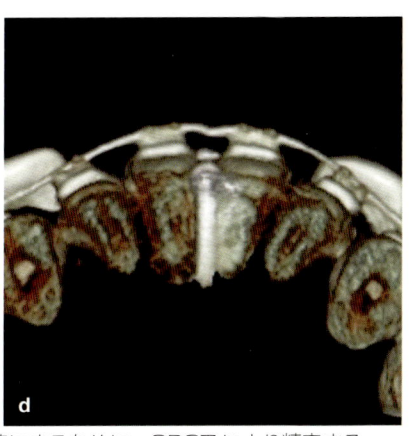

図10c, d　TAD と歯根の関係を明瞭にするために，CBCT により精査する．

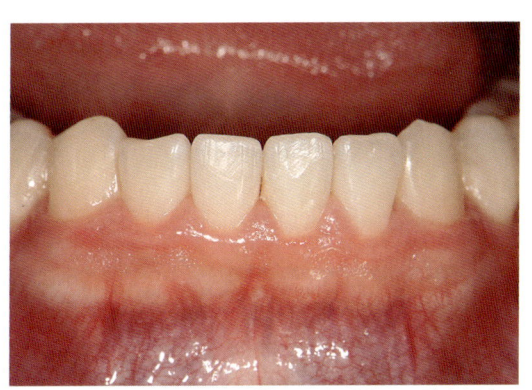

図10e　下顎前歯部の圧下が終了した時点の口腔内写真．

Point 34　TAD における CBCT

インプラント矯正（TAD）には，外科処置をともなう．そのため，術前に CBCT による解剖学的な診査が重要になる．とくに歯根間距離を術前に把握することにより，TAD の植立位置を決定することができる．

部位は CBCT で的確に診査・診断する必要があるだろう．**図10**に上顎中切歯を喪失したことにより挺出してきた下顎前歯部を圧下させた症例を呈示する．

インプラントと歯根の関係を明確に

矯正治療では固定源を確保することが重要であり，TAD を用いることにより，絶対的な固定源を容易に確保できることは，矯正治療に多くの恩恵をもたらす結果となる．TAD は，歯を移動する，または移動させないための保定としての役割も担う．従来の矯正治療では困難とされていた圧下，大臼歯の遠心移動を，その反作用を無にしてなし得ることが最大の利点であろう．

下記にインプラント矯正の症例を呈示する．三次元画像のほうが，インプラントと歯根の関係を明確に把握できる（**図11a〜d**）．

症例 8（**図12**）

患者 14歳，男子
主訴 下顎右側大臼歯部のう蝕処置を希望

下顎右側大臼歯部の過度のう蝕進行により，対合歯の挺出を惹起してしまい，補綴処置のためのクリアランスがなくなってしまった症例である（**図12a**）．新たなクリアランスの獲得のために，TAD を利用して上顎右側臼歯部を圧下した．十分なクリアランス獲得後に下顎右側大臼歯部に最終補綴物をセットした（**図12f**）．下顎右側臼歯部は，一切削合することなく処置できたことに，本人および保護者の方には非常に喜んでいただいた．

mini screw を利用したインプラント矯正（TAD）

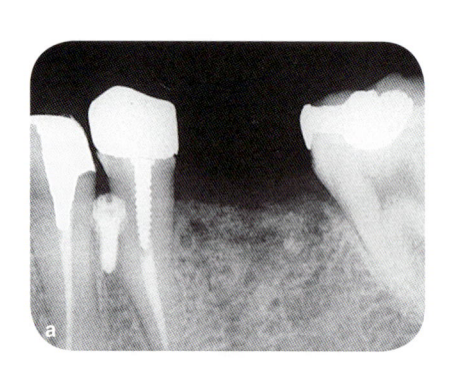

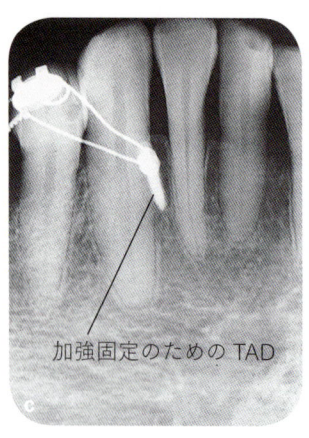

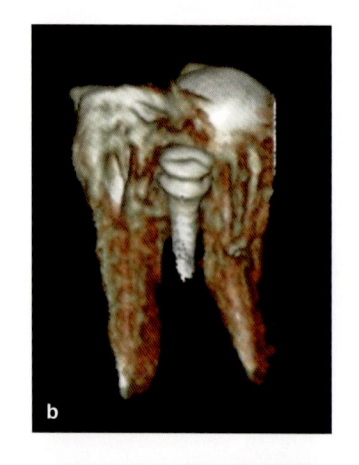

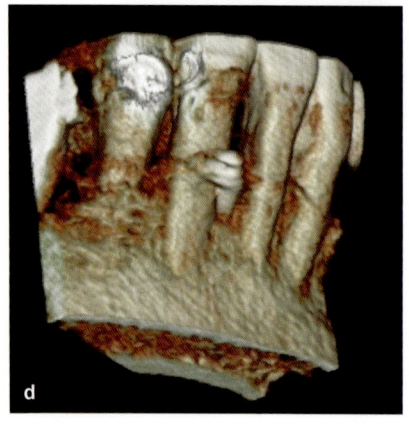

図11a〜d TAD と骨の接触状態が二次元的な診査によって精査できない場合は，三次元的に診査する．

2.4. 矯正治療

症例8　混合歯列期での後継永久歯と埋伏歯の観察

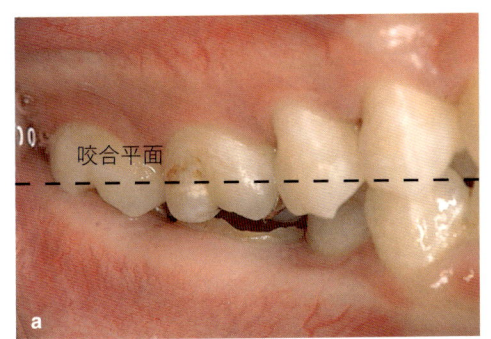

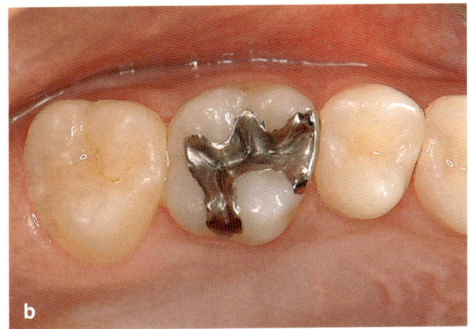

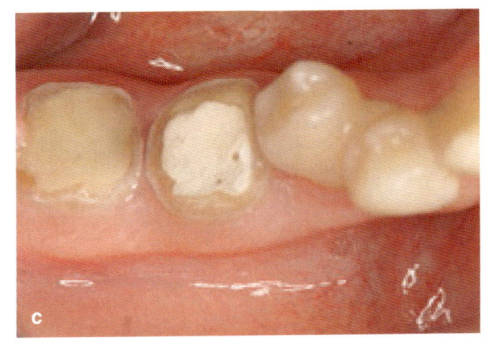

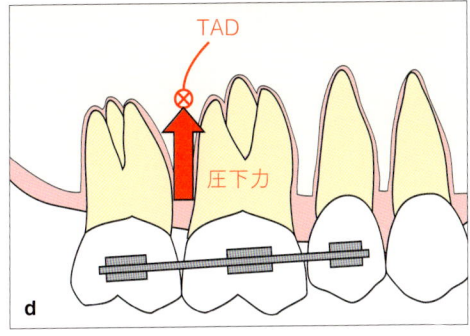

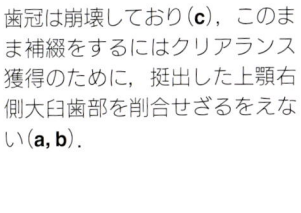

図12a～c　下顎右側大臼歯部の歯冠は崩壊しており（c），このまま補綴をするにはクリアランス獲得のために，挺出した上顎右側大臼歯部を削合せざるをえない（a, b）．

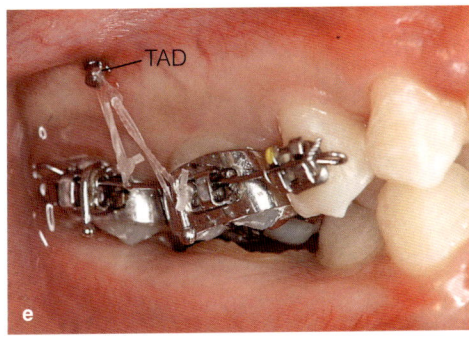

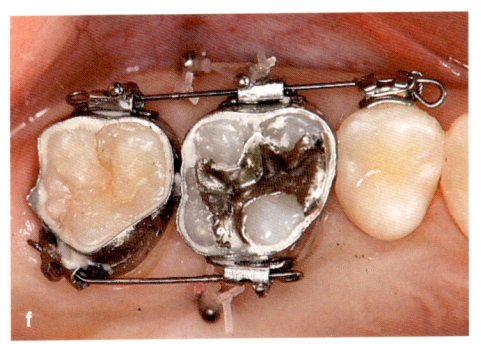

図12d～f　右側頬舌側に「TAD」（松風）を植立し，大臼歯部を圧下した．

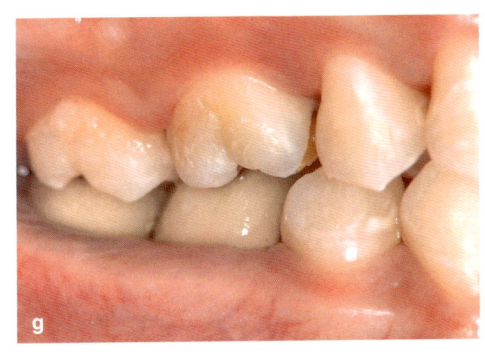

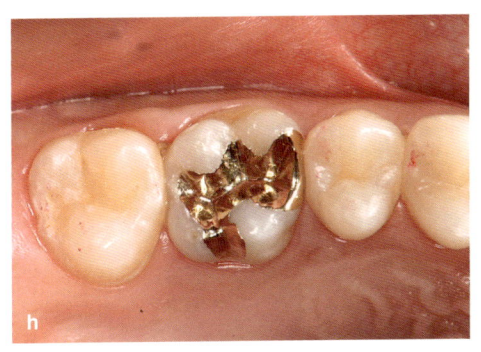

図12g, h　補綴のための十分なクリアランスを獲得でき，上顎右側臼歯部の削合は回避できた．

> **Point 35　大臼歯部の圧下**
>
> 　TADにより従来の矯正治療では困難な大臼歯の圧下が容易になり，歯に対して最小限の侵襲で治療することができる．CBCTにより，上顎大臼歯の歯根と上顎洞底までの距離が十分であることを術前に診査することが重要である．

107

症例9（図13）

患者 10歳，女子
主訴 上顎前歯部の叢生を主訴に来院

患者は，混合歯列期であり上顎側切歯・犬歯の萌出余地が不足している（図13a）．側方への成長不足は認められず，臼歯部の遠心移動をすることにより，前歯部萌出余地を確保することにした．口蓋正中部にTADを設置し，上顎第一大臼歯にセットしたトランスパラタルアーチ（以下，TPA）ごと遠心に移動し，前歯部の配列余地を確保した（図13f, h, j～n）．CBCT画像により，インプラントが鼻中隔方向に埋入されていることが確認できる（図13g, i）．

症例9　TADでもCBCT撮影が有用

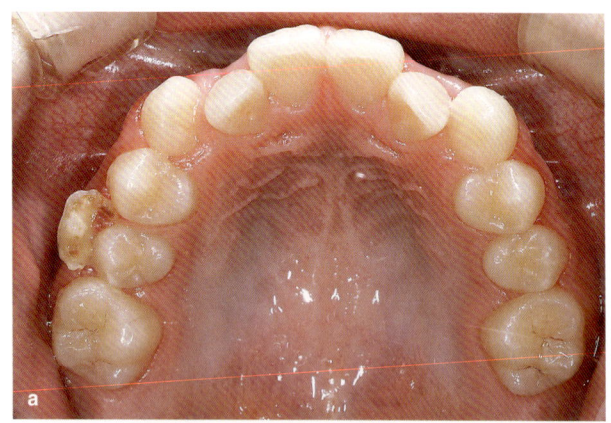

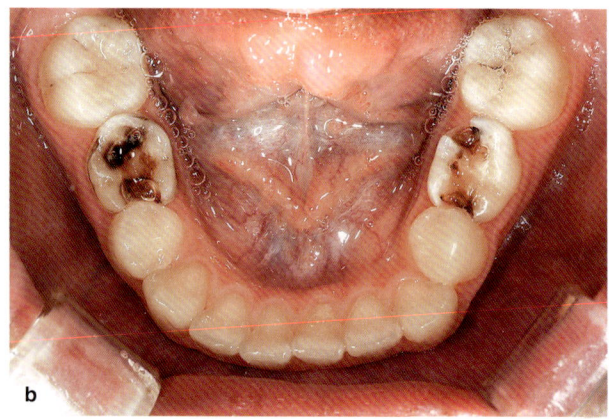

図13a, b　上顎前歯部の萌出余地が不足しているが，歯列形態および頬舌的萌出角度から，側方への成長不足は感じられない．

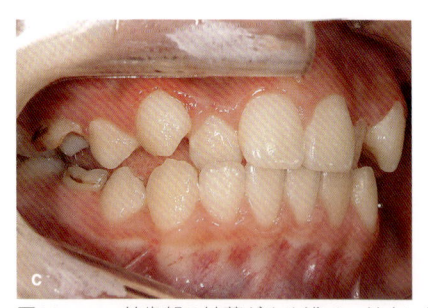

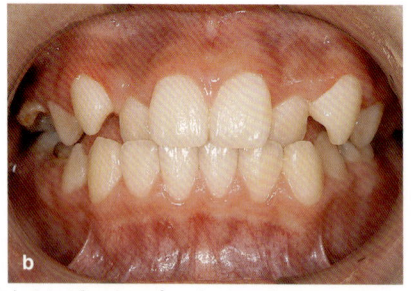

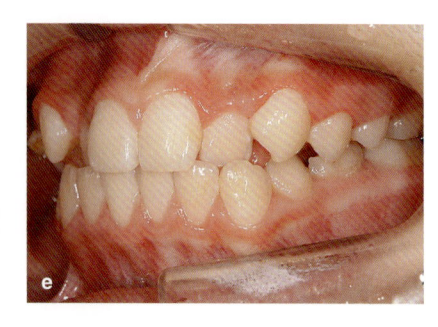

図13c～e　前歯部の被蓋がやや浅く，前方に拡大すれば，オープンバイトになる．

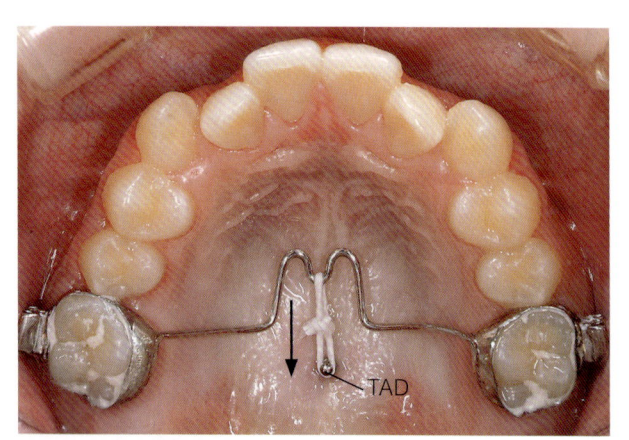

図13f　正中口蓋縫合部にTADを応用し，トランスパラタルアーチ（TPA）ごと遠心方向に牽引する．

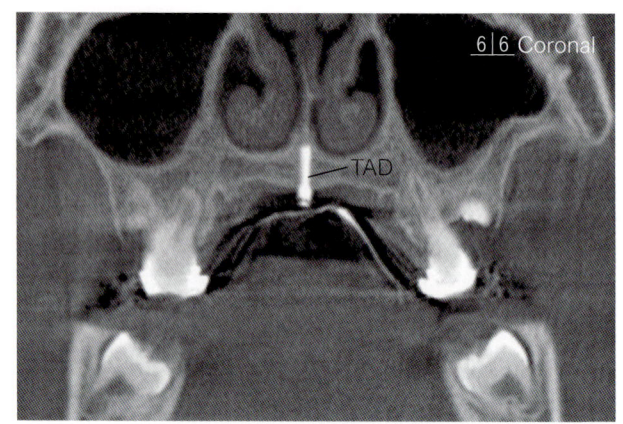

図13g　TADと鼻腔との関係をCBCTで診査した．

108

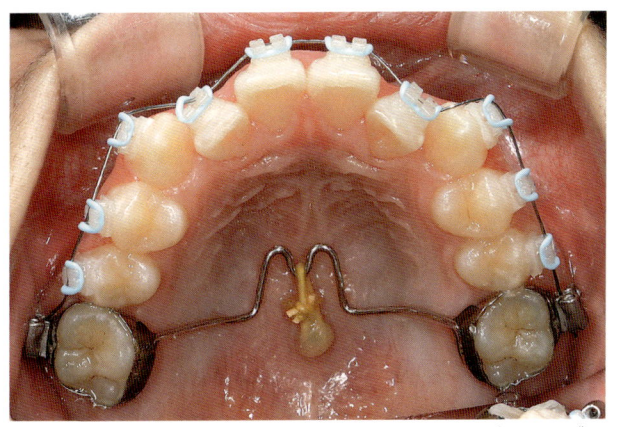

図13h TAD 設置から1か月後に上顎歯列に MBS（マルチブラケットシステム）をセットした．

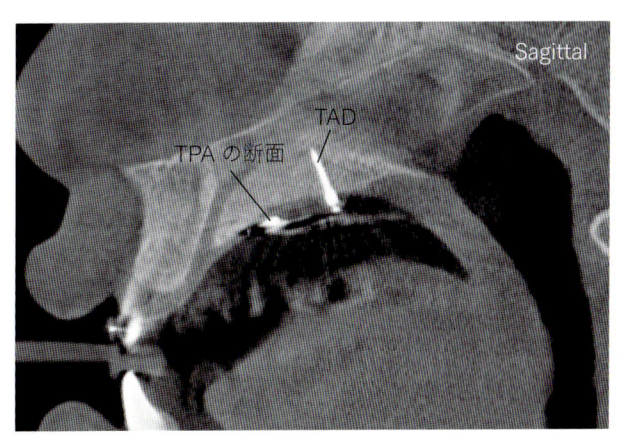

図13i TAD をやや遠心に傾斜させ，抵抗力を増すよう植立してあるのがわかる．

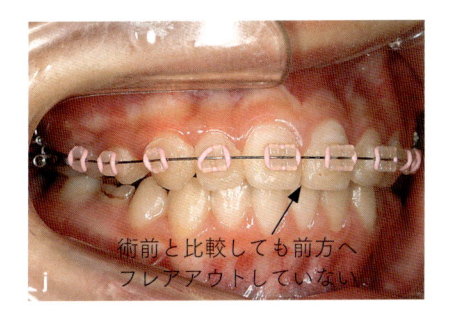

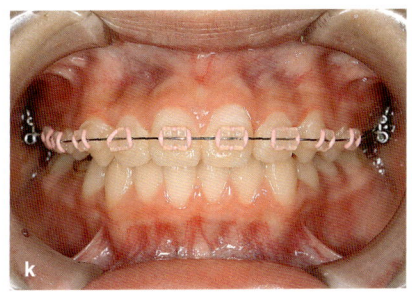

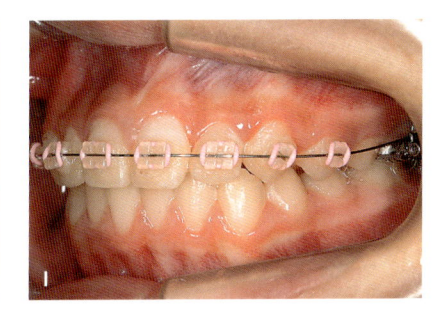

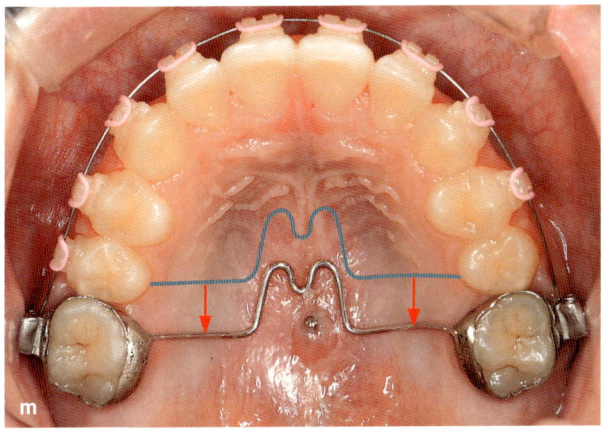

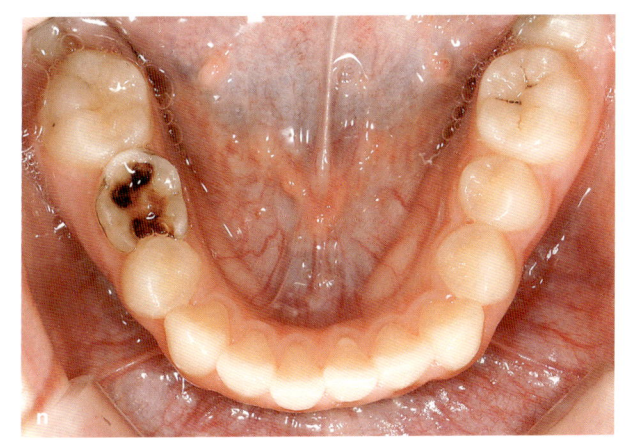

図13j～n 遠心方向へ牽引4か月後．前歯部がフレアアウトせずに被蓋関係が安定し，前歯部の叢生も是正された．

Point 36　大臼歯部の遠心移動

　TAD により上顎大臼歯の遠心移動がよりシンプルな治療になった．CBCT により，上顎正中口蓋の厚さや骨質を術前に診査することが重要である．

私のとっておきの CBCT 活用法

混合歯列期においては，後継永久歯の三次元的な位置関係，埋伏過剰歯，骨格的成長度，舌位などの診査により，1期治療(永久歯列期までの治療期間)をより的確に患者の成長度に合わせた治療法の選択ができると感じる．2期治療(永久歯列期)においては，埋伏歯の状態や歯槽骨の厚み，ボーンハウジングの診査などを術前に行うことにより，矯正治療法の立案や治療後のリカバリーについても予知できることが多い．

まとめ

今回，矯正治療における CBCT の活用法について，症例を提示しながら解説した．今掲載症例以外にも活用方法は多々存在するであろう．乳歯列期以降においては，未萌出の歯を三次元的に早期に把握することにより，患者の矯正治療計画をより早期に立案できるし，また外科矯正における正確な解剖学的情報は必須項目である．矯正治療術後の安定性を確立するためにも，CBCT による術後の経過観察も今後の矯正治療においては重要なファクターになることと感じる．

参考文献

1. 塚脇寛久，譽田栄一，倉林亨．歯の計測における HelicalCT 装置と歯科用小照射野 CT(3DX CT®)装置の臨床的有用性の検討．日矯歯誌 2009；63(2)：78-84.
2. McNamara JA・著，宮島邦彰・訳．Orthodontic and orthopedic treatment in the mixed dentition. 東京：東京臨床出版，2001.
3. Lee J, Vanarsdall RL. Applications of orthodontic mini-implants. Chicago：Quintessence, 2007.
4. Sung J, Kyung H. Microimplants in orthodontics. Korea：Dentos, 2006.
5. Wilcko MT, Wilcko WM, Pulver JJ, Bissada NF, Bouquot JE. Accelerated osteogenic orthodontics technique：a 1-stage surgically facilitated rapid orthodontic technique with alveolar augmentation. J Oral Maxillofac Surg 2009；67(10)：2149-2159.
6. Kesling PC・著，宮島邦彰・訳．TIP-EDGE GUIDE. 東京：TP Orthodontics, 2001.

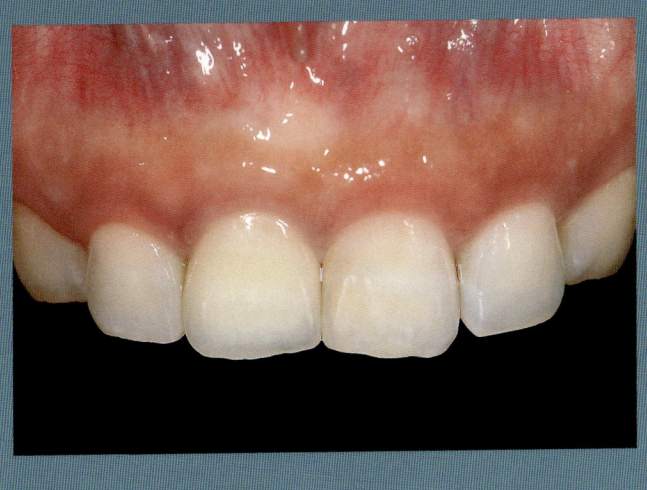

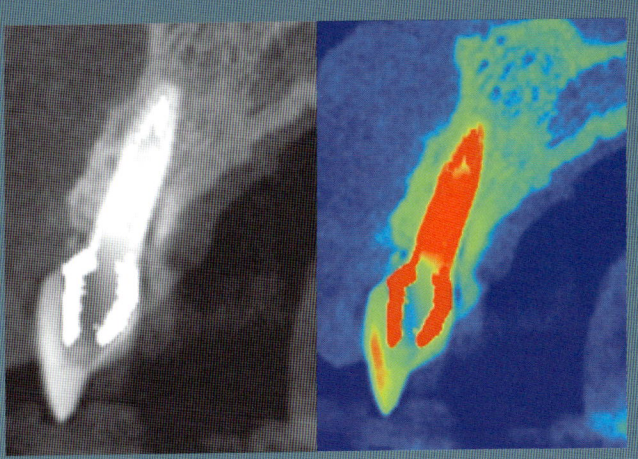

2.5. 上顎前歯部インプラント
―――CBCTを用いた補綴主導型インプラント治療

解説　島田昌明

なぜ，上顎前歯部の インプラント治療に 歯科用CBCTが必要か？

補綴主導型インプラント治療を行うためには埋入予定部位の三次元的評価が重要

近年，上顎前歯部におけるインプラント治療では，その審美的成功基準が天然歯と調和した補綴へと進化してきた．審美的予知性の向上にはインプラント周囲の骨造成が不可欠となることが多く，軟組織のボリュームを考慮したティッシュマネジメントが求められる．とくに補綴主導型治療の中核をなすものは，三次元的インプラント埋入と三次元的ティッシュマネジメントである．それらは三次元的診査・診断を基にシミュレーションされた治療ゴールに応じて適切に応用されなければならない．

しかし，これまでのインプラント治療を振り返ると，特別な症例を除き，一般開業医においてはCBCTを日常的に活用できる環境は稀であった．そのため，補綴主導型インプラント治療を行う場合においても，二次元的診査・診断を基に三次元的なイメージを推測し手術を行っていた．2000年代後半より，従来の医科用CTの問題点を改善したCBCTが歯科領域に普及し始めた．CBCTの登場で補綴主導型インプラント治療における診査・診断はより確かなものとなり，術中での治療方針の変更は減少し，インプラントの埋入位置を三次元的にコントロールすることも可能となった．

以下に，CBCTを用いた補綴主導型インプラント治療のポイントを列挙する．

表1　CBCTを用いた補綴主導型インプラント治療のポイント．

①埋入部位の三次元的評価：理想的な上部構造を基にした診断用テンプレートの活用
②難易度の判定：残存骨量，骨形態，解剖学的内部構造の把握．再生可能な組織量の予測
③術式の選択：インプラントのサイズ，埋入の時期，組織再生の時期，フラップデザインの決定
④インプラントの埋入：コンピュータガイデッドサージェリーの応用．術中のCBCT診査
⑤埋入後の三次元的評価：上部構造と解剖学的構造に対するインプラントの三次元的位置関係

CBCT 活用"ベーシック編"

デンタルとCBCT, 二次元と三次元の見え方の比較

埋入予定部位の術前デンタルエックス線写真とCBCTの比較

デンタルエックス線写真からは埋入予定部位の近遠心的な骨幅と垂直的な骨高の概略を知ることはできる．しかし，補綴主導型インプラント治療を行ううえでもっとも重要となる唇舌的な骨幅と立体的な骨形態を把握することはできない（**図1a~c**）．さらに，鼻腔，切歯管などの解剖学的内部構造との位置関係に関する詳細な情報を得ることができないため，術前にインプラントの埋入位置を決定することが困難である．

このケースでは，デンタルエックス線写真による二次元診査から，1|欠損部骨頂の骨吸収が|2 欠損部より進行していることが推測されるが全体像は把握できない（**図1a**）．口腔内所見では軟組織のボリュームが骨吸収の全体像をカモフラージュしている（**図1b,c**）．CBCT像からは，1|2 欠損部にはともに水平的および垂直的骨吸収が認められる．そして想定した上部構造に対して1|欠損部の残存骨は|2 欠損部に比較してより劣悪な状態であり，補綴主導型インプラント治療を行ううえで難易度が高いことが明らかである（**図1d~g**）．

これまで二次元診断から漠然とイメージしていた埋入予定部位の状況が，CBCTによる三次元診査を基に，ま

二次元画像の限界を知ることも重要

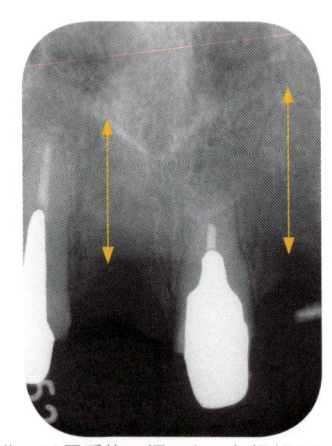

図1a 二次元像では唇舌的に幅のある欠損部の骨形態を捉えにくい．垂直的にもっとも高い骨レベルは数値として計測できるが唇舌方向への移行形態は不明である．

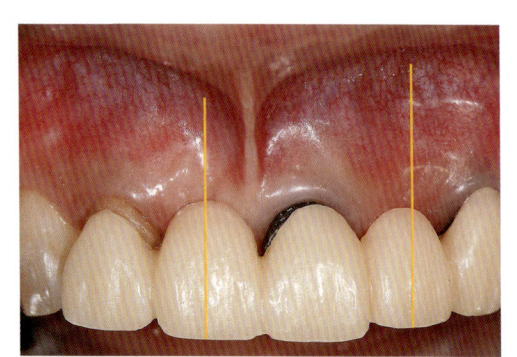

図1b 軟組織の状態は，必ずしも直下に存在する硬組織の形態・ボリュームを反映しているとは限らない．

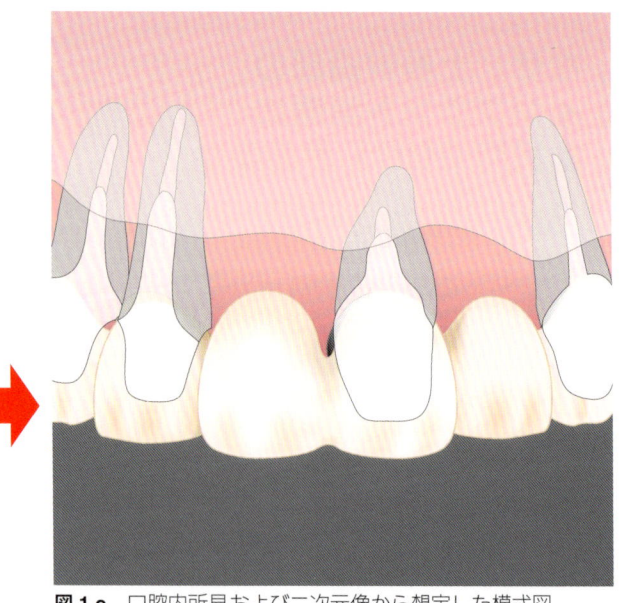

図1c 口腔内所見および二次元像から想定した模式図．

二次元診断の限界!!

2.5. 上顎前歯部インプラント

るで手に取るが如く立体像として把握することが可能となった．

補綴主導型のインプラント治療を行うためには，ただ単に埋入予定部位の残存骨量をCBCT像上で計測するのではなく，理想的に想定した上部構造に対して残存骨を評価し，その評価を基に治療の難易度を見極め，インプラントの埋入方向やインプラントのサイズを決定しなければならない．

CBCTだとここまでわかる

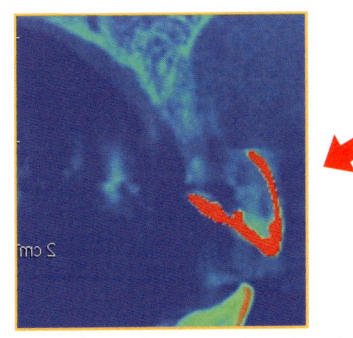

図1e 1│欠損部 Cross Sectional 像のカラー表示．抜歯窩相当部は不明瞭な像を呈し，石灰化が不完全であることがわかる．さらに，理想的に想定した上部構造に対する残存骨の三次元的位置関係が明確となる．

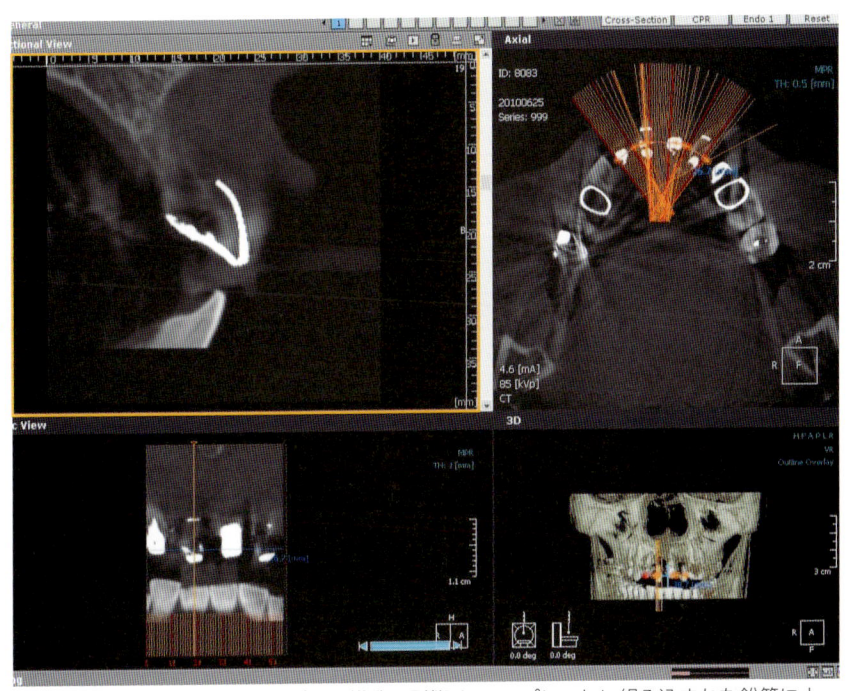

図1d 1│欠損部のMPR像．1│上部構造の形態は，テンプレートに組み込まれた鉛箔によって表示．

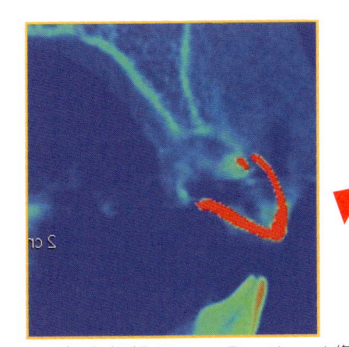

図1g │2欠損部 Cross Sectional 像のカラー表示．歯槽頂部の明瞭化が認められる．唇舌的な骨形態のみならず，皮質骨の厚さ，緻密化の程度，および海綿骨骨梁の状態を把握できる意義は大きい．

Point 37 二次元診断の限界を知る

補綴主導型インプラント治療を行ううえで二次元診断には限界があることを知らなければならない．

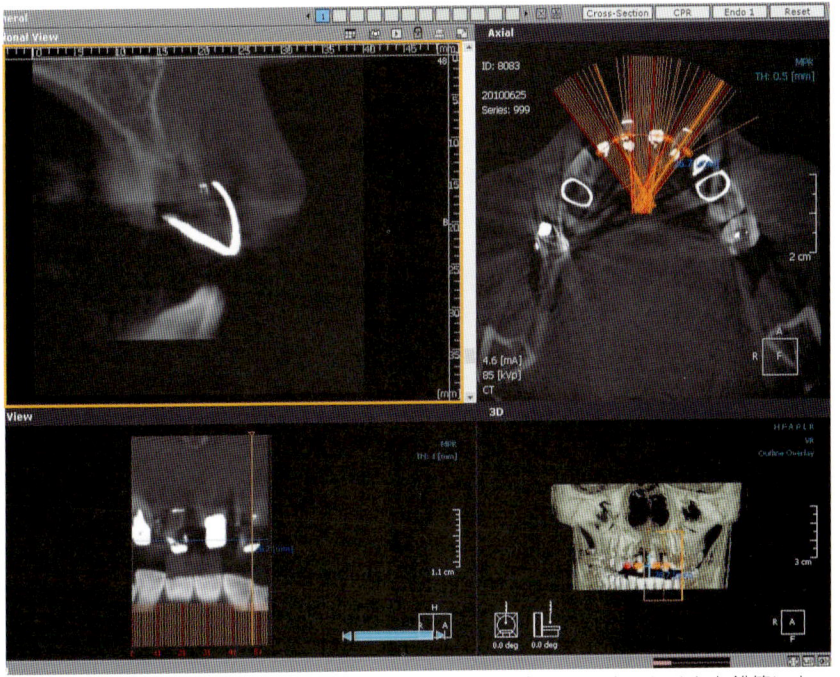

図1f │2欠損部のMPR像．│2上部構造の形態は，テンプレートに組み込まれた鉛箔によって表示．

113

CBCT 画像のスライス法

1̲ を例にスライス法を知る

CBCT を用いた三次元的診査の具体的手法では，①MPR 像による診査，②動画または連続断面による診査，③スライスした画面による診査の手順で行うことが多い．

まず MPR 像のなかの各断面上でカーソルを任意に動かし，その症例の全体像を把握する．

次に埋入予定部位あるいは問題箇所を中心としたその周囲を動画で観察する．骨欠損や病変部の広がりをイ

画像のスライス法の順序

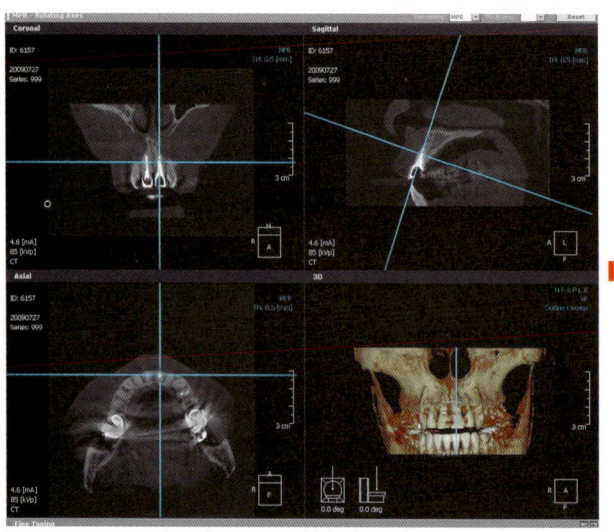

図 2 a Axial 像上で十字ガイドが歯列に直交し，1̲歯根の中央を通過するようにカーソルを動かす．次に Coronal 像上，Sagittal 像上それぞれでガイドが歯軸を通過するように合わせる．

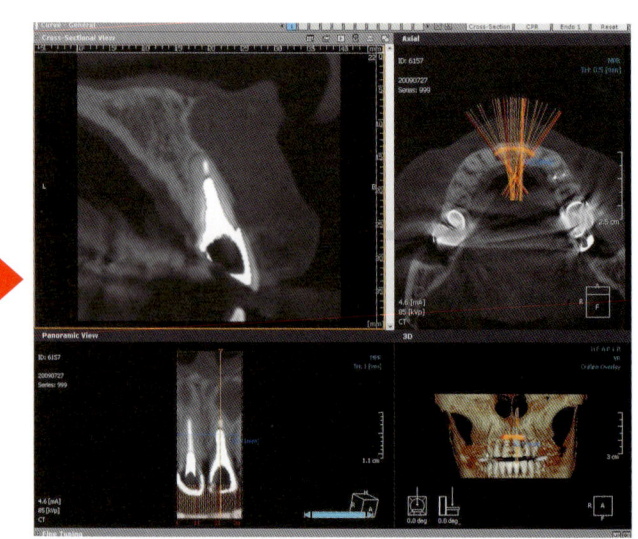

図 2 b 図 2 a の Axial 像上で 1̲ を中心として近心から遠心へと歯列に直交する平面で連続的に分割する（Cross Sectional 像の再構築）．Coronal 像では 1̲ 根尖部唇側骨の陥凹部が一見嚢胞様の陰影像に見えることに注意．

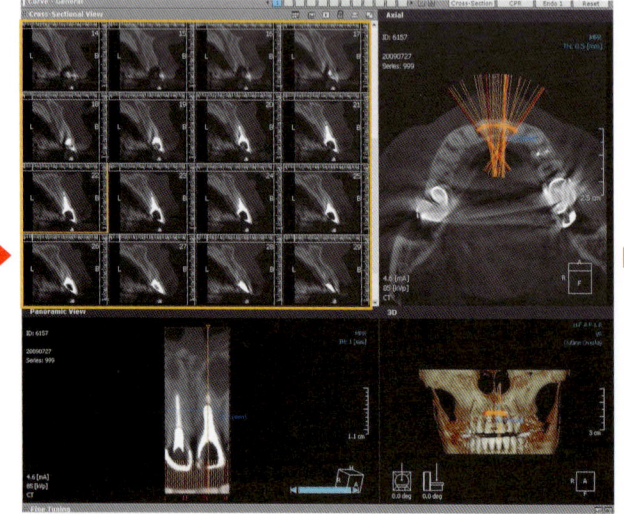

図 2 c 図 2 b で再構築された Cross Sectional 像を連続して観察，あるいは動画として観察することにより埋入予定部位の骨形態を立体的イメージとして捉えやすい．

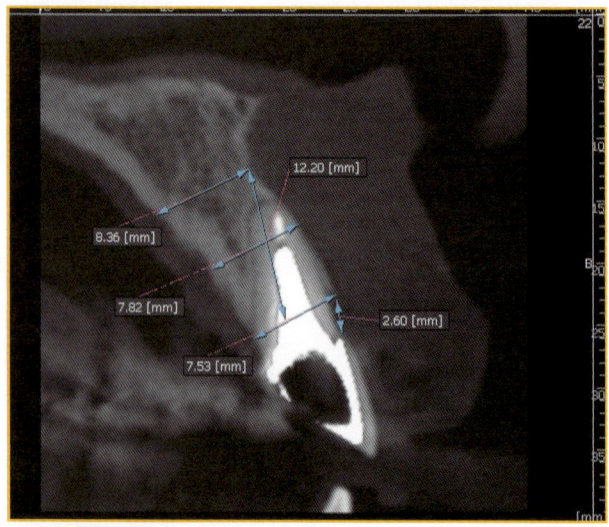

図 2 d 図 2 c の Cross Sectional 像を任意の倍率に拡大した後，詳細を観察する．具体的な数値を計測して現状を把握する．

114

2.5. 上顎前歯部インプラント

メージとして捉えるうえで動画は有効である．また，連続した断面像を観察することでアーティファクトの影響が少ない画像をイメージしやすい．

最後に補綴主導型で実際にインプラントを埋入する軸面で画像をスライスする．画面を拡大して具体的な数値の計測を行い，骨密度の計測により骨質を把握する．さらに，想定される上部構造に対して埋入位置と必要な組織再生量をシミュレーションする．

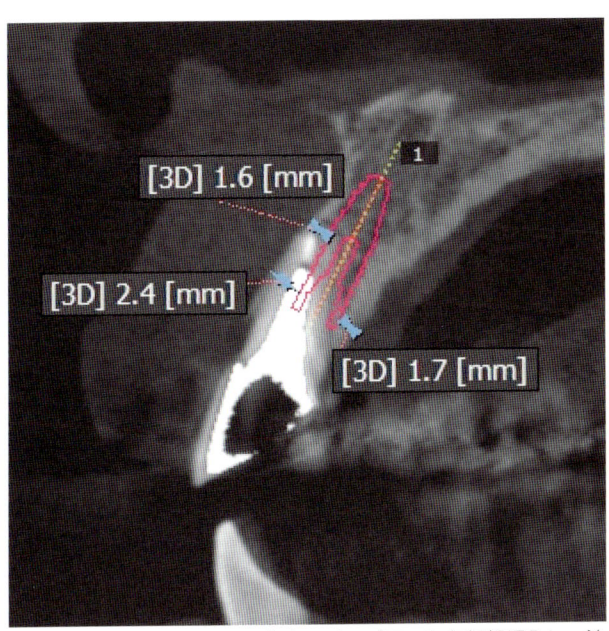

図 2 e　Cross Sectional 像上でインプラントを仮想埋入し，治療ゴールをシミュレーションする．このケースでは適正な位置にインプラントを埋入した場合，唇側には束状骨を含め 2.0〜2.5 mm のスペースが残存することが予測される．術後の骨吸収を考慮すれば，抜歯窩外側への骨造成処置が必要と考えられる．

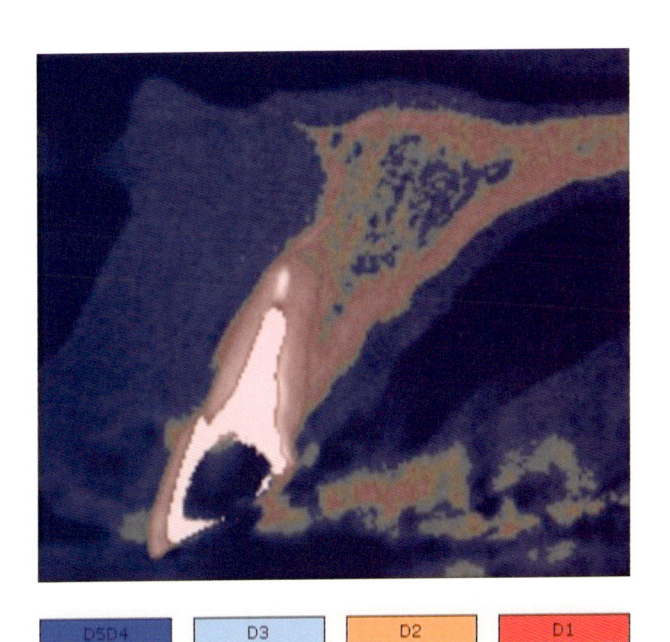

図 2 f　図 2 e の Cross Sectional 像上で CBCT による骨密度を測定すると，インプラント埋入部の骨密度は D2〜D3 を主体とした分布を示し十分な骨密度を有していることが推測された．CBCT による骨密度データは絶対的なものではないが，参考値として有益である．

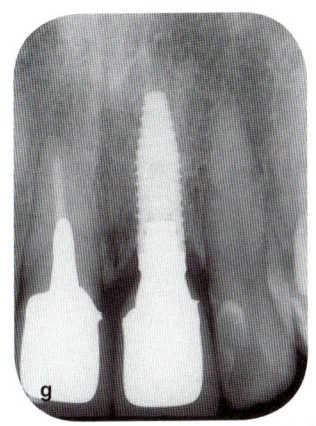

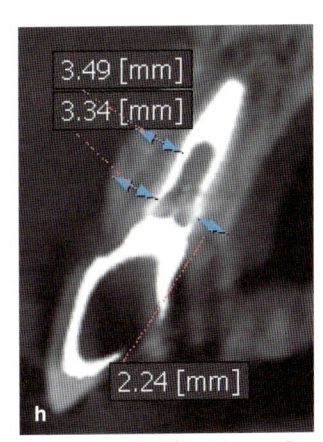

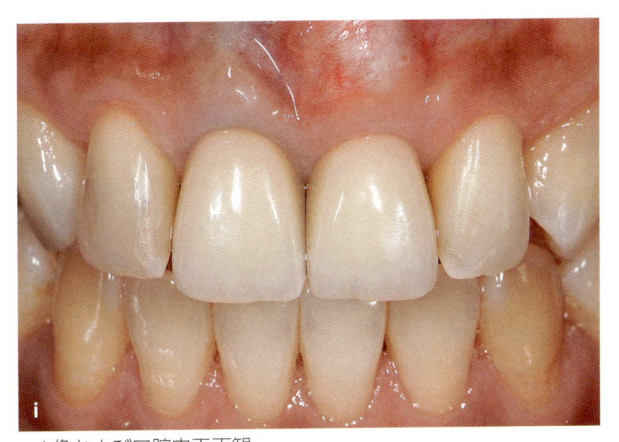

図 2 g〜i　最終上部構造装着時デンタルエックス線写真，Cross Sectional 像および口腔内正面観．

> **Point 38** 全体像を把握した後，埋入部位の詳細を検討する
> CBCT 診査の手順は概略から詳細が基本．埋入部位のみの診査では思わぬ誤診につながる恐れがある．

115

診断・治療が変わる"目から鱗"編

CBCTで診断すれば安心！二次元＆三次元診断を行い治療計画が明確になったケース

補綴主導型のインプラント治療を計画する際にもっとも知りたい情報は，骨造成処置が必要か否か，さらには具体的にどの部位にどの程度の造成量が必要かということと思われる．

以下に二次元診断に三次元診断を加えたことで，正確なインプラントの埋入位置と必要な骨造成量が術前に把握でき，安心して治療に臨めた症例を提示する．

二次元診断に三次元診断を加えたことで治療計画が明確になった症例

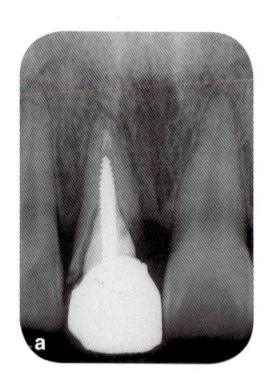

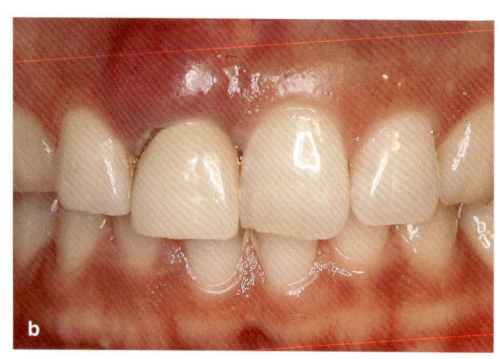

図3 a, b 初診時のデンタルエックス線写真と口腔内写真．1|歯根破折部に感染をきたし急性症状を呈していた．破折後の経過が長く，唇側骨は大きく吸収していた．抜歯にともなうさらなる骨吸収と軟組織の退縮を防ぐためにソケットプリザベーションを計画した．

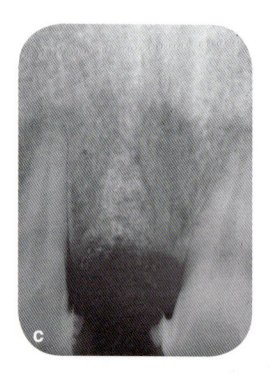

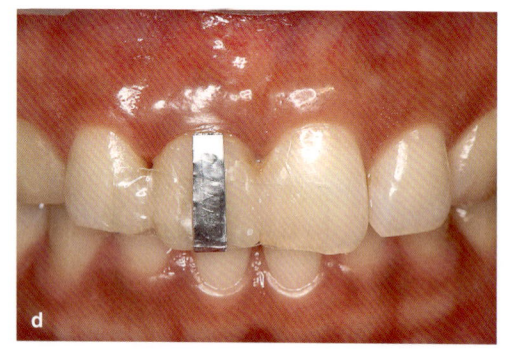

図3 c, d 1|ソケットプリザベーション5か月後のデンタルエックス線写真と口腔内写真．二次元診査では抜歯窩および軟組織のボリュームは温存されていると診断した．しかし，補綴学的に正確な位置にインプラントを埋入するうえで骨造成処置が必要か否か，具体的にどの部位にどの程度の造成量が必要かという情報が不足している．

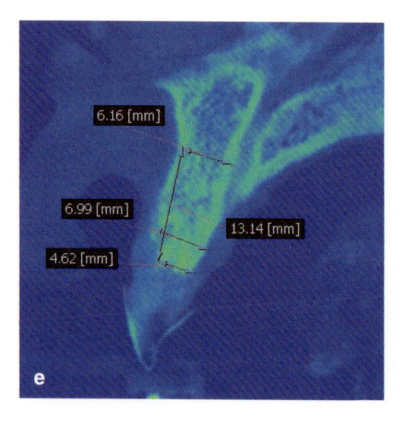

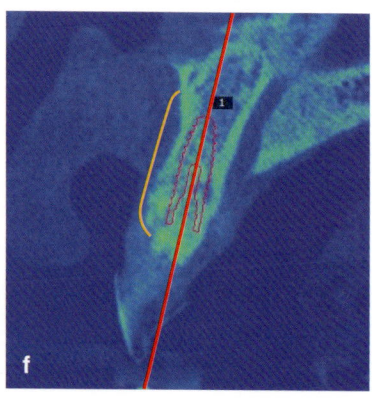

図3 e, f Cross Sectional像を用いて埋入予定部位の詳細を診査する．唇舌的骨幅，基底骨陥凹部までの距離，切歯管までの距離などの具体的な計測を行う．テンプレートに組み込まれた理想的な上部構造を基に，インプラントの埋入位置，インプラントのサイズ，必要な骨造成量などをシミュレーションする（黄線内に骨造成を計画した）．

2.5. 上顎前歯部インプラント

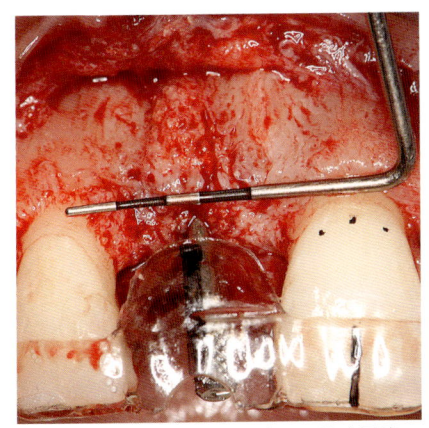

図3g インプラント埋入時の口腔内写真．ソケットプリザベーションが功を奏し，抜歯窩が保存されている．

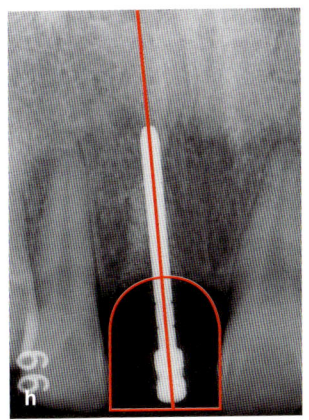

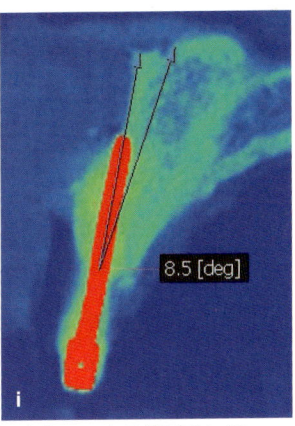

図3h, i ファーストドリル後のデンタルエックス線写真とCross Sectional像．二次元像ではドリリングの方向に問題点は認められないが，三次元診査では予定した方向から唇側にずれていることが判明した．

図3j, k インプラント埋入直後のCross Sectional像（k：切歯管を含む断面）．三次元診断（図3i）を基にドリリングの方向を修正した．粘膜を剥離した手術の場合でも，術前の計画通りの位置にインプラントを埋入することは必ずしも容易ではない．とくに，解剖学的内部構造を避ける必要がある場合には，術中での三次元診断は必須と考える．上顎中切歯部にインプラントを埋入する場合には，切歯管との位置関係を確認することも忘れてはならない．

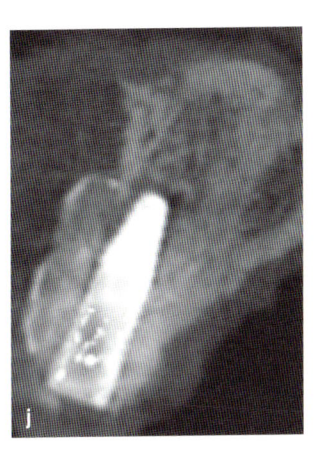

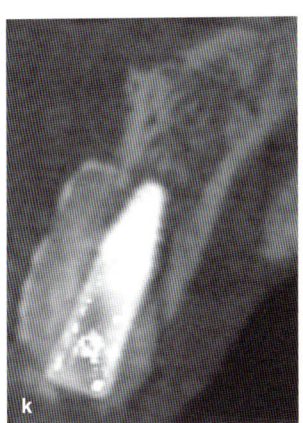

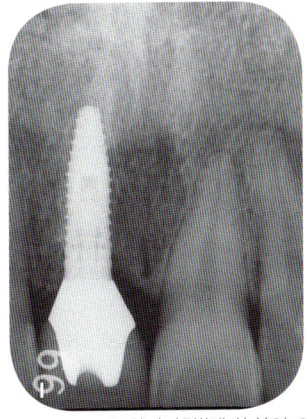

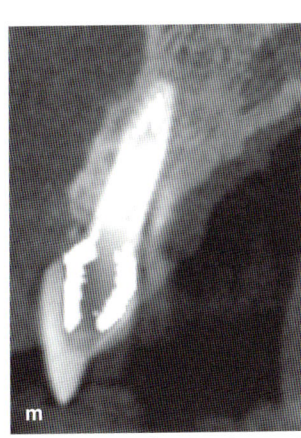

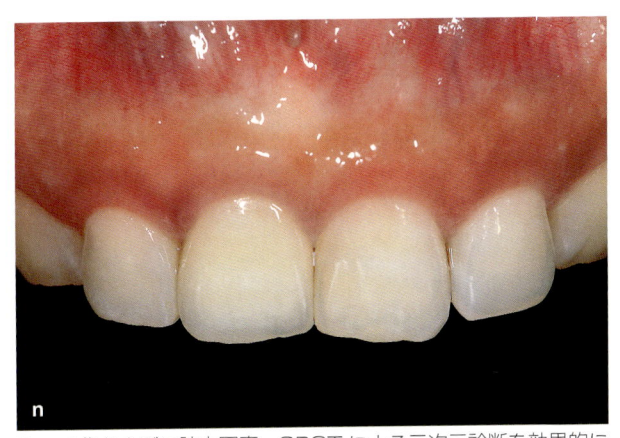

図3l〜n 最終上部構造装着時のデンタルエックス線写真，Cross Sectional像および口腔内写真．CBCTによる三次元診断を効果的に用いることで，術前のシミュレーションどおりの治療ゴールを達成することができた．

> **Point 39** 最終上部構造を想定した三次元的シミュレーションが重要
>
> 三次元的シミュレーションを基に治療計画を立案することで，安全・確実なインプラント治療が行えるだけでなく，術前の準備に対する不安が軽減し，さらには効率のよい手術が可能となる．

二次元診断に三次元診断を加えれば治療計画がより明確であったと思われる症例

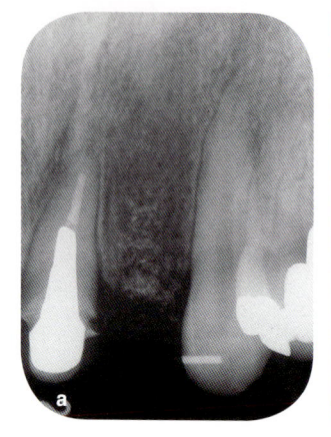

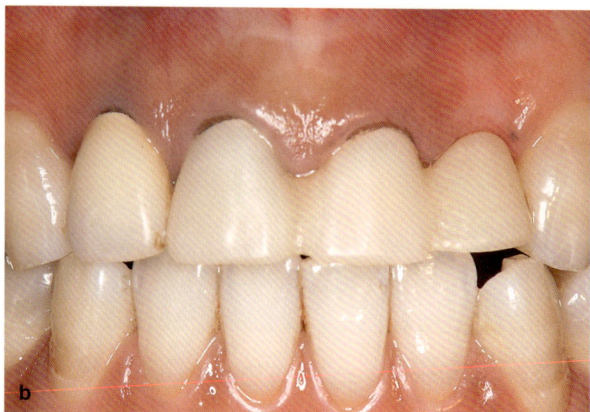

図4 a, b 初診時（|2 ソケットプリザベーション後）のデンタルエックス線写真および口腔内写真．

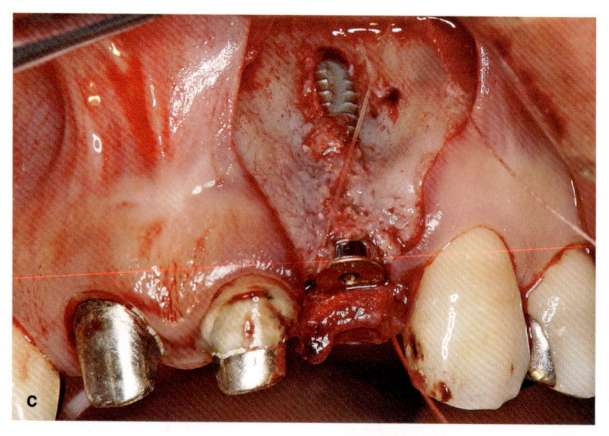

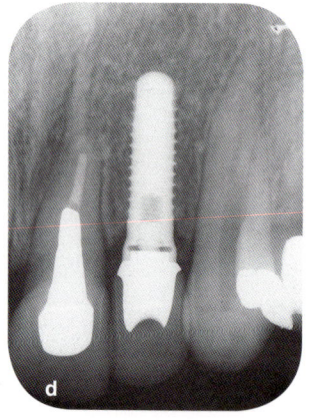

図4 c, d インプラント埋入時の口腔内写真および最終上部構造装着時のデンタルエックス線写真．二次元診断からインプラント埋入時にある程度の唇側骨の開窓は推測していたが，開窓の部位と程度が把握できなかったため，行き当たりばったりの手術となってしまった．

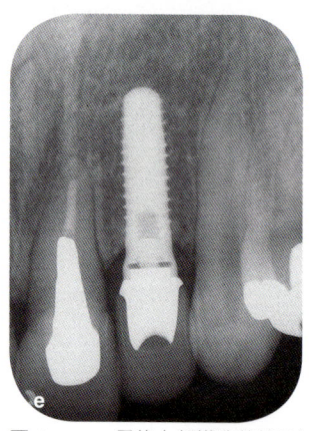

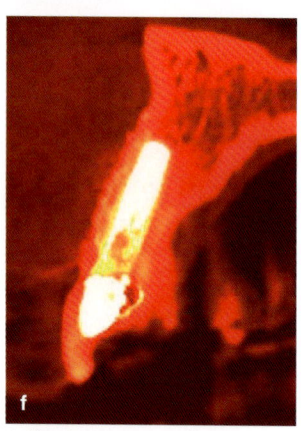

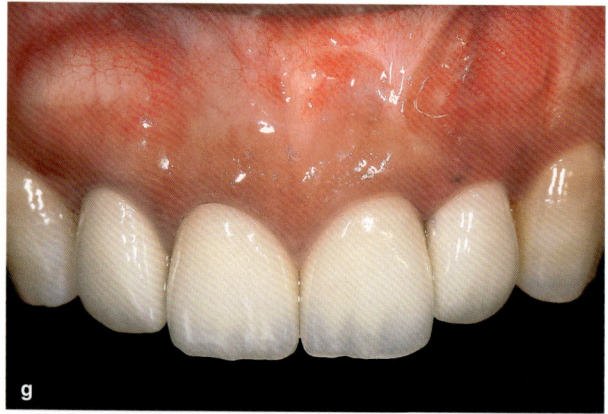

図4 e〜g 最終上部構造装着5年後のデンタルエックス線写真，Cross Sectional 像および口腔内写真．治療終了後5年間まったくリコールに応じなかったケースである．治療経過としてはとくに問題点は認められないが，現在であれば，三次元診断を基に唇側骨の開窓量および骨移植材のボリュームをシミュレーションすることで，フラップデザインを含めたより詳細な治療計画を立案できると考える．

> **Point 40** 三次元的診断を基に最適なフラップデザインを選択する
>
> 唇側骨の開窓部位とその程度が術前に把握できれば，骨造成量に応じた必要十分な範囲の，あるいは審美性を考慮したフラップデザインを選択することができる．

2.5. 上顎前歯部インプラント

CBCTで確認したら想像以上に難症例

二次元診断ではとくに問題がなく、やさしい症例と思われたが、CBCT診断を行った結果、予想以上に難症例であると判明する場合がある。

あるいは、CBCTが一般的に普及する以前にインプラント治療を行った症例で、術後経過をCT診査した時点で初めて治療の問題点が判明することもある。

以下に、CBCTの必要性を痛感した症例を提示する。

CBCTの必要性を痛感した症例1：フラップレス抜歯後即時埋入＆抜歯窩外側GBR

図5 a, b 初診時の二次元像（パノラマエックス線写真の切り抜き）および口腔内写真。1|修復物のポストごとの脱離と歯根破折を認めた。口腔内所見からはとくに問題点は認められず、フラップレス抜歯後即時埋入の適応症と診断した。

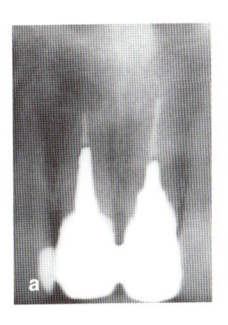

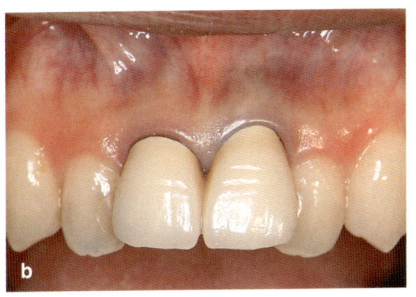

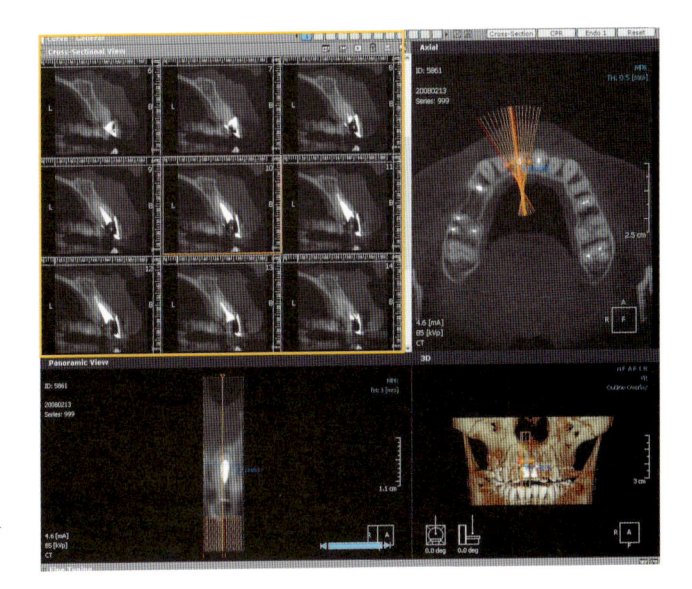

図5 c CBCTのMPR像。1|を中心として遠心から近心にかけてCross Sectional像を再構成する。

図5 d, e 想定したインプラント埋入方向の中心軸でスライスしたCross Sectional像と計測された骨密度分布像。根尖1/3付近の唇側骨に開窓が認められる。また唇舌的骨幅は5.3～6.7mmと狭い。根尖部周囲にはD2～D3相当の初期固定に十分な骨密度が推測される。

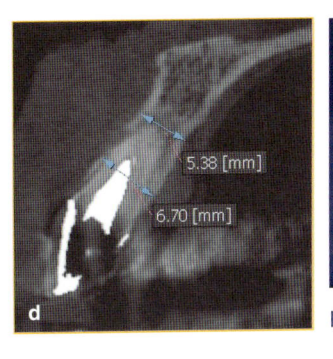

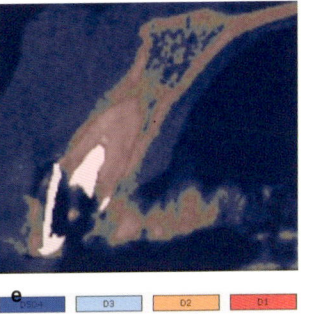

119

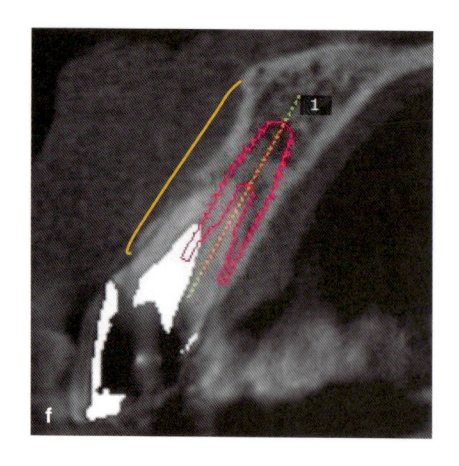

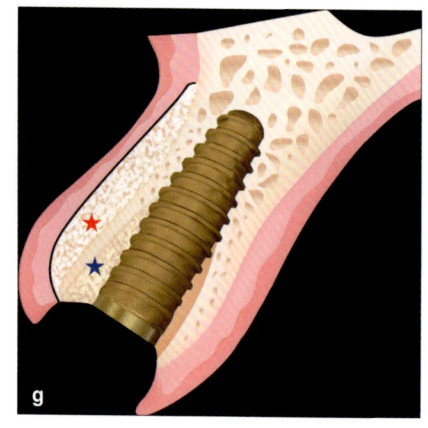

図 5 f　Cross Sectional 像上での埋入シミュレーション．唇側骨の開窓と狭小な唇舌的骨幅が術前に把握できる意義は計り知れない．フラップレス抜歯後即時インプラント埋入と同時の抜歯窩外側への骨造成という治療計画が明確となった．

図 5 g　シミュレーションを基に作成され模式図．補綴主導でインプラントを埋入した後，唇側ギャップ内側（★）および外側（★）に対して骨移植材を填入する．

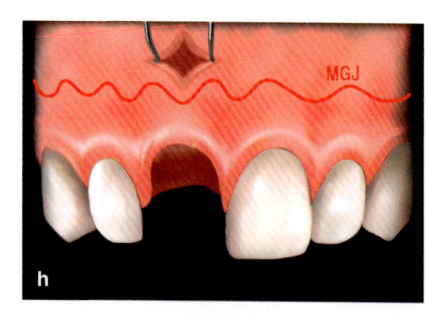

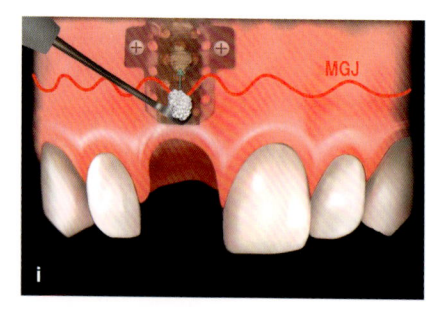

図 5 h, i　術式を示す模式図．根尖側の可動粘膜に縦切開を加え，骨移植材を填入する．

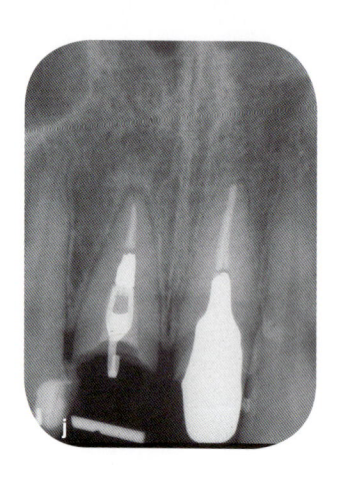

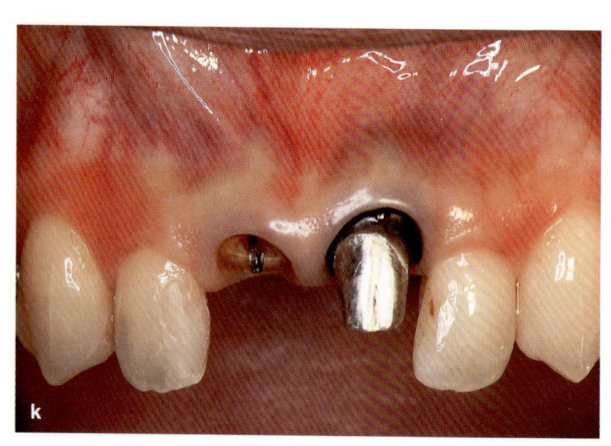

図 5 j, k　矯正的挺出時のデンタルエックス線写真および口腔内写真．

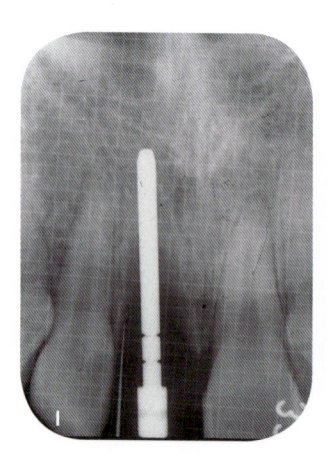

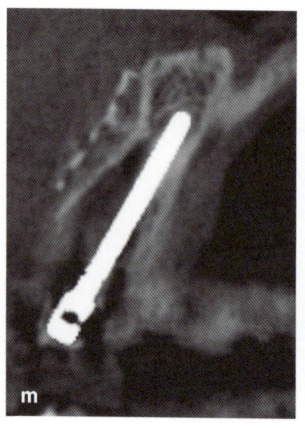

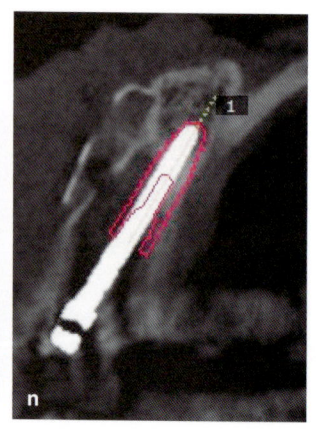

図 5 l〜n　ファーストドリル後のデンタルエックス線写真およびCross Sectional 像．二次元像ではドリリングの方向に問題は認めない．三次元像ではドリリングの位置が口蓋側寄りとなり，このままの位置でドリリングを進めた場合，口蓋側に開窓することが予測された．

120

2.5. 上顎前歯部インプラント

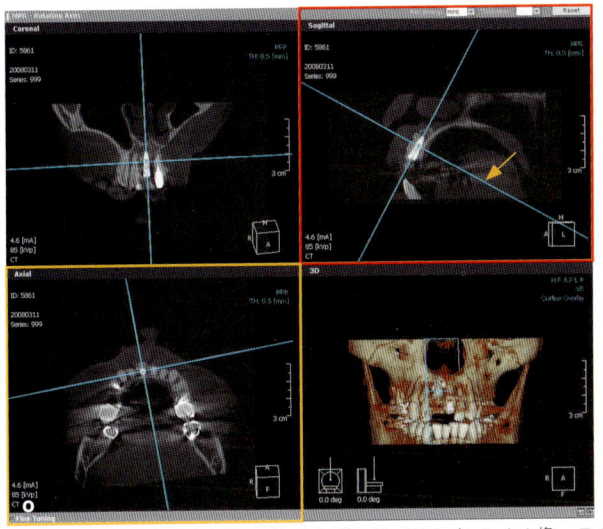

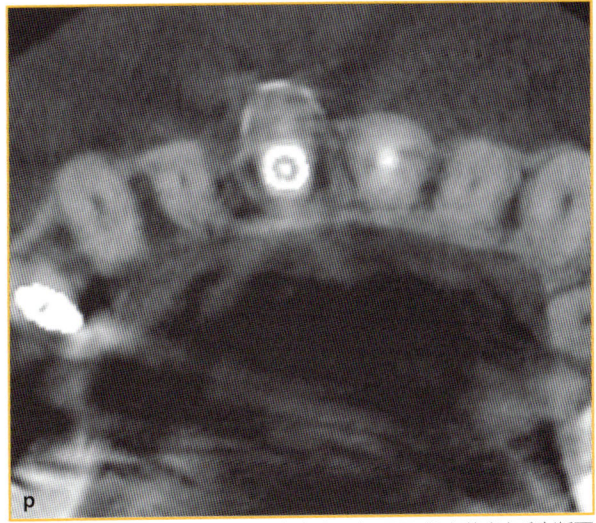

図5 o, p 埋入直後のMPR像およびスライスしたAxial像．この場合のAxial像はインプラント体に直交する（MPR像中黄色矢印）断面で診断することが重要．

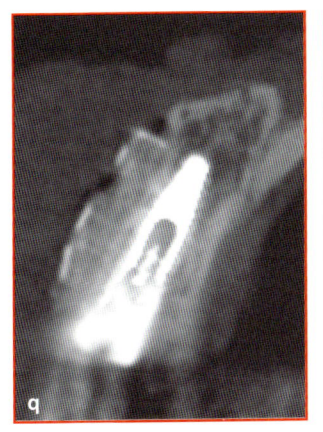

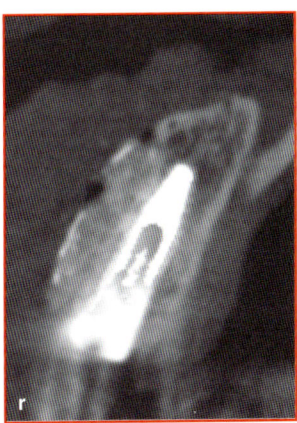

図5 q, r 埋入直後のCross Sectional像（r：切歯管を含む断面）．計画どおりの位置にインプラントが埋入されている．切歯管との位置関係も問題ない．

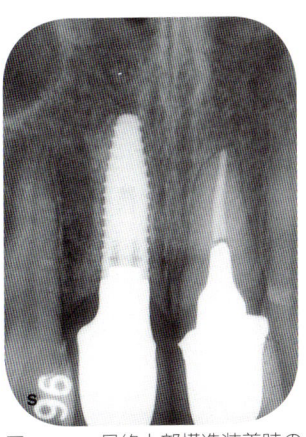

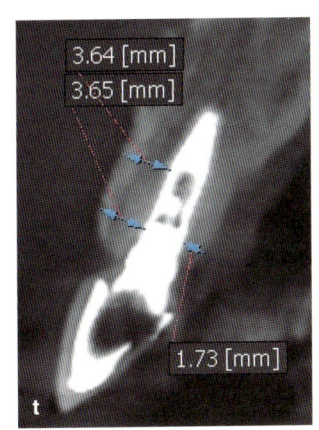

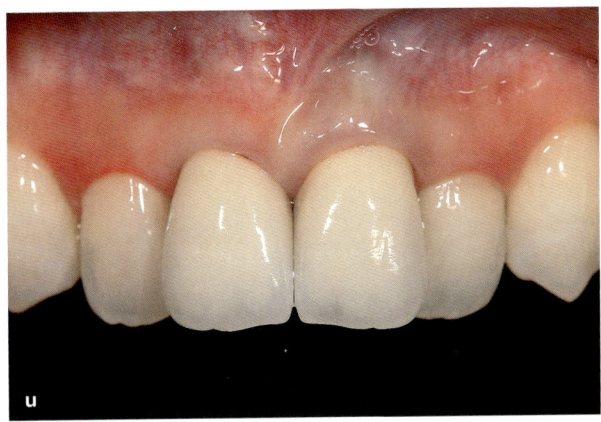

図5 s~u 最終上部構造装着時のCross Sectional像，デンタルエックス線写真および口腔内写真．

Point 41 術前にシミュレーションされた埋入位置を手術に反映することが重要

補綴主導型インプラント治療で重要かつテクニカルエラーを生じやすいステップがドリリングである．ドリリング方向の適否を判断するうえで二次元診断だけでは不十分である．術中の三次元診断が鍵となる．

CBCTの必要性を痛感した症例2：フラップレス抜歯後即時埋入

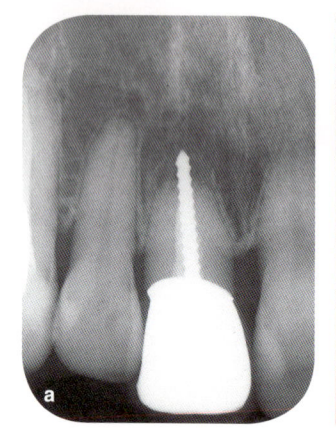

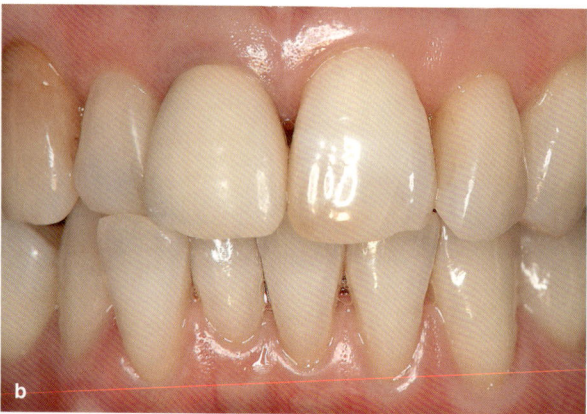

図6 a, b　初診時のデンタルエックス線写真と口腔内写真．1|歯根破折により保存不能と診断し，インプラント治療を計画した．二次元診断を基に1|歯根周囲には十分な骨量が存在し，フラップレス抜歯後即時埋入の適応症と診断した．

図6 c, d　インプラント埋入直後の口腔内咬合面観および最終上部構造装着2年後の口腔内正面観．インプラント唇側にはギャップを確保し（青色矢印），ギャップには骨移植材を填入した．術後経過は良好で，2年後の経過観察時においても審美的問題点は認められない．

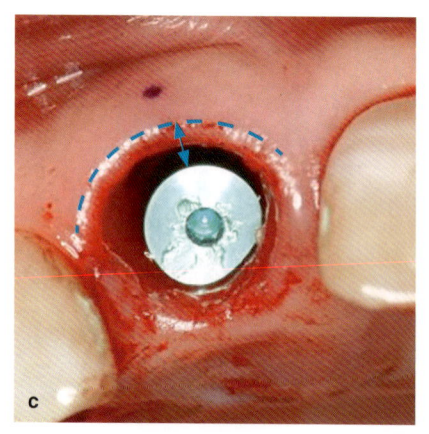

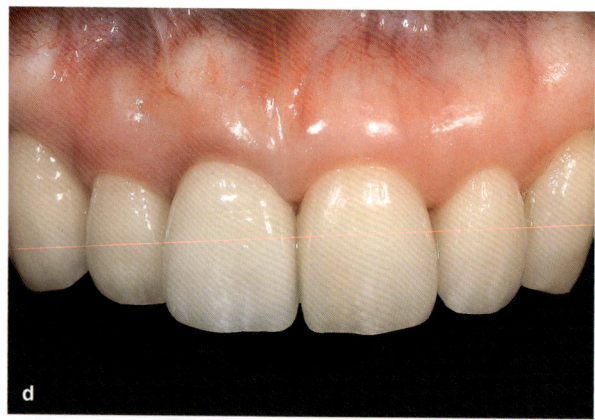

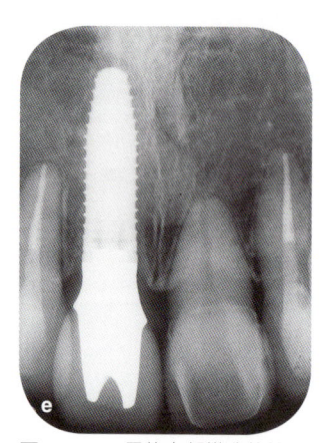

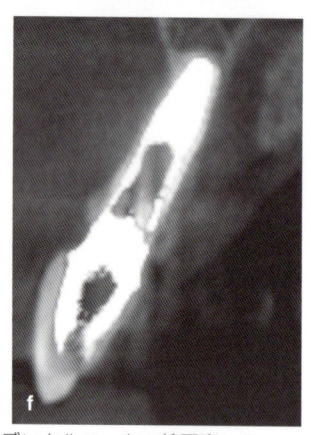

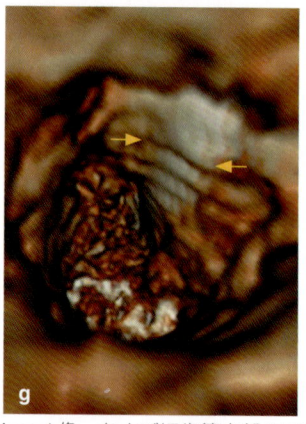

図6 e～g　最終上部構造装着2年後のデンタルエックス線写真，Cross Sectional像，および切歯管内部の三次元像．二次元像においては口腔内所見と同様にまったく問題点は認められないが，三次元像ではインプラント唇側骨の大部分が開窓し，さらに切歯管に対しても開窓している状況が確認される．術前の三次元シミュレーションおよび術中での三次元診断の必要性を痛感した（g：切歯管内に露出したインプラント体を黄矢印で示す）．

Point 42　フラップレス抜歯後即時埋入では三次元診断が必須

　一見やさしいケースと思われても，二次元診断のみでフラップレス抜歯後即時埋入を行うことは危険である．内部で生じているトラブルは，すぐには臨床症状として表面化しないことを認識しなければならない．

2.5. 上顎前歯部インプラント

一見難症例かと思われたが CBCT で安全な治療ができた！

　二次元診断では難症例と考えられたが，CBCT による三次元診断を基に綿密な治療計画を立案し，安全かつスムーズにインプラント治療が行えた症例を提示する．

難症例かと考えられたが CBCT で安全な治療ができた症例：切歯管嚢胞を避けて埋入

図7a 初診時パノラマエックス線写真（3|は歯根破折のため後日抜歯），|2近心から|1遠心にかけて切歯管嚢胞と思われる陰影像がかろうじて確認されるが，二次元像では診断が困難である．

図7b 術前口腔内写真（3|抜歯後）．3|2|欠損部の唇舌的骨幅の狭小化が推測されるが，その程度は不明である．

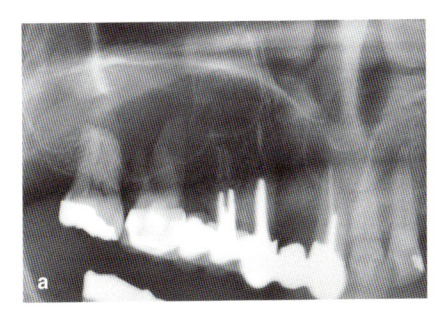

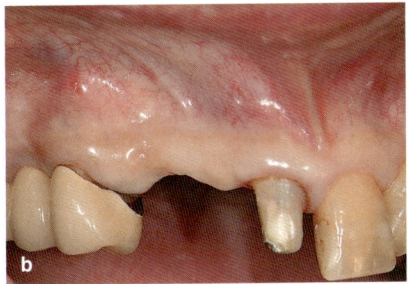

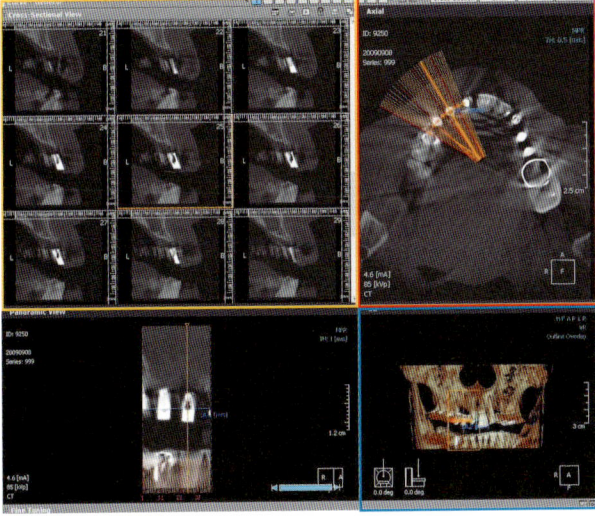

図7c 術前の CBCT の MPR 像．3|遠心から|2近心にかけて Cross Sectional 像を再構成する．

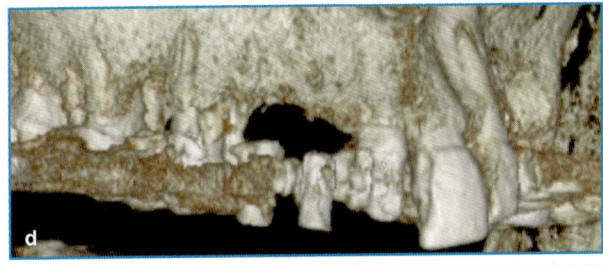

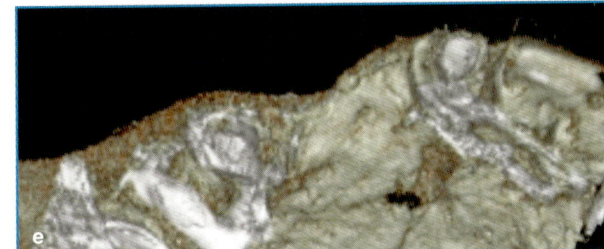

図7d,e 図7c から三次元像（正面観および咬合面観）を再構成する．骨欠損部の立体的イメージが把握できる．

図7f,g 図7c から Axial 像をスライスする（**図7f**：歯槽頂レベル，**図7g**：切歯管嚢胞レベル）．唇舌的な骨吸収の状況および切歯管嚢胞の水平的位置関係が明確となる．

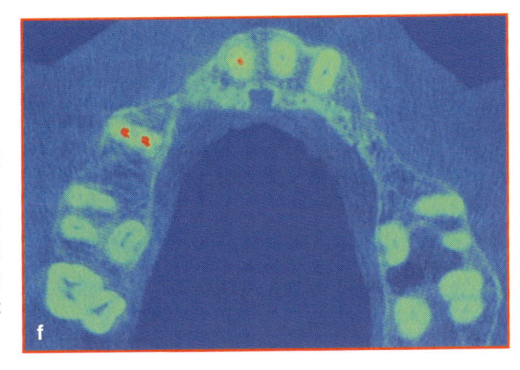

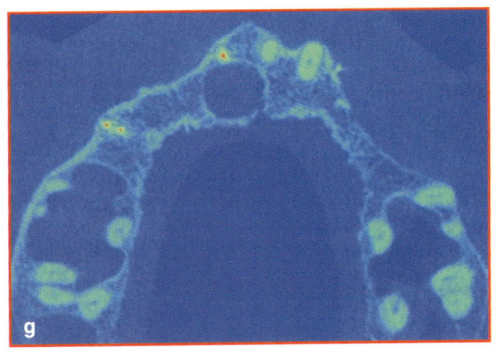

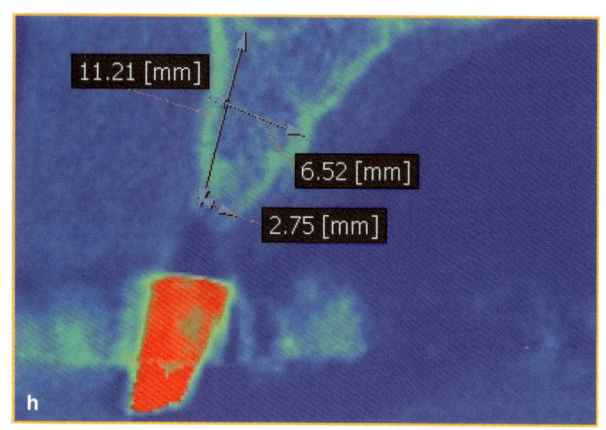

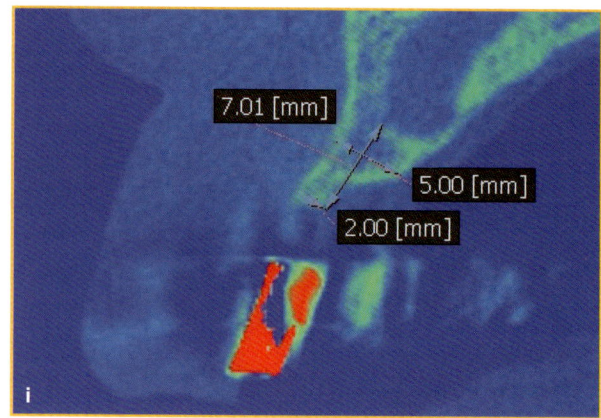

図7 h, i 3|2欠損部 Cross Sectional 像. インプラントを埋入するうえで, 3|欠損部に対しては上顎洞が, |2欠損部に対しては切歯管嚢胞がそれぞれ問題となることがわかる. 切歯管嚢胞に関しては, 病院歯科口腔外科に嚢胞摘出術を依頼した. 狭小化した顎骨に対してはGBR後にインプラント埋入を行う段階法を計画した.

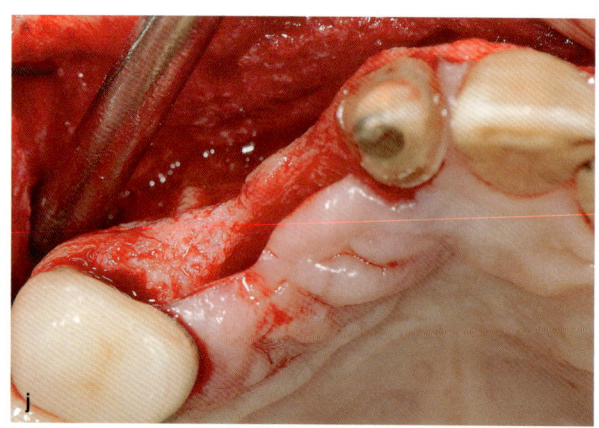

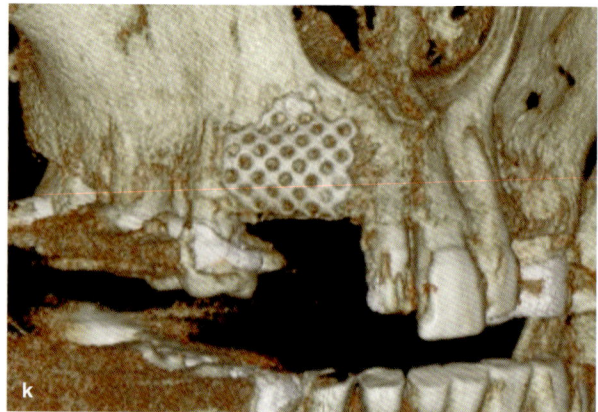

図7 j, k GBR手術時の口腔内写真およびGBR後の三次元像. 術前の三次元診断どおりに唇舌的骨幅の狭小化が認められたため, 計画に従ってチタンメッシュを用いたGBRを行った. 粘膜剥離前に骨形態を把握できる意義は大きい.

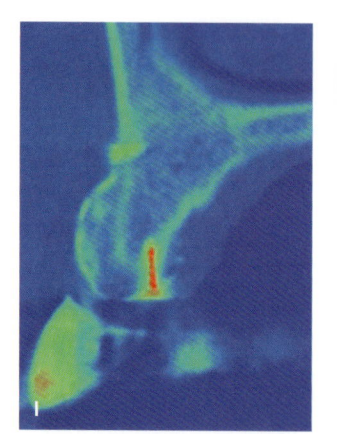

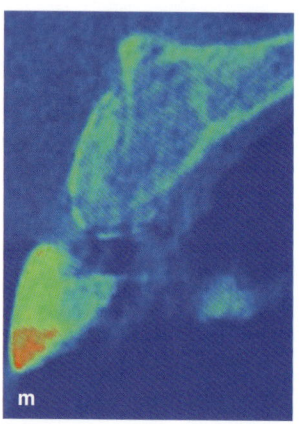

図7 l, m GBR後, 最終補綴物を想定したテンプレートを用いてCBCT撮影を行った. インプラントの埋入位置を正確にシミュレーションするためには理想的な上部構造が組み込まれたCBCTデータが必要である.

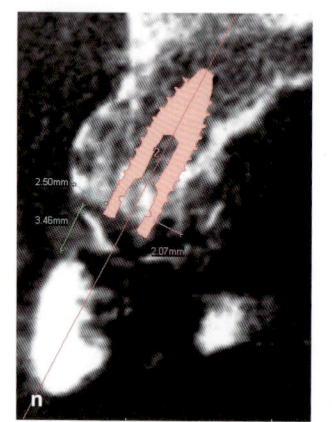

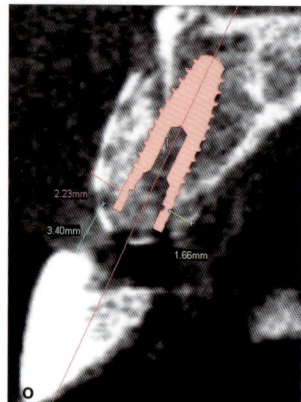

図7 n, o シミュレーションソフトを用いてインプラントの埋入位置をシミュレーションする.

2.5. 上顎前歯部インプラント

図7 p, q インプラント埋入位置をシミュレーションした Cross Sectional 像および Axial 像. 解剖学的内部構造を考慮し, そのうえでインプラント唇側および舌側の骨幅, インプラント - 天然歯間距離, インプラント - インプラント間距離が適正となる埋入位置を三次元的に決定した. なお, 嚢胞を摘出したスペースに関しては十分な骨密度の硬組織の形成が確認されないため, スペース内に穿孔しないよう配慮した.

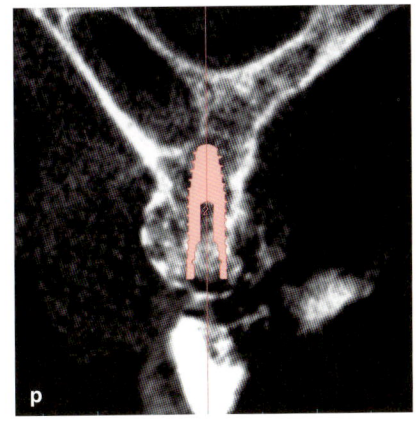

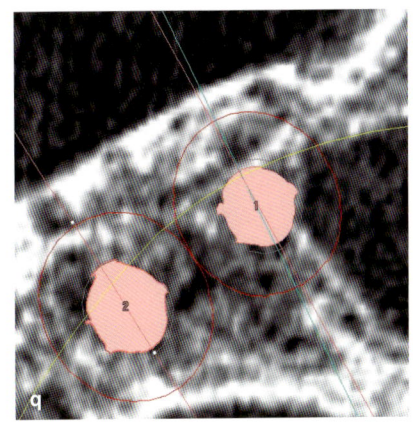

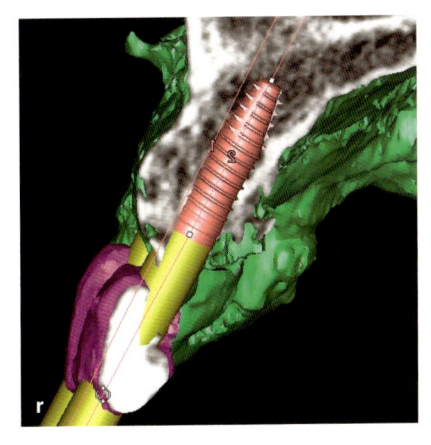

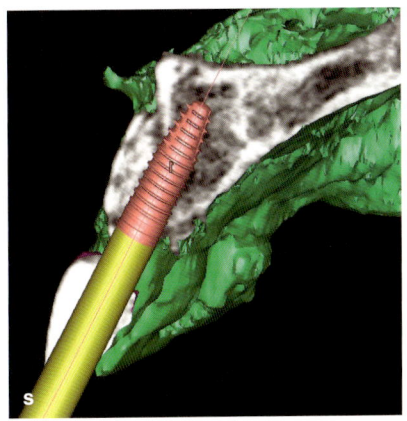

図7 r, s シミュレーションにより決定された埋入位置を三次元像上でインプラント全周にわたって確認する. これらのシミュレーションデータを基にサージカルガイドを CAD/CAM で製作する.

Point 43 三次元的に正確なインプラント埋入にはサージカルガイドが有効

切歯管, 上顎洞などの解剖学的内部構造を避けてインプラントを埋入するためには, コンピュータガイデッドサージェリーが有効である.

図7 t 口腔内に装着された歯牙支持型のサージカルガイド.

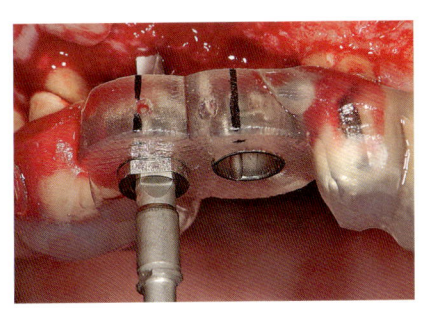

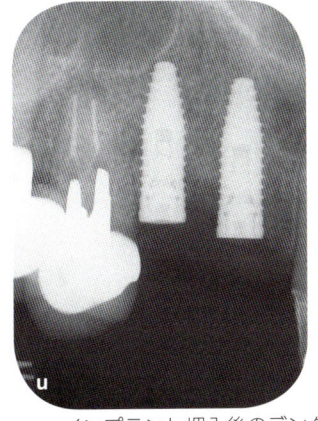

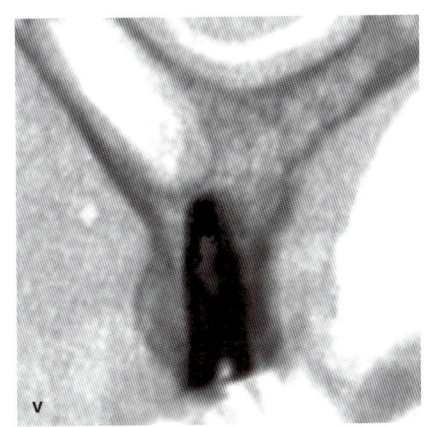

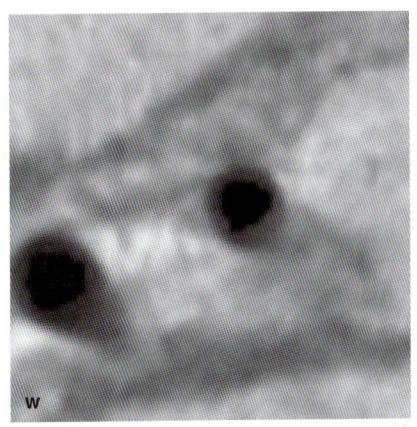

図7 u〜w インプラント埋入後のデンタルエックス線写真, 3部 Cross Sectional 像および Axial 像(反転像). 術前の計画どおりの位置にインプラントが埋入されている.

125

私のとっておきのCBCT活用法

　筆者がCBCTを自医院に導入したきっかけは，これまで自らが行ってきたフラップレス抜歯後即時インプラント埋入症例の予知性に不安を感じ，リコール時に三次元的に術後評価を行うことであった．

　上顎前歯部のインプラント治療においては，審美的治療結果に十分配慮しなければならない．そのため適応症に合致すれば，硬・軟組織への侵襲が少ないフラップレスの施術を選択することは意義深い．しかし，これまでの二次元的診査・診断では，治療の出発点ともいえる適応症の選択において限界があった．さらに，盲目的な術式は常に危険性をはらみ，インプラントの埋入位置の成否は術後経過のなかでCBCTを撮影する機会までわからないのが現実であった．そして，これらのことがこの術式の評価に対して否定的な見解につながっていったように思われる．

　"諸刃の剣"の側面をあわせもつフラップレス抜歯後即時埋入を安全・確実に行うためには，CBCTを用いた術前のシミュレーションは大前提となり，そのうえで術中の三次元的診査あるいはコンピュータガイデッドサージェリーの応用が必要不可欠になると考える．

　補綴主導型インプラント治療の概念が提唱されて久しい．CBCTという心強い支援を手中にしたことで，今後この治療概念はますます発展するものと思われる．その発展のためには上部構造・アバットメントの形態，インプラントの埋入位置，そして骨造成の部位と必要量などをシミュレーションする場に歯科技工士の積極的な参画が望まれる．歯科医師-歯科技工士の連携と情報の共有化が"真の補綴主導型インプラント時代"の鍵となるであろう．

まとめ

　二次元的エックス線写真による診査・診断では，立体構造をした上顎骨に対して，正確な位置と方向にインプラントを埋入することは困難である．切歯管や上顎洞などの解剖学的内部構造をふまえ，埋入予定部位を立体構造として正確に把握するためにはCBCTによる三次元的診査が必要不可欠である．

　その一方で，CBCTを利用する側にはCBCTに対する正確な知識と習熟，そして画像を読み解く力が求められる．と同時に，メーカー側に対しても解像度の向上，アーティファクトの除去，そして被曝量の低減化などに対するいっそうの取り組みが期待される．

参考文献

1. 山道信之，林佳明，牧角新蔵，河原三明，水上哲也．インプラントイマジネーション．東京：クインテッセンス出版，2004．
2. Misch CE. Density of bone: effect on treatment plans, surgical approach, healing, and progressive bone loading. Int J Oral Implantol 1990；6(2)：23-31．
3. 浅海利恵子，河合泰輔，佐藤巌，吉田俊爾，代居敬．歯科用コーンビームCT画像を用いた切歯管およびその周辺の観察．日本口腔診断学会誌 2007；20：74-81．
4. 鎌田仁，稲垣将文．デンタルＣＴで読み解く症例の真実．東京：クインテッセンス出版，2008．
5. 神田重信，新井嘉則．歯科用コーンビームＣＴ徹底活用ガイド．東京：クインテッセンス出版，2009．
6. 歯科用CT＆マイクロスコープ編集委員会・編．別冊the Quintessence そこが知りたい!! 歯科用CT&マイクロスコープ「臨床にあった機種」選び方&活用ガイド2009．東京：クインテッセンス出版，2009．

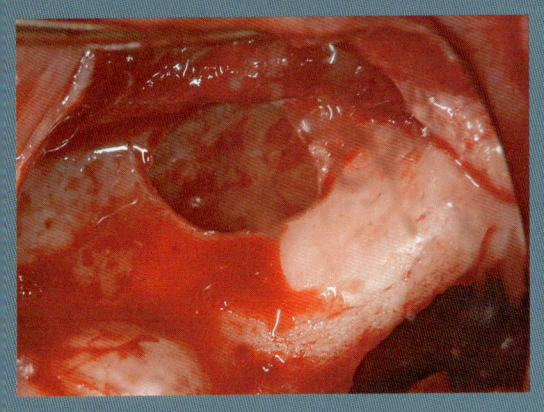

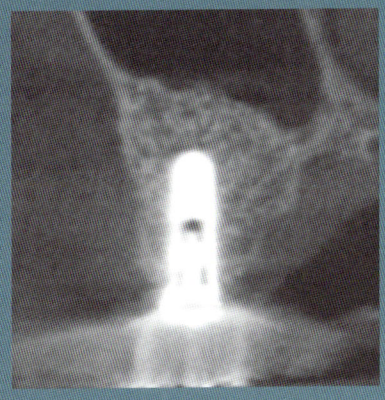

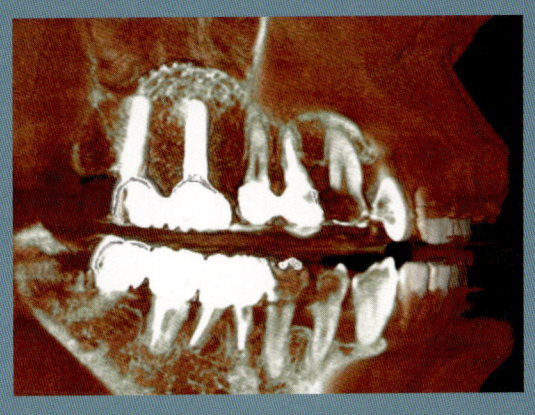

2.6. 上顎臼歯部インプラント
―― CBCTにより上顎洞の三次元的な把握が可能に

解説　**吉村理恵**

■ なぜ，上顎臼歯部のインプラント治療に歯科用CBCTが必要か？

サイナスフロアエレベーションを安全・確実に行うには上顎洞の状態を三次元的に把握することが重要

上顎臼歯部にインプラント治療を行う際に一番問題となるのは上顎洞の存在であろう．上顎洞と顎堤との関係，上顎洞内の状態（形態，粘膜，隔壁，上歯槽動脈の走行状態）などをパノラマエックス線写真，デンタルエックス線写真のみで正確に診断するのは不可能である．近年，上顎洞底が低位でインプラントの埋入スペースが不足している場合にラテラルウィンドウテクニックやオステオトームテクニックなどのサイナスフロアエレベーションが頻繁に行われるようになり，上顎洞炎，血管の損傷，上顎洞粘膜の損傷，インプラントの上顎洞内迷入などさまざまなトラブルが起こってきたことも事実である．

被曝量が少なく，画像が鮮明な歯科用CBCTの登場により，三次元的な診査と的確な術前の診断・治療計画の立案が可能となり，より安全で精度の高いインプラント治療を行うことができるようになった．また院内に設置することにより即座に術後確認が可能となり，重篤な医療事故を防ぐという安全性も獲得できるうえ，なんらかのトラブルが起こった際にも早急な対応が可能となった．さらに，患者に対して三次元的な画像を用いて説明することにより，治療内容への理解が得られやすくなった．したがって，これからの上顎臼歯部インプラント治療では，CBCTは必要不可欠と思われる．

表1　上顎臼歯部インプラント治療時におけるCBCTの有効性．

①上顎歯槽骨の三次元的診査：水平的（幅径），垂直的（高径）な評価
②上顎洞の三次元的診査：大きさ，隔壁，粘膜の状態，血管，病変の有無など
③骨質，骨密度の診査
④インプラントの埋入位置，方向の確認
⑤埋入予定位置と上顎洞底形態との三次元的位置関係の評価

CBCT活用"ベーシック編"

■ パノラマ・デンタルとCBCT，二次元と三次元の見え方の比較

サージカルステント試適時の術前パノラマ・デンタルエックス線写真とCBCTの比較

　パノラマエックス線写真やデンタルエックス線写真からは，近遠心的骨幅や垂直的骨高，骨質の概略を知ることはできる．しかしながら，頰舌的骨幅や骨形態を把握することはできない．さらに，上顎臼歯部には上顎洞が存在し，上顎洞とインプラント埋入予定部位との三次元的位置関係を把握することは不可能である．

　本症例では，口腔内写真から頰舌的骨幅は十分存在しているように見え，6遠心から7部にかけて歯槽頂の陥凹を認める（図1a,b）．パノラマエックス線写真，デンタルエックス線写真からは，歯槽頂線は不明瞭で骨質がやわらかそうに見え，7部の上顎洞底が下がっているのがわかる（図1c,d）．しかし，頰舌的骨幅，上顎洞－歯槽頂間距離，上顎洞の状態などを正確に診断することは困難である．

　一方，CBCT像でみると，6部においては，骨長は13.9mmで十分あるが，骨幅は7mmと口腔内写真での予測より狭い（図1f）．また，ステントの位置より頰側に埋入する必要がある．骨質は埋入予定部位でD2～3とほぼ理想的な骨質である（図1e）．7部においては，骨幅は10.1mmと十分あるが，骨長は7.5mmしかなく，ショートインプラントを選択するか，GBRまたはサイナスフロアエレベーションを行う必要がある（図1h）．骨質は歯槽頂付近でD4～5，上顎洞底付近でもD3とやわらかい（図1g）．

　サイナスフロアエレベーションをラテラルウィンドウテクニックで施術するための形態的診査を行うと，上顎洞粘膜の肥厚が認められた．上顎洞外側壁は2mmと厚めで，上顎洞底部近くの内面に血管の走行らしき陥凹を認める．これらのことから，埋入予定のインプラントの長径の選択，埋入位置・方向の決定，さらに7部へのアプローチ法（ショートインプラント or GBR or ラテラルウィンドウテクニック，オステオトームテクニック）を診断することができる．さらに，骨質が計測でき，術前にシミュレーションを行い，術中のストレスを軽減できる．

二次元画像の限界を知ることも重要

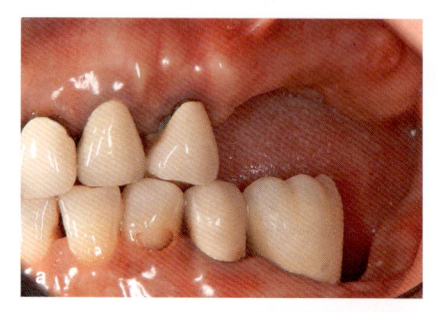

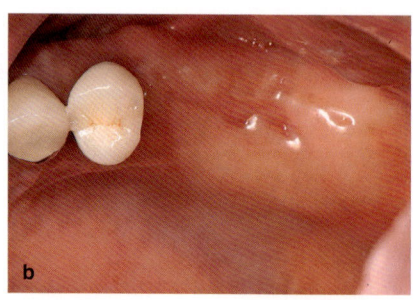

図1a～d　口腔内写真から頰舌的な骨幅は十分存在しているようにみえるが，6遠心から7部にかけて歯槽頂の陥凹を認め，歯槽頂付近の骨質はやわらかそうにみえる．7部の上顎洞底は下がっているのがみてとれる．

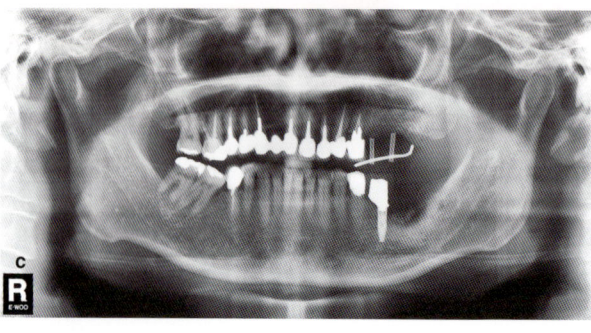

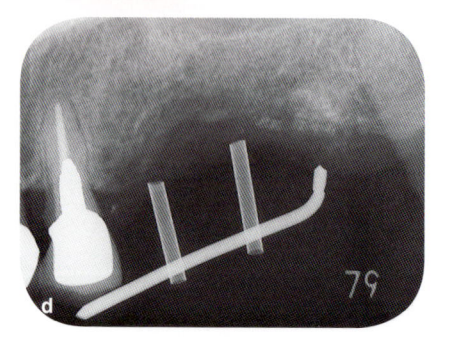

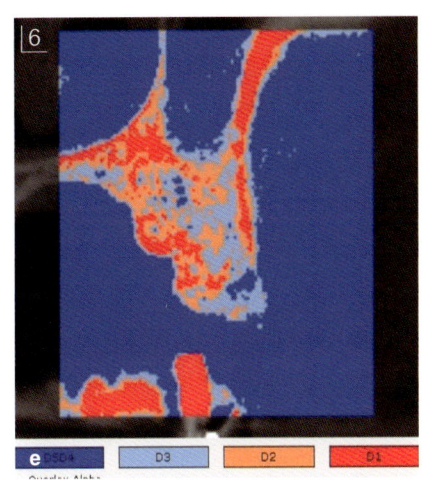

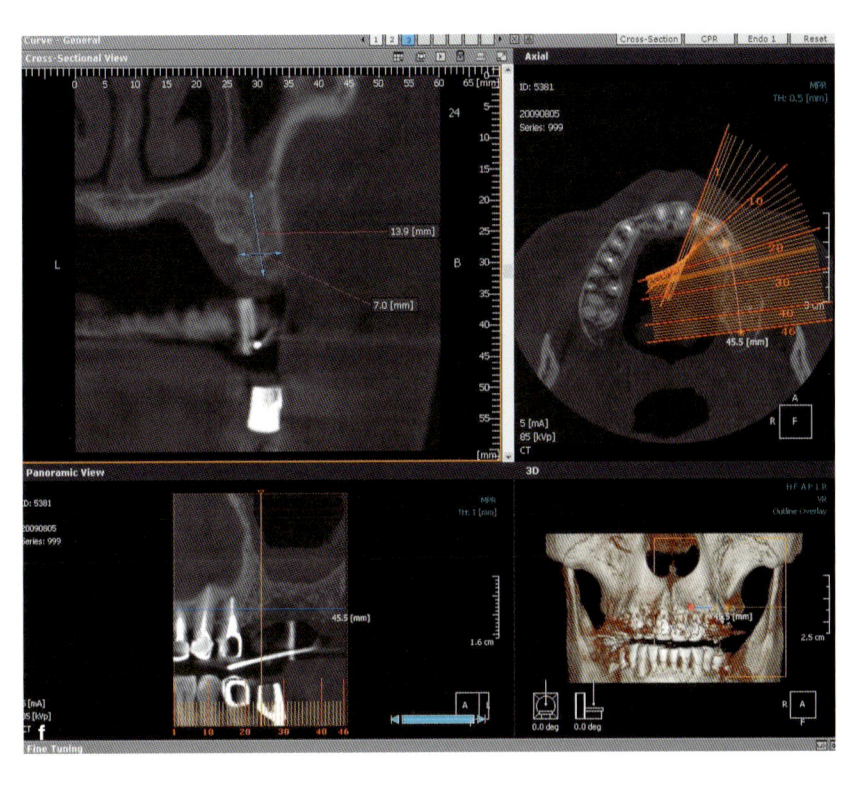

2.6. 上顎臼歯部インプラント

図1e ⌊6のカラー画像による骨質の表示.
図1f ⌊6部 Cross Sectional 像.

CBCTだと
ここまでわかる

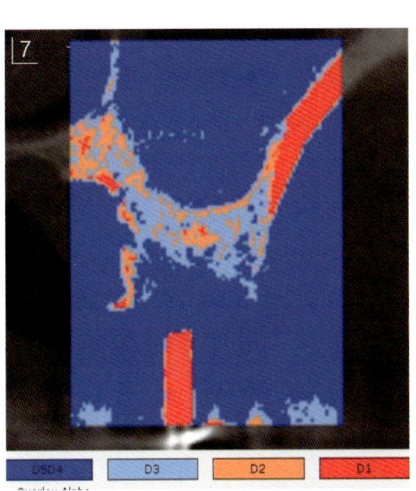

図1g ⌊7のカラー画像による骨質の表示. 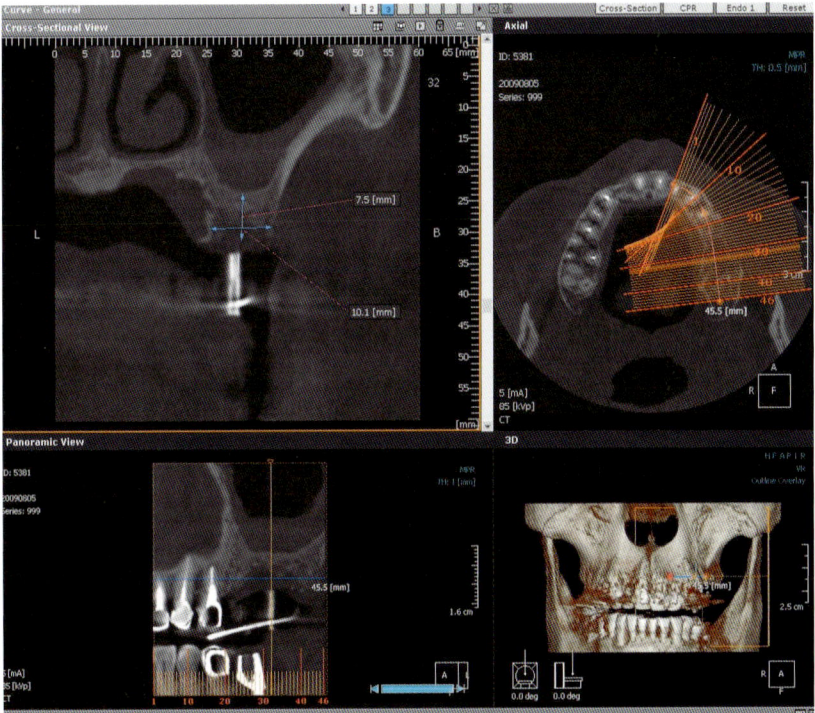　図1h ⌊7部 Cross Sectional 像.

Point 44 術前の CBCT 撮影は必須！

　CBCT により，ほぼ正確な骨高，骨幅，骨質のみならず，周囲の解剖学的形態，とくに上顎洞の状態が詳細にわかることで，術前に術式，インプラントの選択などを決定できる．

129

上顎洞にアプローチする際の9つの診査項目

上顎洞にアプローチする際には，前述の「骨高」，「骨幅」，「骨質」のほかに，とくに以下の9項目の診査が必要である．

上顎洞にアプローチする際の9つの診査項目
①上顎洞底の形態
②上顎洞底-歯槽頂間距離
③隣在歯の根尖病変
④上顎洞粘膜の状態（肥厚など）
⑤上顎洞内の病変の有無
⑥上顎洞内の隔壁，隆起
⑦上歯槽動脈の走行
⑧側方開窓部の骨壁の厚み
⑨上顎洞幅径・近遠心的距離

ここでは，立体的な上顎洞の状態を二次元像で読影することがかなり難しいことを，二次元像と三次元像の比較からみていきたい．

①上顎洞底線／②上顎洞底-歯槽頂間距離

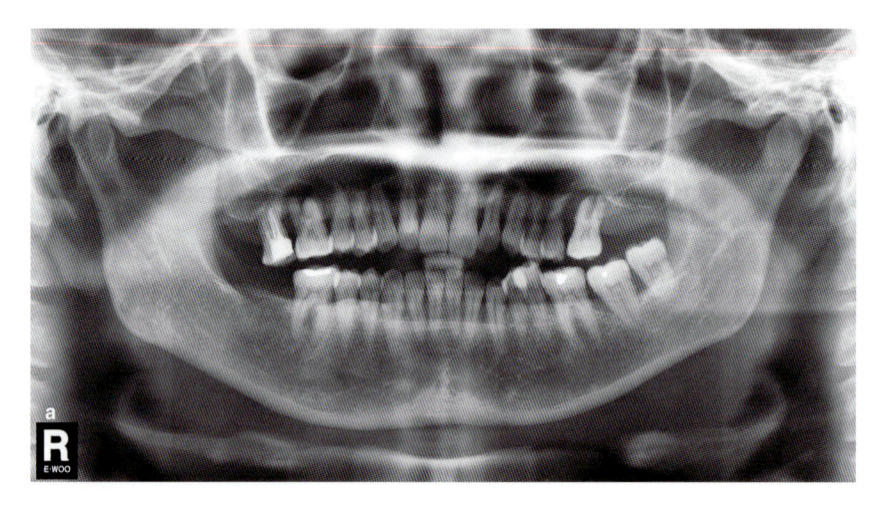

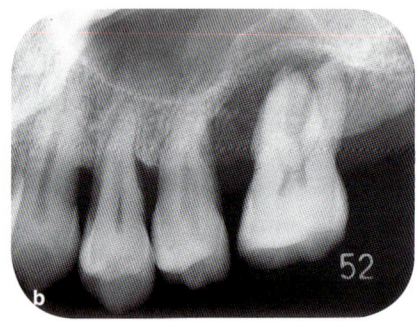

図2a, b　パノラマエックス線写真およびデンタルエックス線写真では上顎洞底線は明瞭であるように見える．上顎洞底線が複雑であると，上顎洞粘膜の剥離が困難である．

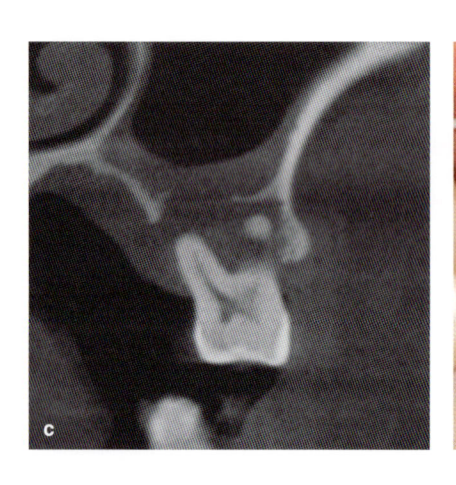

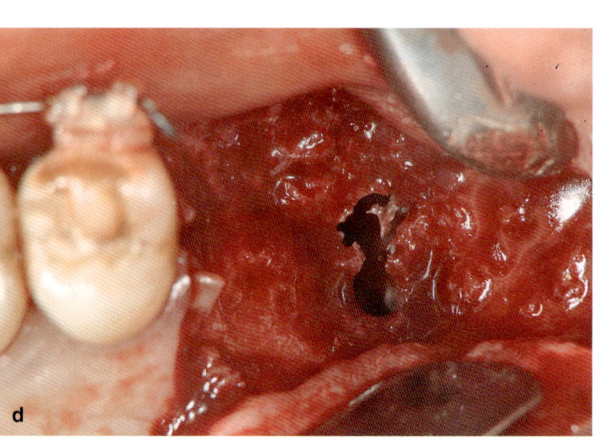

図2c　CBCT像では上顎洞底線の断裂を認める．
図2d　上顎洞粘膜と歯槽粘膜は交通していた．このような場合，口腔内側と上顎洞側両側からの注意深い剥離が必要である．

2.6. 上顎臼歯部インプラント

③隣在歯の根尖病変

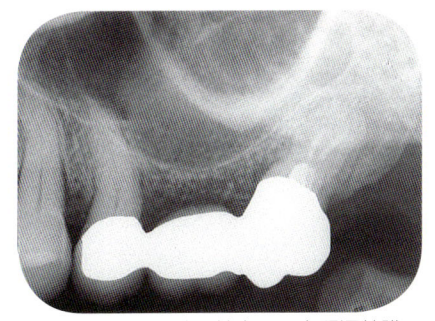

図 3 a ⌊7 歯根膜腔の拡大と，上顎洞粘膜の肥厚を認める．

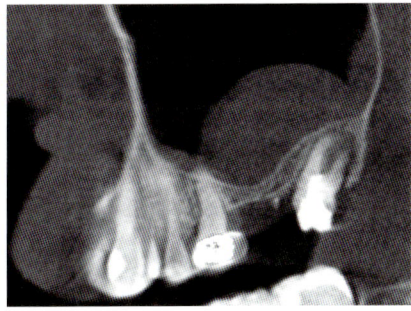

図 3 b ⌊7 根尖病変はデンタルエックス線写真での予測より大きく，それによると思われる上顎洞粘膜の肥厚を認めた．

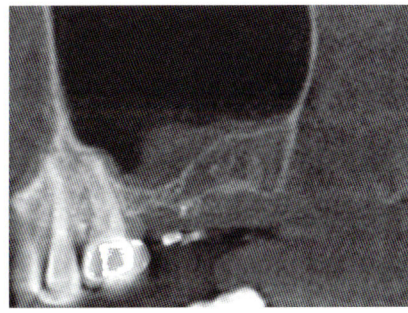

図 3 c ⌊7 抜歯により上顎洞粘膜の肥厚は消失した．隣在歯に根尖病変が存在したままサイナスフロアエレベーションを行うと，術後に急性上顎洞炎を引き起こす可能性があるため，術前に治療する必要がある．

④上顎洞粘膜の状態（肥厚など）／⑤上顎洞内の病変の有無

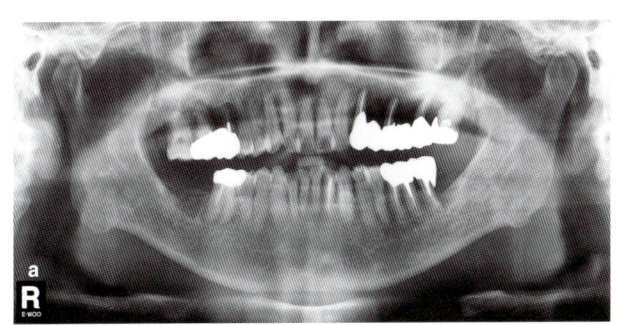

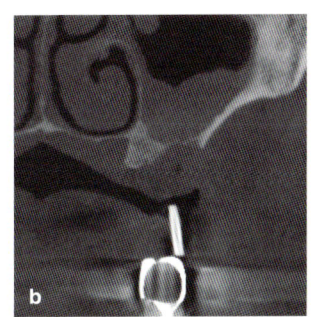

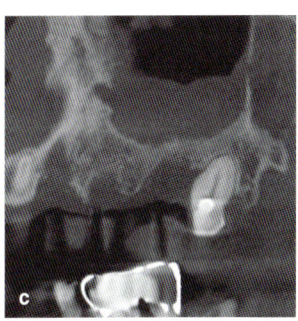

図 4 a〜c　パノラマエックス線写真では，硬口蓋や頬骨弓との重なりのため不明瞭であるが，CBCT 像では上顎洞粘膜の肥厚が明瞭である．

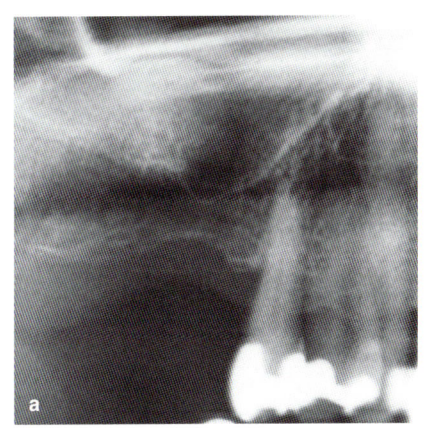

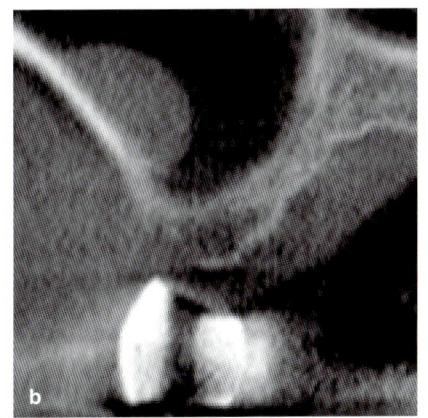

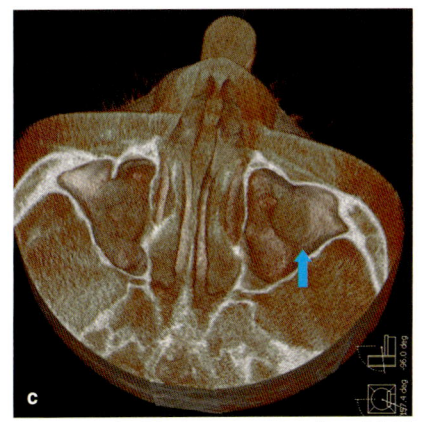

図 5 a〜c　パノラマエックス線写真では，丘状の不透過像として見え，上顎洞粘膜が正常ではないことが予測される．CBCT 像では上顎洞外側壁に貯留嚢胞様の粘膜の肥厚を認める．

131

⑥上顎洞内の隔壁，隆起

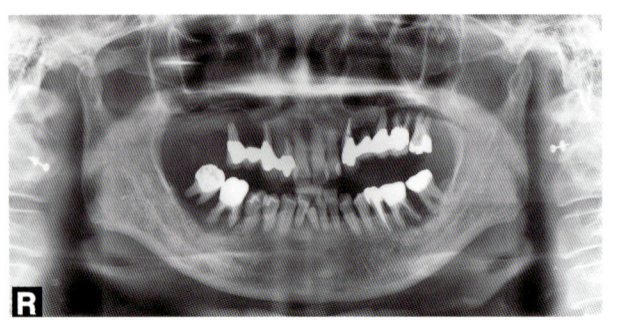

図6a　パノラマエックス線写真でも隔壁の存在が疑われる．

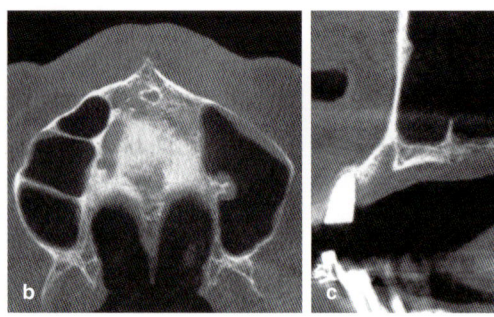

図6b, c　CBCTのAxial像とSagittal像では隔壁の存在だけでなく，位置や大きさ，高さまでわかる．隔壁が2つ存在し，遠心側の隔壁が大きい．

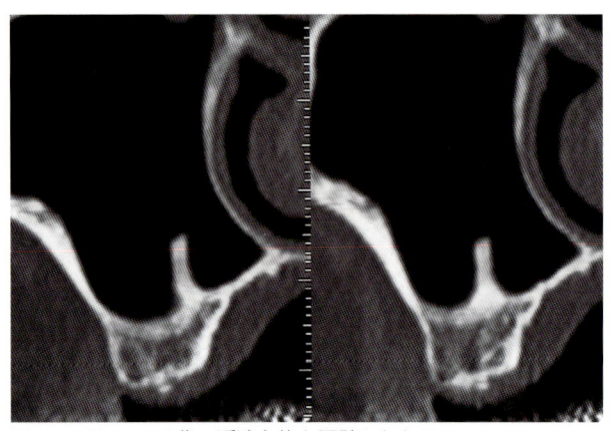

図6d　Coronal像で近遠心的な隔壁もわかる．

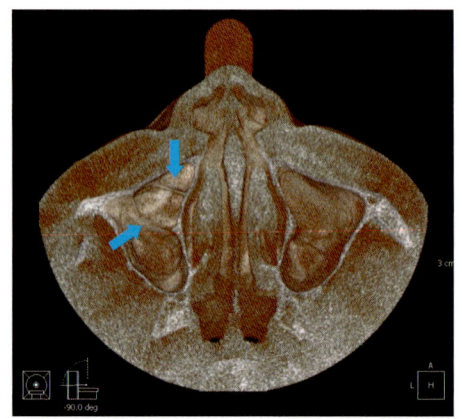

図6e　VR像は隔壁の状態を三次元的にイメージしやすい（図6b, cの患者のVR像）．

⑦上歯槽動脈の走行

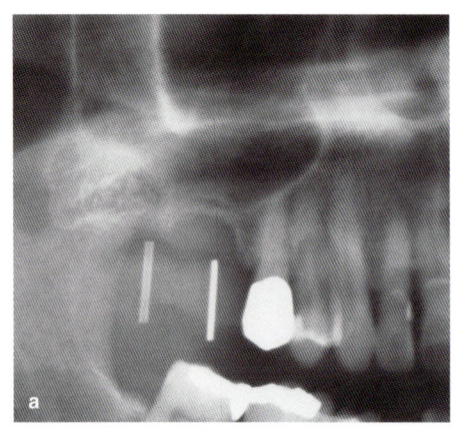

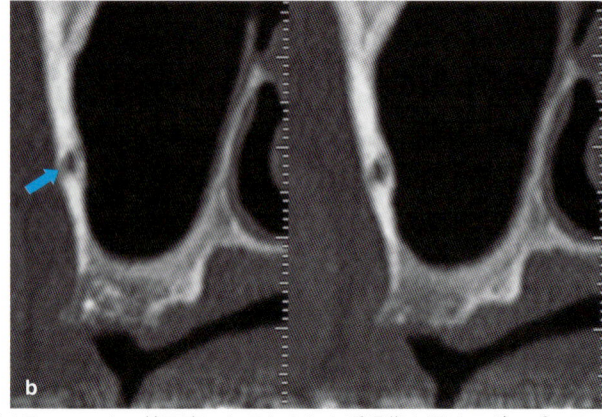

図7a, b　CBCT像で上顎洞外側壁の骨内を走行する血管を認める．パノラマエックス線写真でもそれらしき透過像を認めるが，パノラマエックス線写真だけでの判断は困難である．

2.6. 上顎臼歯部インプラント

⑧側方開窓部の骨壁の厚み

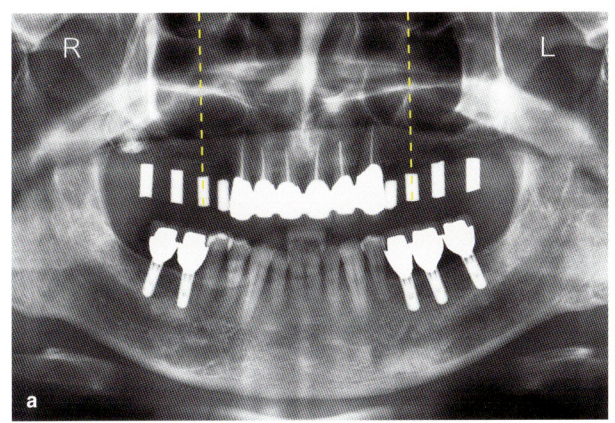

図 8a　パノラマエックス線写真から上顎洞側壁の骨の厚みを把握することは不可能である.

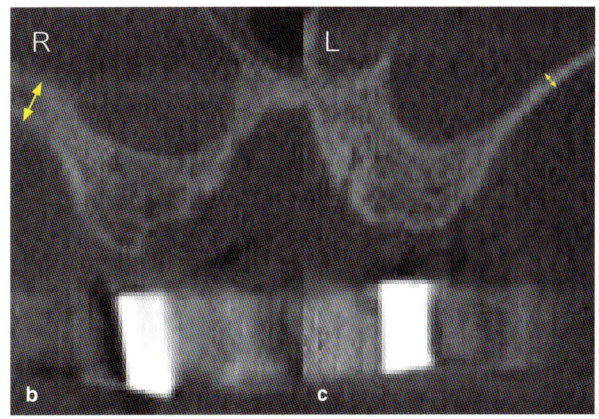

図 8 b, c　CBCT 像では, 各部位における側壁の骨の厚みを診断することができる. 側方アプローチ法を行う際に厚みの診断があるとアプローチしやすい. 右側は厚く, 左側は薄いことがわかる.

⑨上顎洞幅径・近遠心的距離

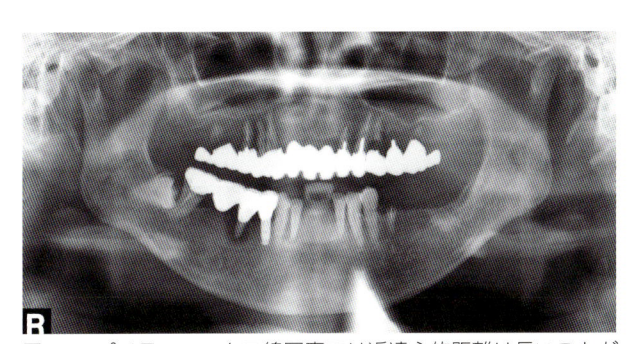

図 9 a　パノラマエックス線写真では近遠心的距離は長いことが予測されるが, 幅径は不明である.

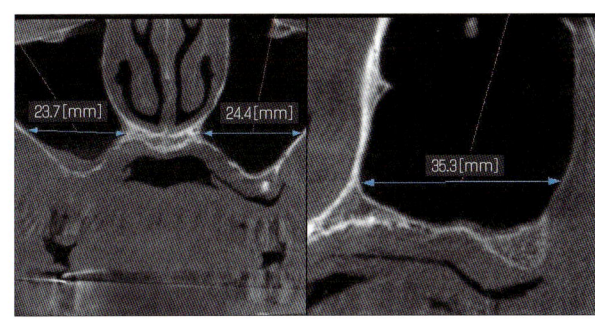

図 9 b　幅径の平均値は 19.3 mm であるが, 両側とも広いことがわかる.

図 9 c　近遠心的距離の平均値は 31.6mm であるが, 35.3mm と長いことがわかる.

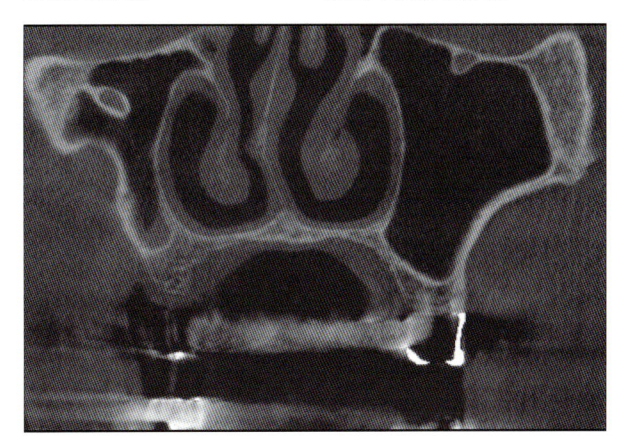

図 9 d　6部の Coronal 像であるが, かなりの左右差があることがわかる. このように, 側方アプローチ法を行う際に上顎洞幅径の広いものは狭いものに比較して内側壁までのアプローチが難しくなる. また近遠心的距離が長いと, 1か所の開窓のみではアプローチが困難となり, 2か所以上の開窓が必要となる.

> **Point 45** 上顎洞の状態は CBCT でしか評価できない
>
> 上顎洞にアプローチする際には, 二次元的な画像では不鮮明な部分が多く CBCT 撮影は必要不可欠である.

133

CBCT画像のスライス法

6⏋を例にスライス法を知る

画像のスライス法の順序

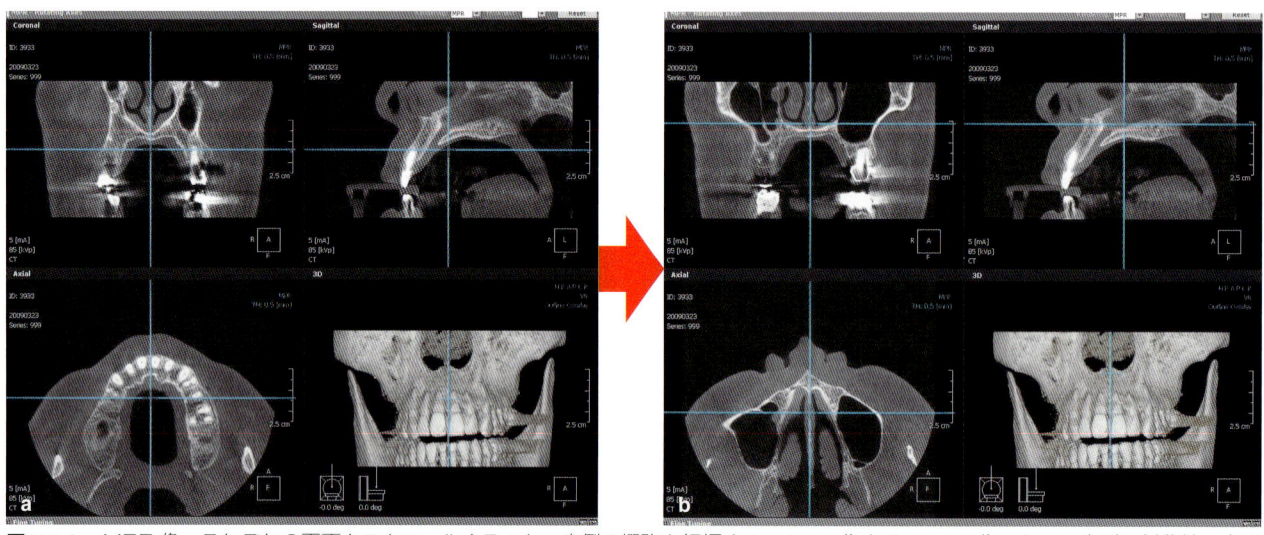

図10a, b MPR像．それぞれの画面をスクロールすることで症例の概略を把握する．Axial像やCoronal像において歯列の対称性，上顎洞の形態，隔壁，洞粘膜の状態などを把握しやすい．

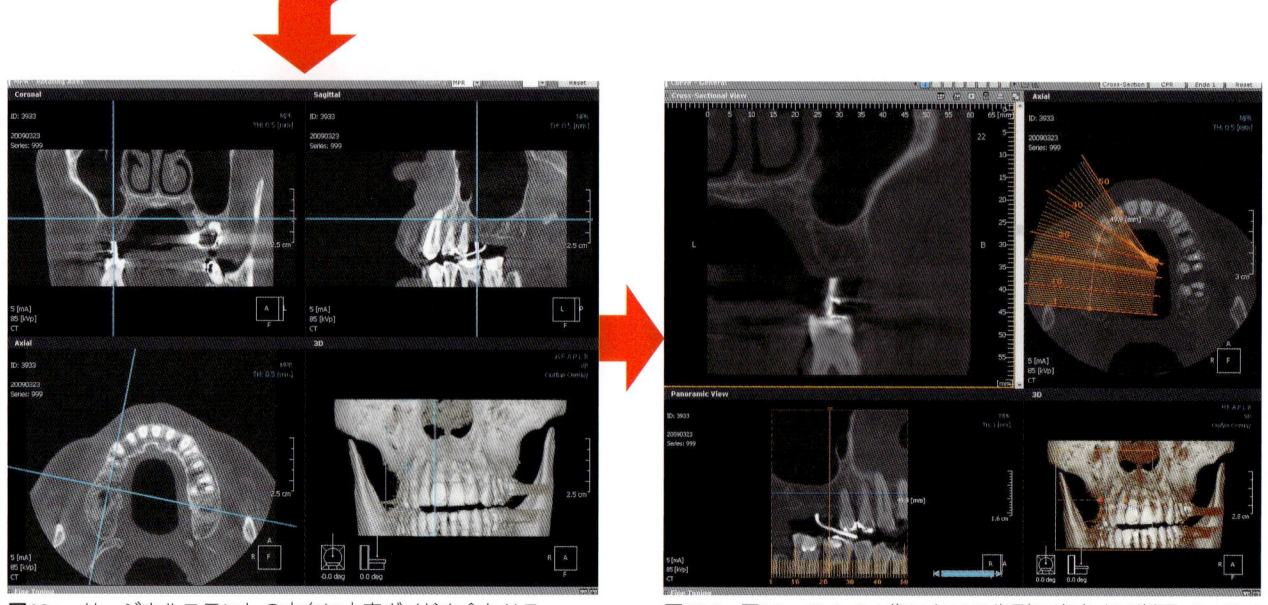

図10c サージカルステントの方向に十字ガイドを合わせる．

図10d 図10cのAxial像において歯列に直交する断面でスライスすることにより，Cross Sectional像が得られる．

2.6. 上顎臼歯部インプラント

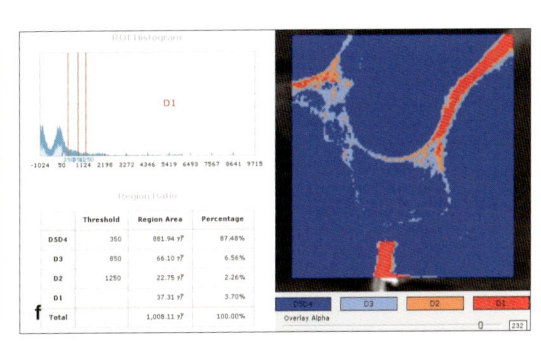

図10e Cross Sectional 像上で骨幅，骨高（上顎洞底までの距離）を計測できる．

図10f CBCT 像により骨密度が把握できる．**図10e, f** により，埋入するインプラントのサイズ，長径，形態，表面性状を選択する．

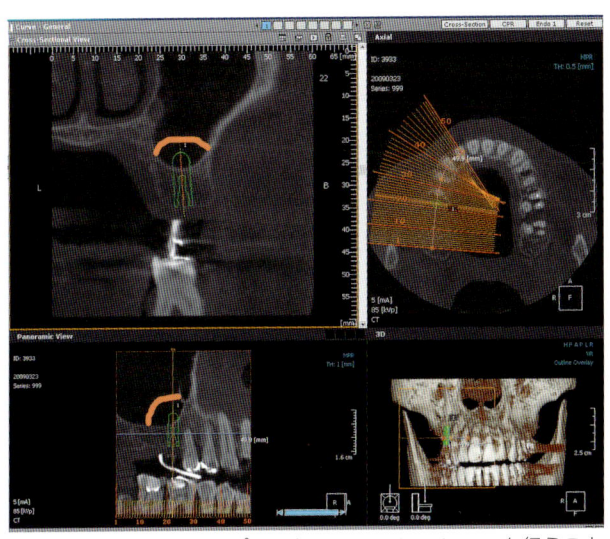

図10g 埋入したいインプラントのシミュレーションを行うことができる（12mm の長さのインプラントを埋入するためには，サイナスフロアエレベーションが必要であることがわかる）．

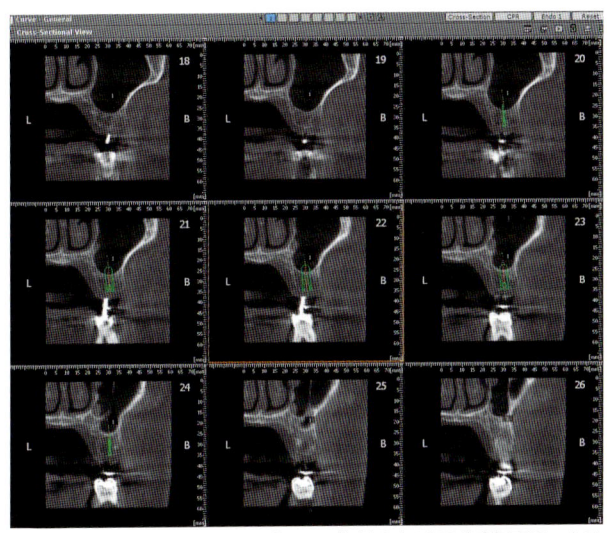

図10h Cross Sectional 像を9分割または16分割画面にすることにより，埋入するインプラントと周囲の解剖学的形態の関係を把握しやすい．

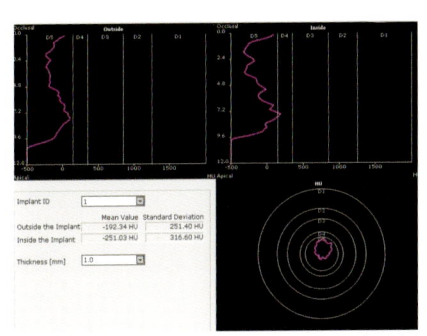

図10i シミュレーションした部位の歯冠側から根尖側に向かっての骨密度の分布を把握できる．これにより，術前にインプラント窩形成時の骨の硬さを推測できる（骨密度は濃度で評価）．

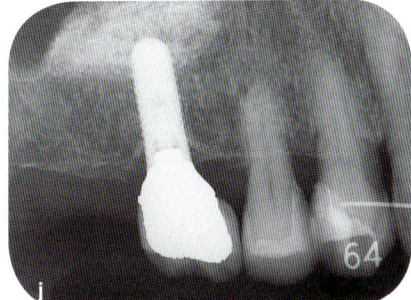

図10j, k 術後デンタルエックス線写真と CBCT 像．

Point 46　連続スライスから三次元的にイメージする

上記の順序でスライスしていくことにより，ほぼ正確な骨幅，骨長，骨質だけでなく，上顎洞などの解剖学的形態との関係も三次元的にイメージでき，安全・確実なインプラント手術につながる．

診断・治療が変わる"目から鱗"編

CBCTで診断すれば安心！二次元＆三次元診断を行い治療計画が明確になったケース

　二次元診断のみで手術に臨んだ場合，いざフラップを開けてみると，術前診断の予測に反し重篤な状態であったり，逆に軽度であった経験は，誰もが経験してきたことと思う．

　CBCTを用いることにより，ほぼ正確な三次元的診断が可能となり，術中に術式の変更をしなければならない可能性が減少し，術中のストレスが軽減された．

　以下に，CBCT診断を行うことにより安心して治療に臨めた2症例を紹介する．

サイナスフロアエレベーション後，挙上部の収縮傾向を認めたため，追加挙上を行った症例

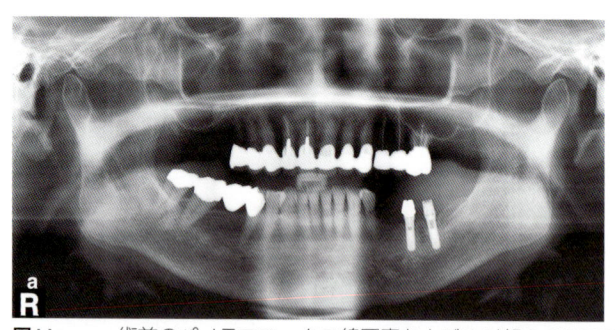

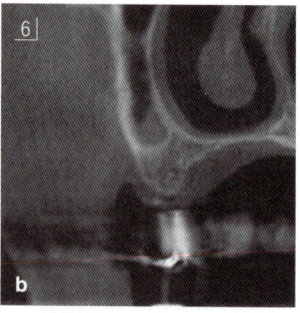

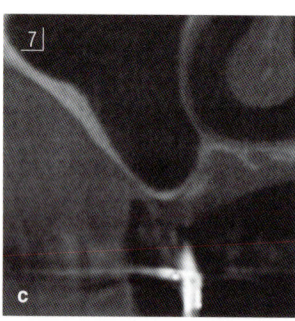

図11a～c 術前のパノラマエックス線写真および7 6|部のCBCT像．7 6|部にインプラントを計画．上顎洞底が下がっているため，サイナスフロアエレベーションを行う．6|部は同時埋入が可能であるが，7|部は待時埋入を計画した．

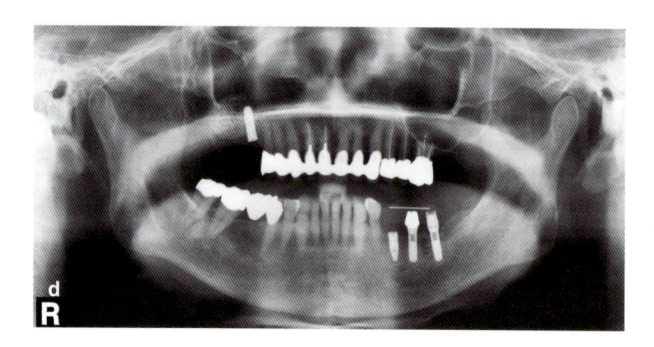

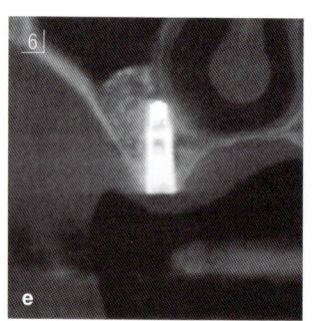

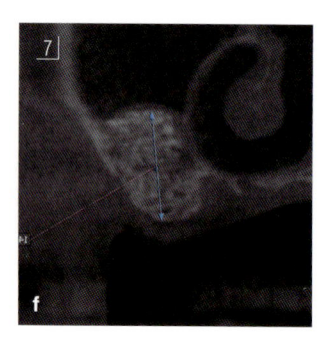

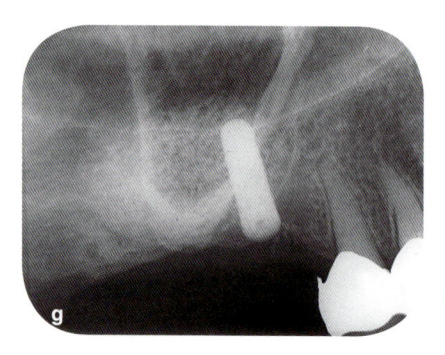

図11d～g サイナスフロアエレベーションおよび6|埋入直後のパノラマエックス線写真およびCBCT像（7|部術直後には14mmの挙上がなされていた）．

2.6. 上顎臼歯部インプラント

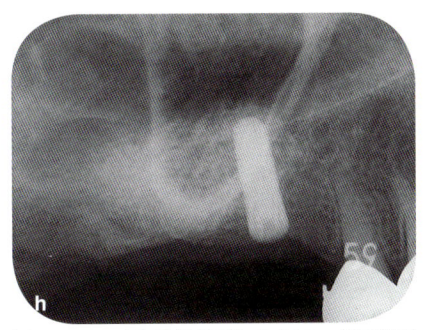

図11h〜j 4か月後のデンタルエックス線写真およびCBCT像(7部に収縮傾向が認められる).

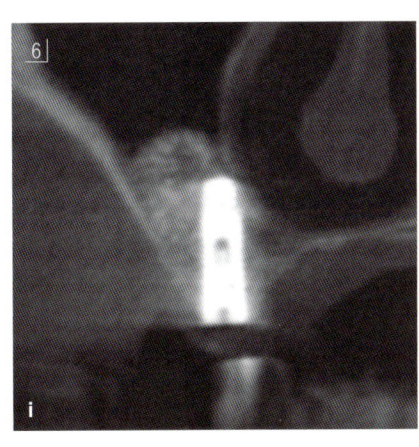

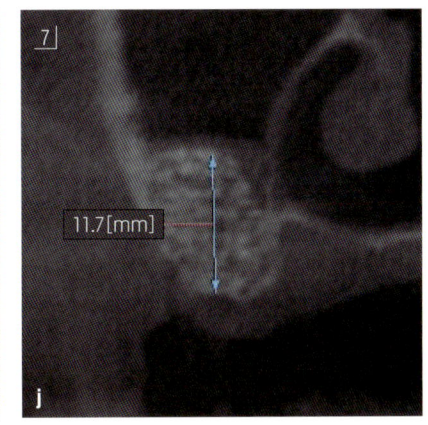

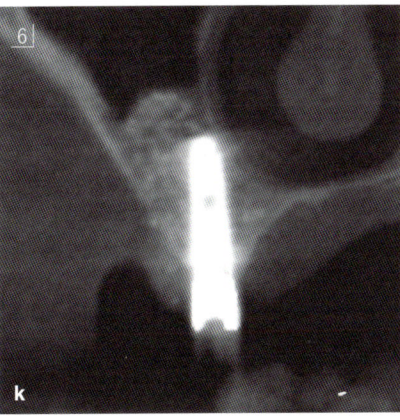

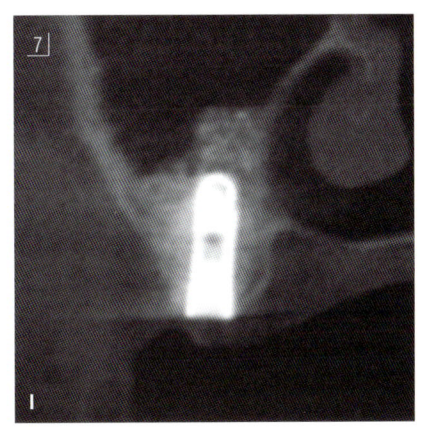

図11k, l 7部はオステオトームテクニックで追加挙上して，インプラント埋入を行った．

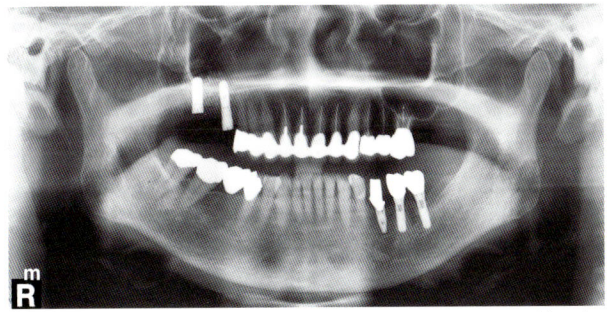

図11m, n インプラント埋入時と術後のパノラマエックス線写真．

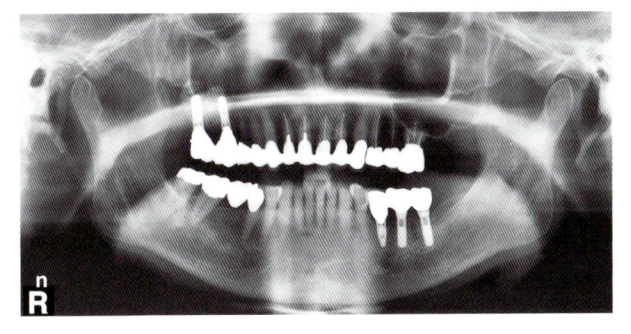

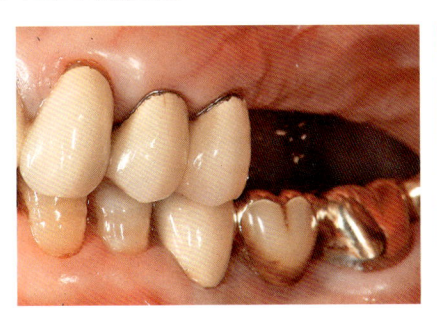

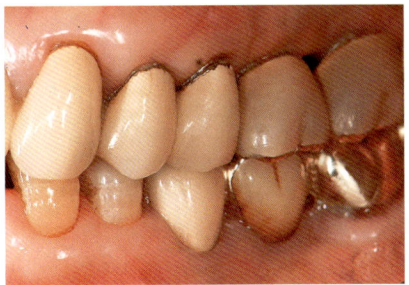

図11o, p 口腔内写真の術前・術後の比較．

Point 47 サイナスフロアエレベーション後の挙上部の収縮に注意！

サイナスフロアエレベーション後に挙上部の収縮が認められるケースは少なくない．CBCTで確認しオステオトームテクニックで追加挙上を行うことにより，安全で確実なインプラント埋入が可能となる．

骨高はあるが骨幅の少ない部位にリッジエキスパンジョンオステオトミーを用いた症例

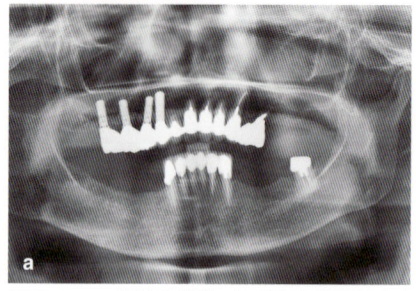

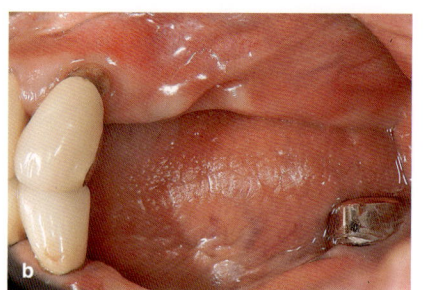

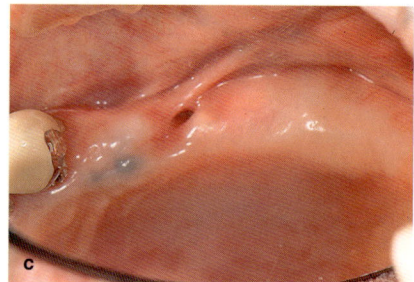

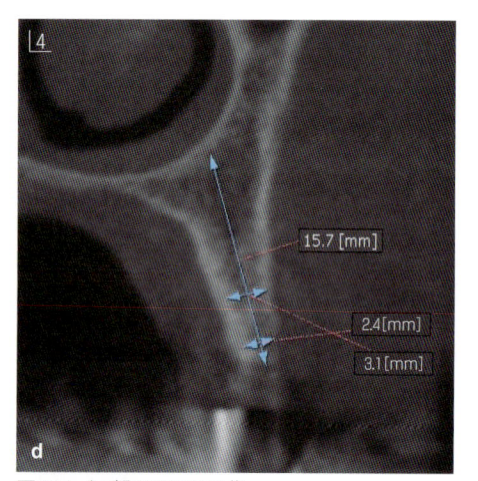

図12a〜c 術前の状態．5⎤が保存不可能となったため，4⎤6⎤7⎤にインプラントを埋入し，④⑤⑥⑦のブリッジとする治療計画を立てた．口腔内写真より，歯槽頂の高さはほぼ問題ない．

図12d 4⎤部のCBCT像．

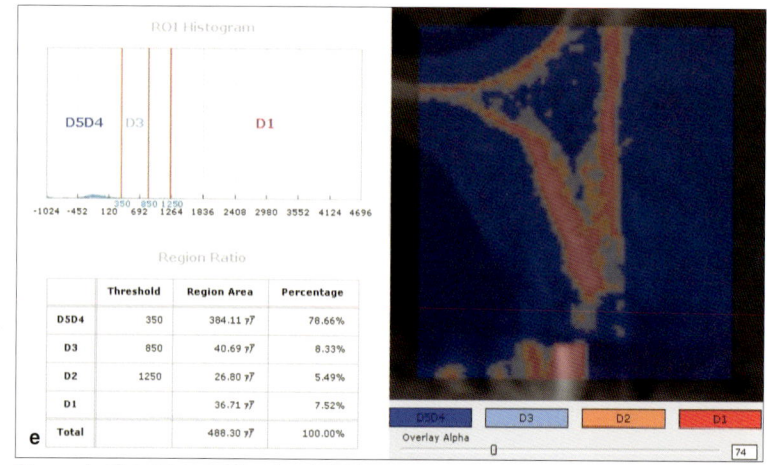

図12e 4⎤部のカラー画像による骨質表示．

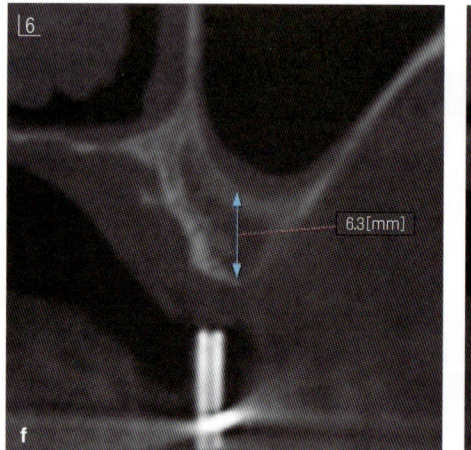

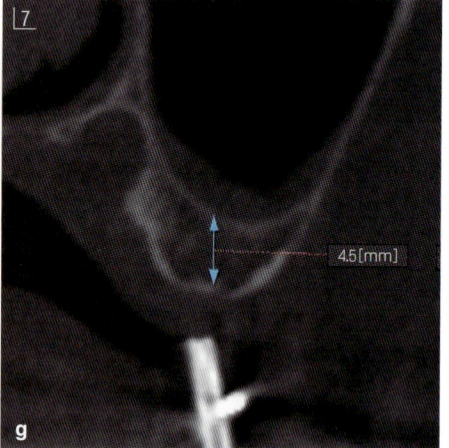

図12f, g CBCTで確認すると，4⎤部の高さは問題ないが，骨幅がないため，リッジエキスパンジョンオステオトミーにより骨幅を広げながらインプラント埋入し，頬側にGBRを行うこととした．6⎤7⎤部はサイナスフロアエレベーション後，待時埋入とした．

2.6. 上顎臼歯部インプラント

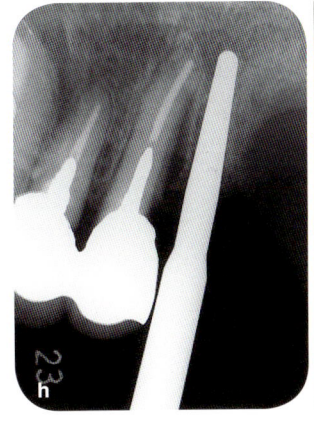

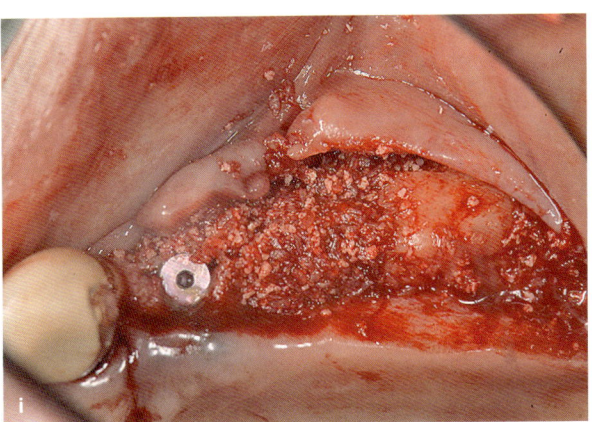

図12h, i リッジエキスパンジョンオステオトミーにより骨幅を広げながらインプラント埋入し，その頬側にGBRを行った．

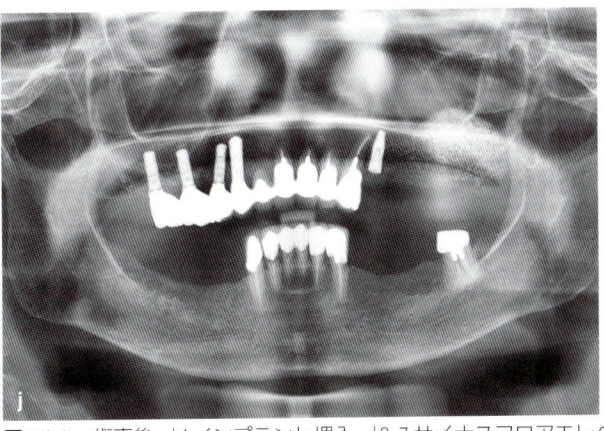

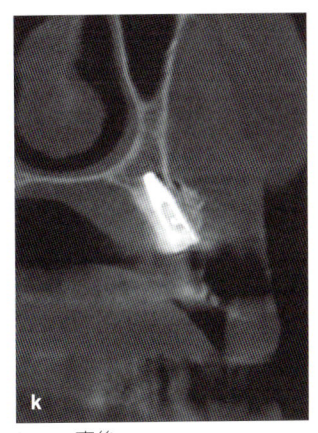

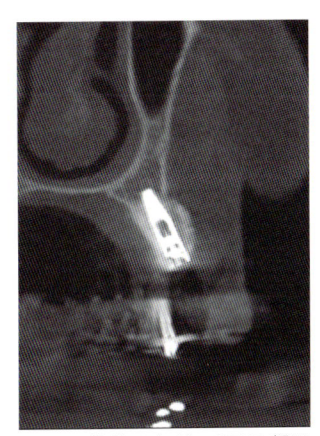

図12j, k 術直後．4̲インプラント埋入，6̲7̲サイナスフロアエレベーション直後．

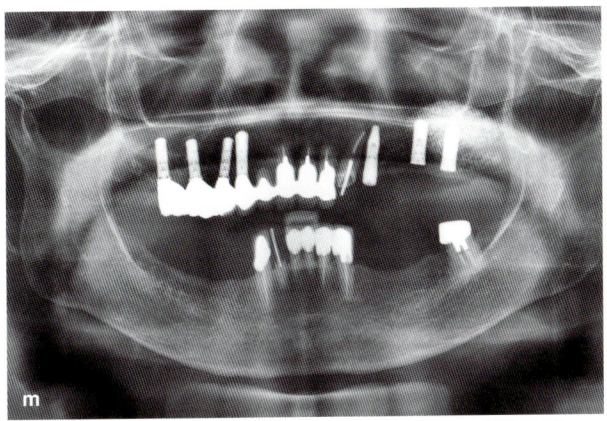

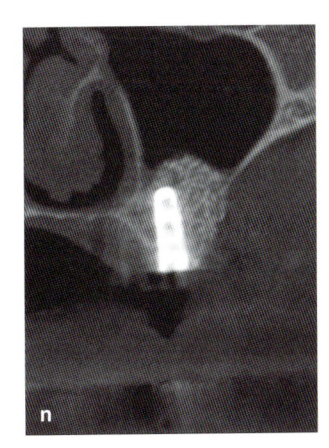

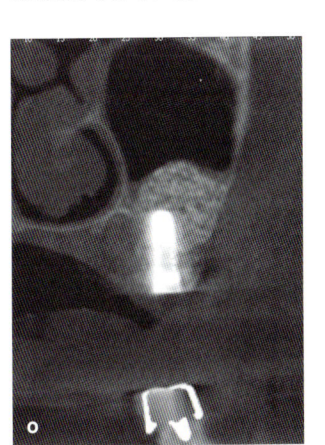

図12l 術後4か月．GBR部は骨硬化してきている．

図12m〜o 4̲部の二次手術および6̲7̲インプラント埋入直後．

Point 48 術前の骨幅の診断にはCBCTが必須

4̲のように骨高はあるが骨幅がない場合，二次元像のみで診断するのは不可能である．CBCT像で，頬舌側に皮質骨があり，その間に海綿骨を確認できたため，リッジエキスパンジョンオステオトミーにより骨幅を広げながら，コンデンスを行い，骨質を改善した後にインプラントを埋入し，その頬側にはGBRを行った．

CBCTで確認したら想像以上に難症例！

　CBCTによる三次元的な診断が行われるようになり、二次元診断のみで行ってきた今までならば見逃して手術に臨んでしまっていたことが明確にわかるようになった。術前や経過観察の過程でCBCTによる診断を行うことにより、早期に正確な診断を下すことが可能となり、最悪の事態を防ぐことができるようになった。

　以下に、術後に経過観察の重要性と、術前の三次元的診断の重要性を痛感させられた3症例を紹介する。

サイナスフロアエレベーションの1か月後に上顎洞粘膜の裂開を起こした症例

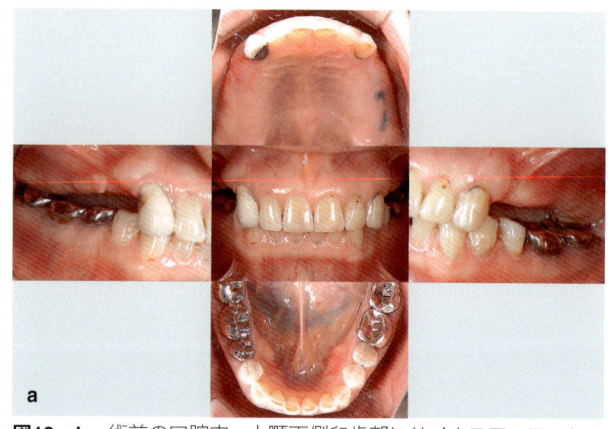

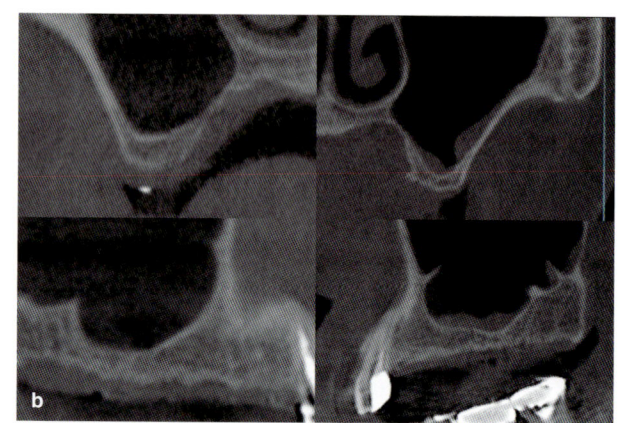

図13a, b　術前の口腔内。上顎両側臼歯部にサイナスフロアエレベーションと同時にインプラントを計画。術前CBCTでは、両側上顎洞、近遠心に隔壁を認める。左側は隔壁がやや大きく、軽度の上顎洞粘膜の肥厚も認める。

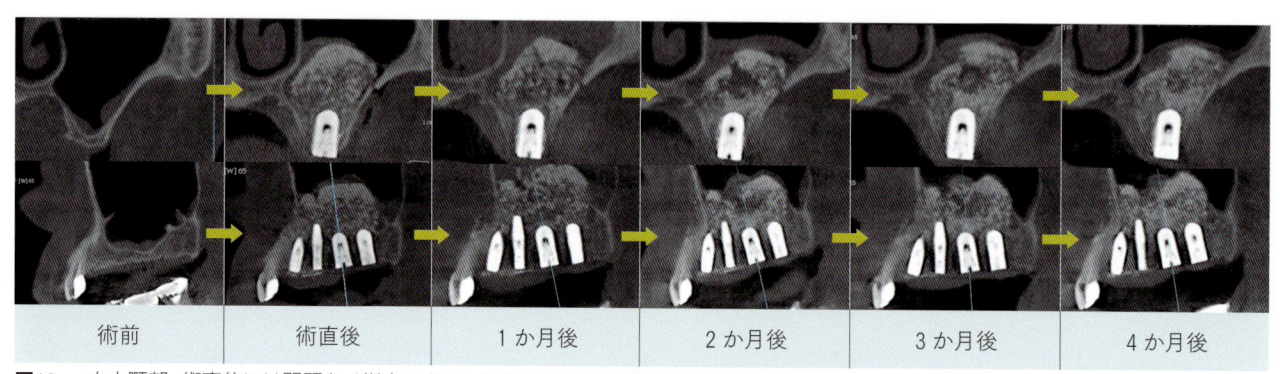

図13c　左上顎部、術直後には問題なく挙上できているように見えるが、1か月後に裂開し上顎洞炎を起こしている。患者の症状はなかった。抗生物質（クラビット錠）を14日間投薬した後、2か月後、3か月後と観察を行ったところ、上顎洞内の炎症も治まってきている。

2.6. 上顎臼歯部インプラント

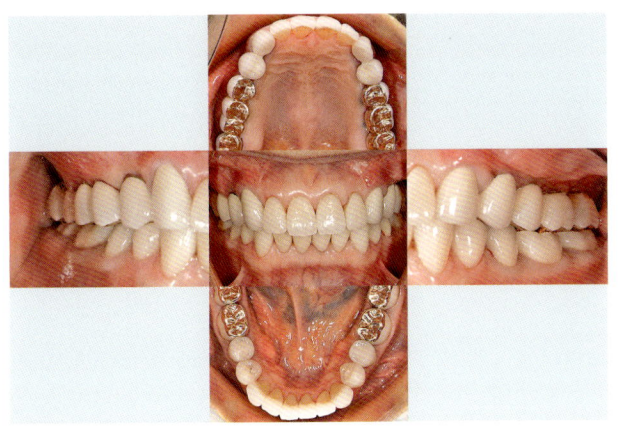

図13d　術後の口腔内.

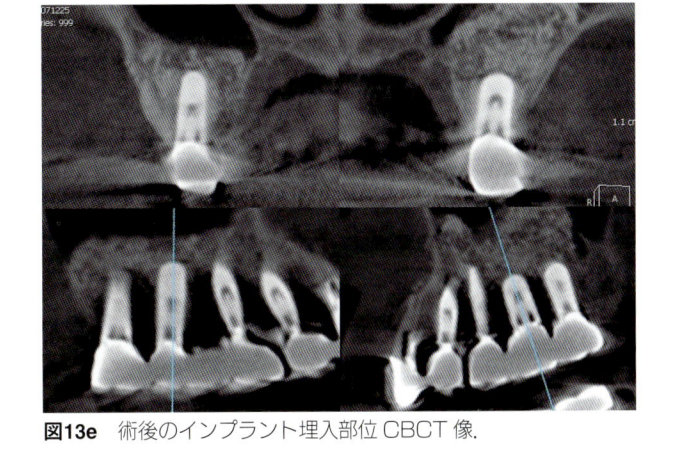

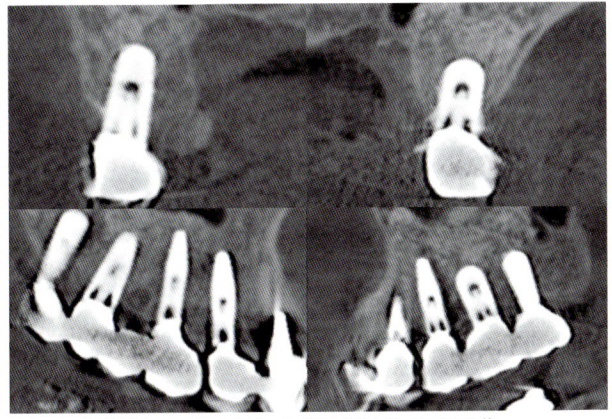

図13e　術後のインプラント埋入部位 CBCT 像.

図13f　術後3年のインプラント埋入部位の CBCT 像.

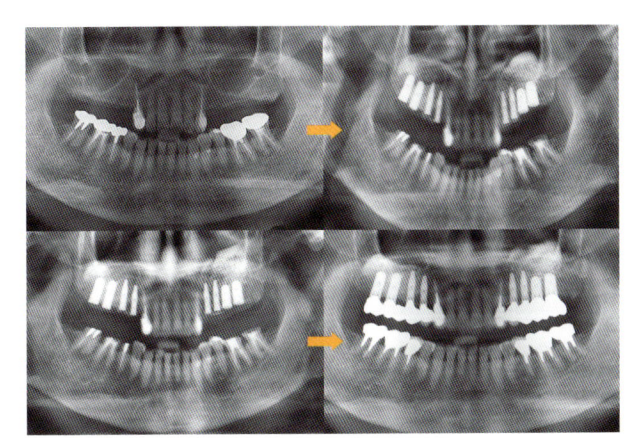

図13g　パノラマエックス線写真による治療経過.術直後（右上）と術後14か月（左下）では挙上部の形態に変化を認めるが，上顎洞内の炎症については見ることができない.

Point 49　サイナスフロアエレベーション後の経過観察にも CBCT は有用

　サイナスフロアエレベーション後に上顎洞粘膜の腫脹が起こるという報告があるが，本ケースでは術前の粘膜の肥厚もなく，術直後も十分に挙上されているように見える．1か月後，患者の症状はないものの，CBCT像にて上顎洞粘膜の裂開と腫脹を呈したため，抗生物質を投薬し観察を続けた．2か月後には，上顎洞内の粘膜の肥厚も治まってきている．このような経過観察にも CBCT は有用である．

141

上顎洞隔壁の存在した症例

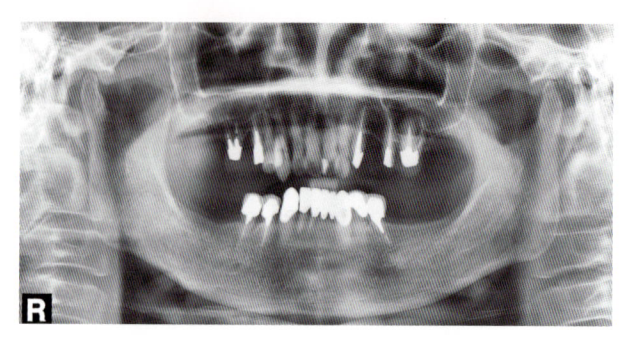

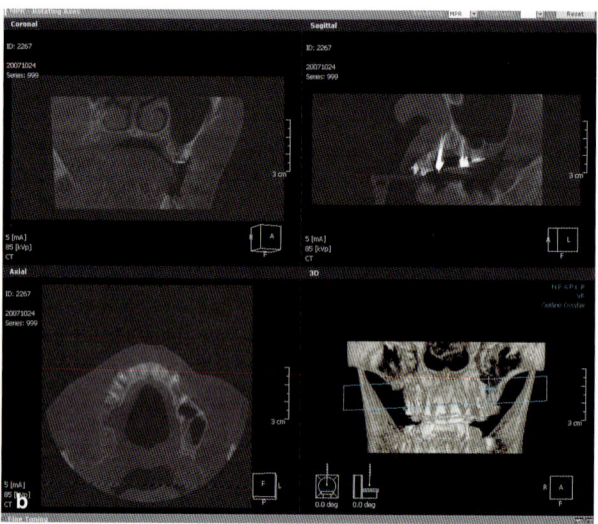

図14a ⌞6 7部のサイナスフロアエレベーションを計画したが，⌞6遠心部に隔壁の存在を認める．

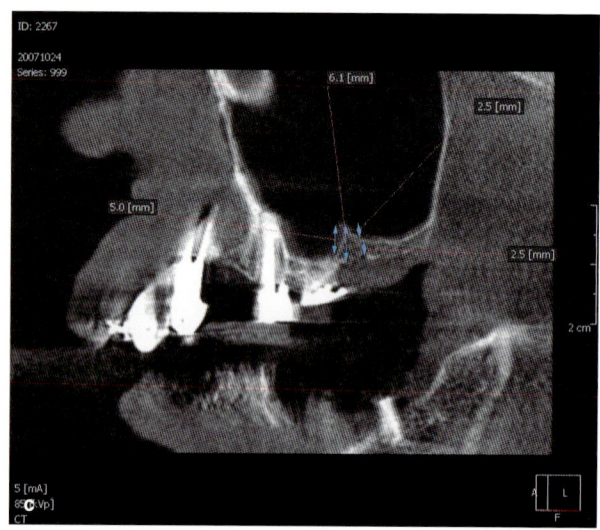

図14b, c 隔壁は頬舌的に存在しており，その大きさを計測することによりイメージがつかみやすい．

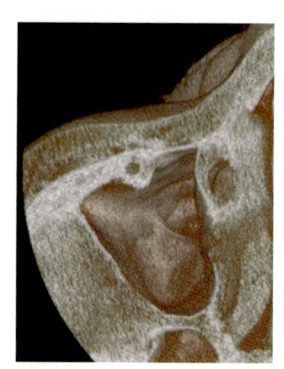

図14d 三次元像で上方から観察すると上顎洞底の形態をさらに正確にイメージできた．

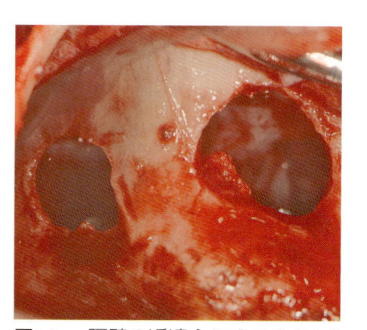

図14e 隔壁の近遠心に2つのWallを形成し，その近遠心から隔壁部粘膜の剥離を行う．

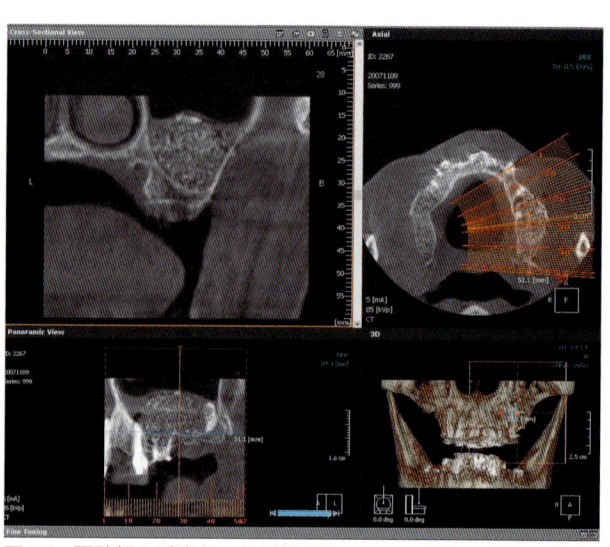

図14f 隔壁部を近遠心から剥離することで，粘膜の穿孔を回避できた．

> **Point 50** 上顎洞内隔壁には 2 つの Wall で対応する
>
> パノラマエックス線写真で隔壁の形態を把握することは困難である．隔壁部の上顎洞粘膜を剥離する場合，1Wallで上顎洞底粘膜を剥離することは危険で，2Wallに分けて近遠心から隔壁部の剥離を行う．

2.6. 上顎臼歯部インプラント

CBCT により隣在歯の根尖病変による上顎洞粘膜の肥厚を認めた症例

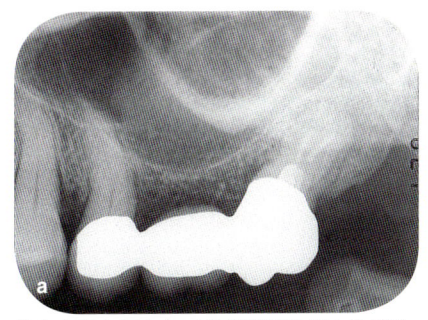

図15a |7 根尖病変と思われる歯根膜腔の拡大を認め，上顎洞粘膜の肥厚が疑われる．

図15b CBCT 像により |7 の根尖病変はデンタルエックス線写真での予測より大きく，上顎洞粘膜の肥厚は |7 根尖病変からの二次的炎症と考えられた．現状のままサイナスフロアエレベーションを施行した場合，|7 の病変に起因する術後感染が危惧された．

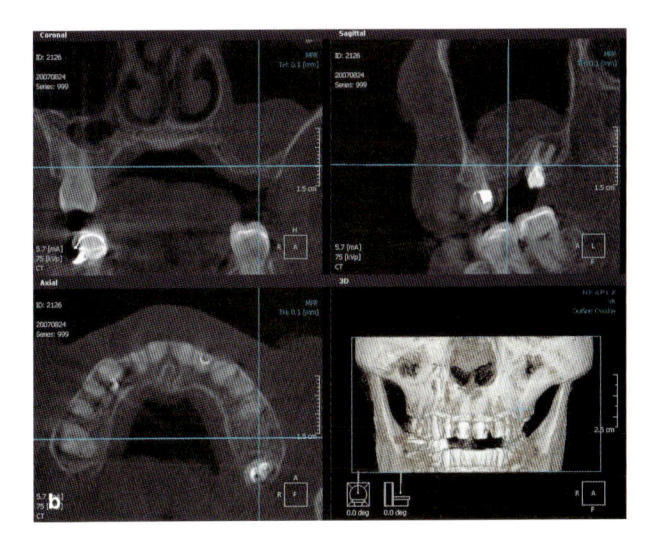

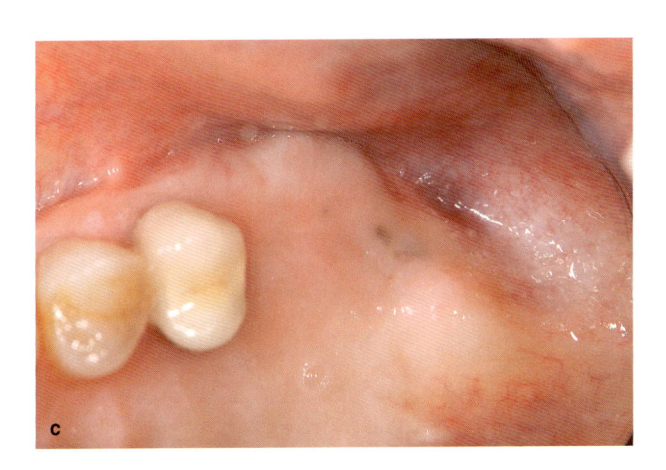

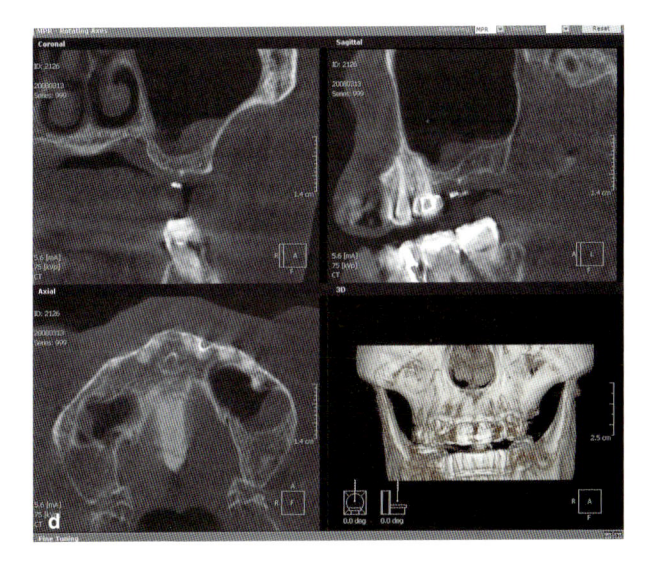

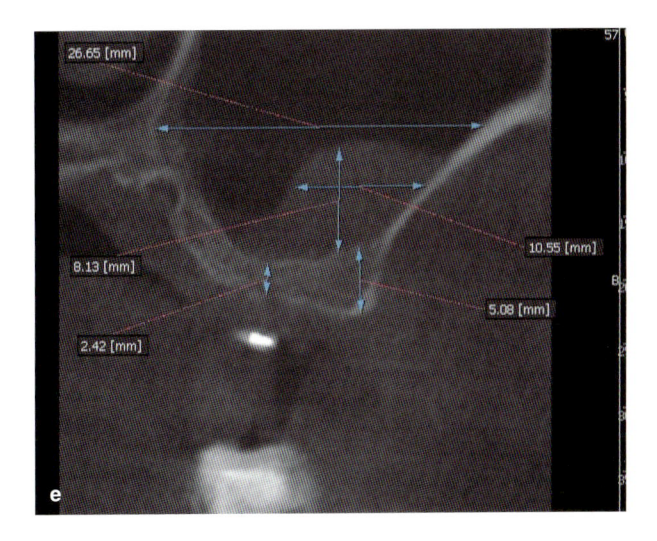

図15c～e |7 の抜歯後約 6 か月．|7 の抜歯により上顎洞粘膜の肥厚は収縮したものの，まだ肥厚が存在した．

143

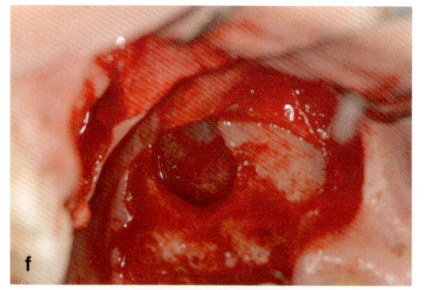

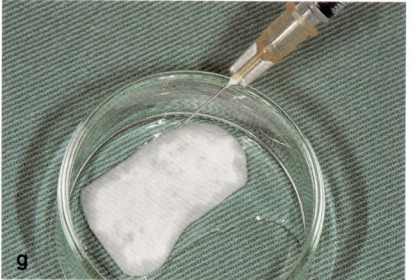

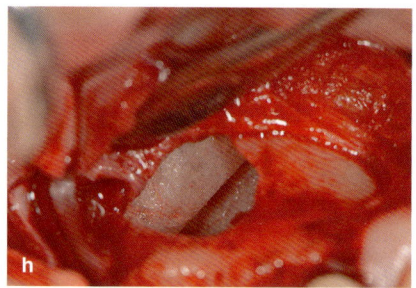

図15f〜h 上顎洞粘膜を挙上後，抗生剤に浸した吸収性メンブレンを敷いて，補填材を挿入した．

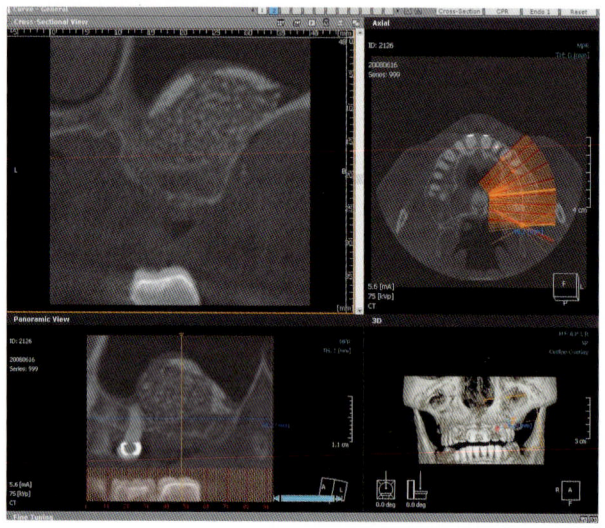

図15i サイナスフロアエレベーション直後．最悪の事態を想定してインプラントの同時埋入は避けた．

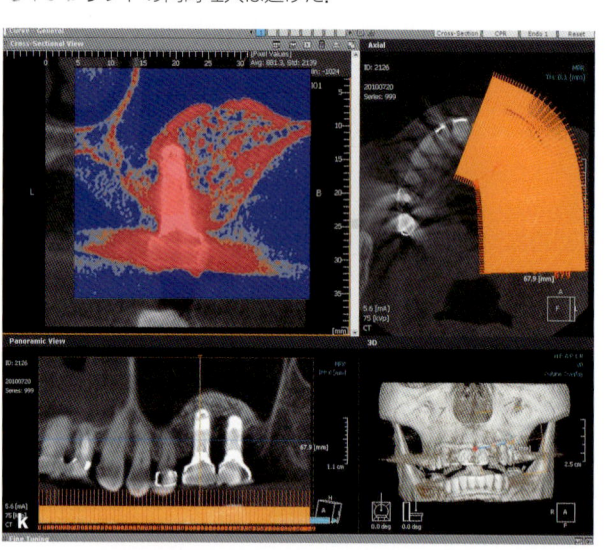

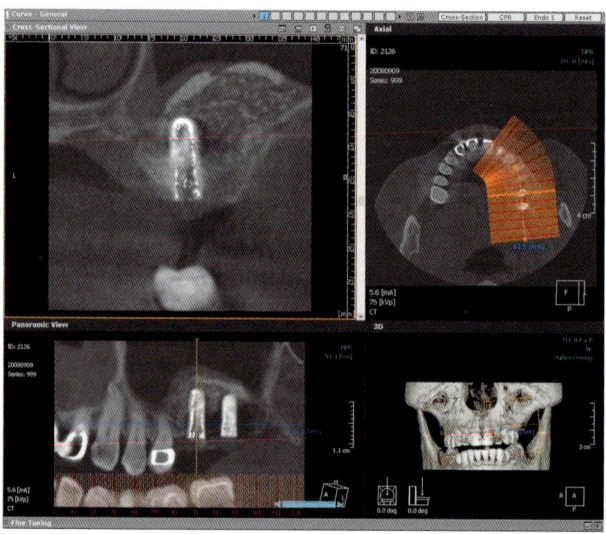

図15j 4か月後のインプラント埋入時．

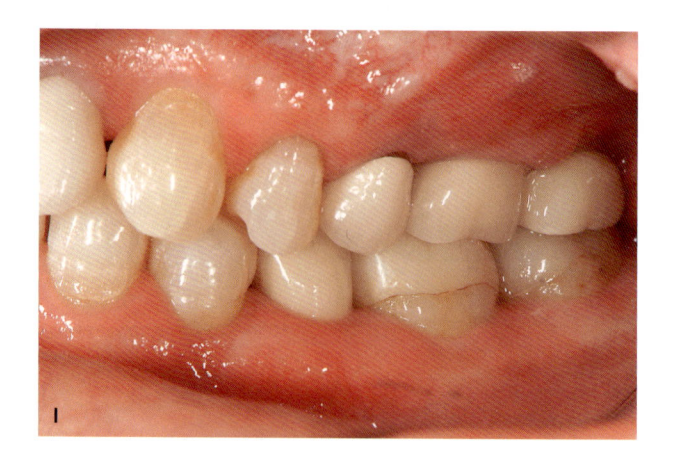

図15k 術後，骨密度も増し，安定している．
図15l 術後の口腔内写真．

> **Point 51** 隣在歯の根尖病変による上顎洞粘膜の肥厚に注意！
>
> 　隣在歯の根尖病変に起因すると考えられる上顎洞粘膜の肥厚が認められる場合，術後感染を避けるために，まず原因歯の処置を行った後にサイナスフロアエレベーションを施行すべきである．本症例では|7の抜去後6か月待ち，施術時に抗生剤に浸した吸収性メンブレンを挙上部に敷くことでトラブルを回避しようとした．また，このような場合，インプラント同時埋入を回避することも必要である．

2.6. 上顎臼歯部インプラント

■ 一見難症例かと思われたが CBCT で安全な治療ができた！

二次元診断のみでは診断できず，一見難症例と思われる症例でも，CBCT を用いた三次元的診断により，安全かつスムーズな治療が可能となるケースは多い．以下に，3 症例を提示する．

上顎洞外側壁の消失した患者を把握できた症例

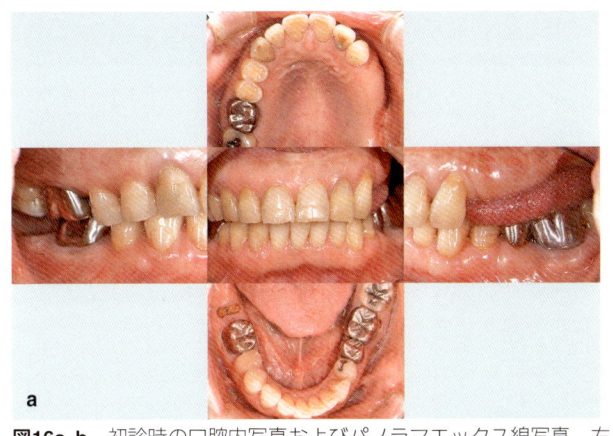

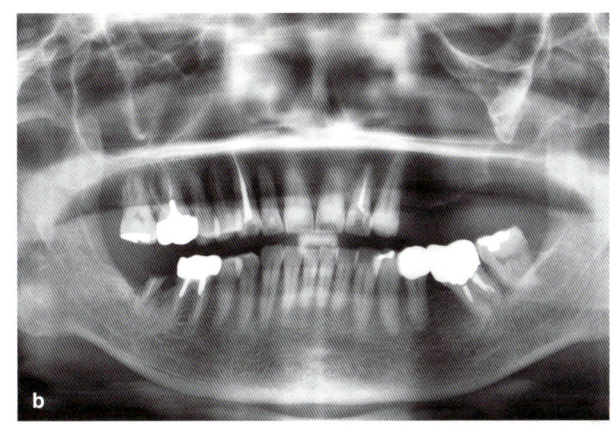

図16a, b 初診時の口腔内写真およびパノラマエックス線写真．左上臼歯部にインプラントを希望して来院されたが，左側上顎洞根治手術を6回受けた既往歴がある．6部は上顎洞粘膜と歯槽粘膜が交通しており，歯槽骨が存在しない可能性が疑われる．

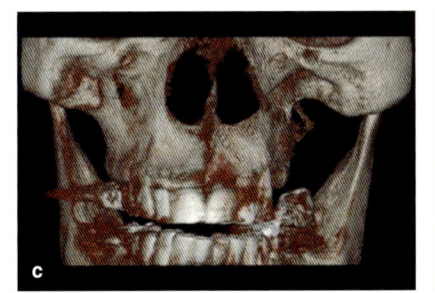

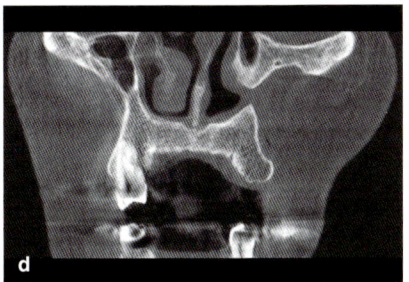

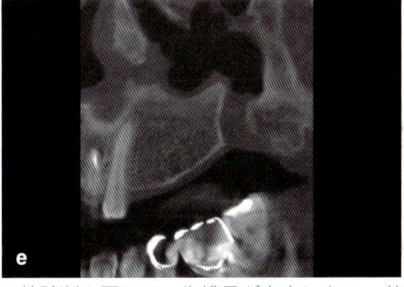

図16c〜e CBCTでは，上顎洞外側壁が3付近から消失していた．6部は，パノラマエックス線診断と同じく，歯槽骨が存在しない．義歯での修復を提案したが，患者はインプラントを強く希望した．

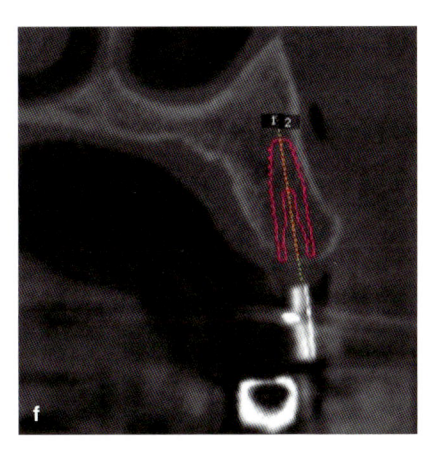

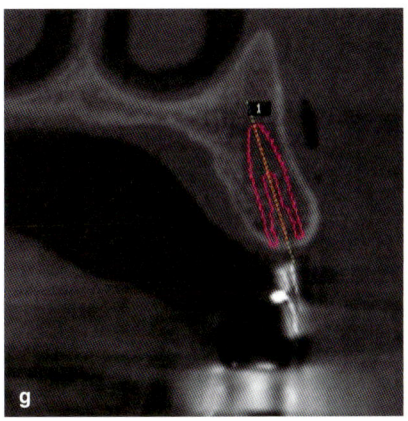

図16f, g CBCT 診断にて，4，5部には，インプラント埋入余地が存在することがわかったため，5までの短縮歯列とするインプラント治療を計画．

145

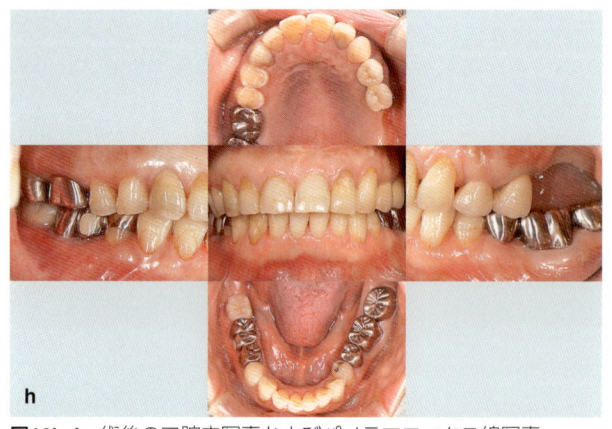

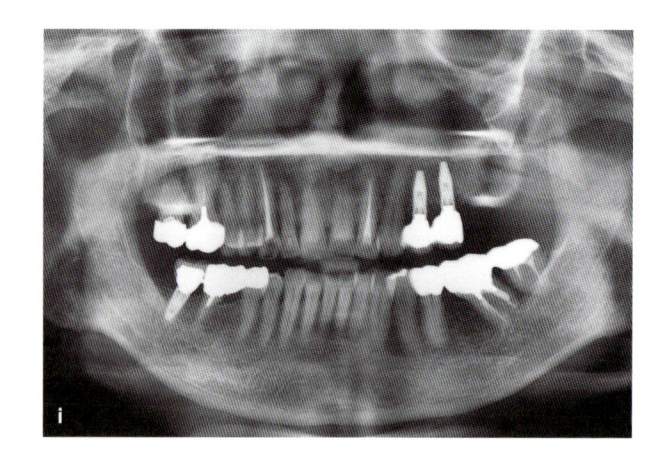

図16h, i 術後の口腔内写真およびパノラマエックス線写真.

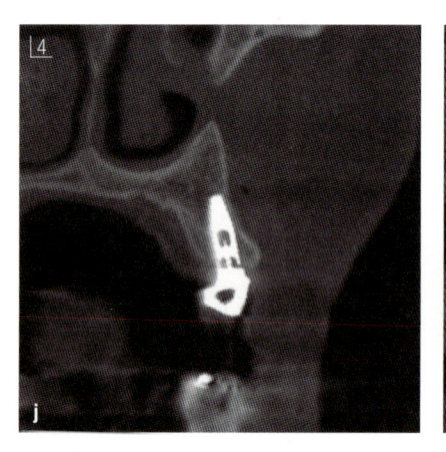

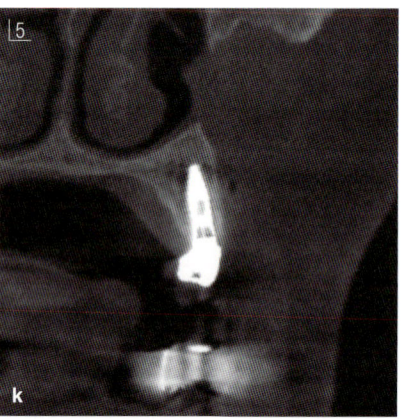

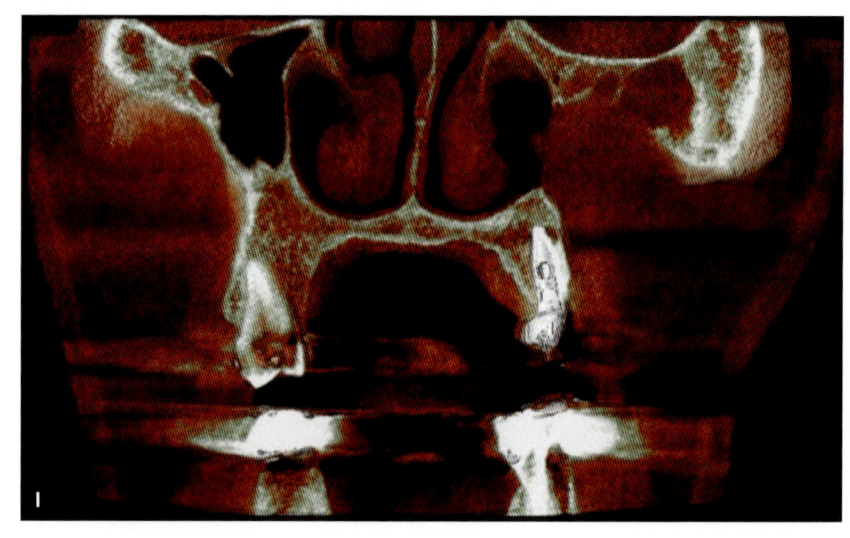

図16j～l CBCTにより，上顎洞外側壁の消失が判明し，6̲部の上顎洞と歯槽粘膜の交通部を避けて，4̲，5̲部の歯槽骨内に安全にインプラント埋入を行うことができた．

Point 52 上顎洞根治手術後の患者に注意！

過去に上顎洞根治手術を受けた患者のなかには，上顎洞が消失していることも少なくない．その診断は，CBCTでなければ不可能である．

2.6. 上顎臼歯部インプラント

上歯槽動脈の走行が確認できた症例

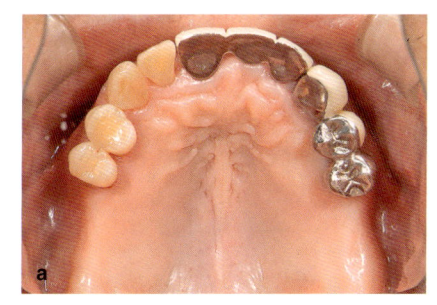

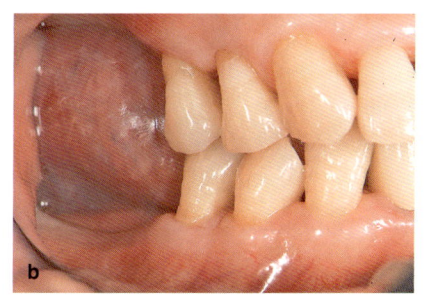

図17a, b 術前の口腔内写真．6̄|6̄にインプラント治療を計画した．

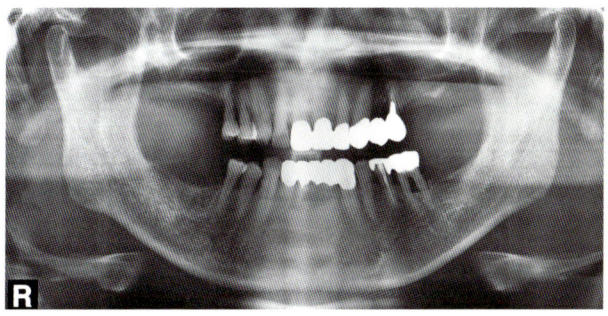

図17c 術前のパノラマエックス線写真．

図17d 上顎洞底から約6〜7mmの部位に側壁内を通る太い上歯槽動脈が存在する．パノラマエックス線写真では認められなかった．上顎洞粘膜の肥厚も認められる．上顎洞底から約6mmのところに存在したため，ラテラルウィンドゥテクニックで挙上を行うと血管の損傷を招く可能性があったため，オステオトームテクニックにて行うこととした．

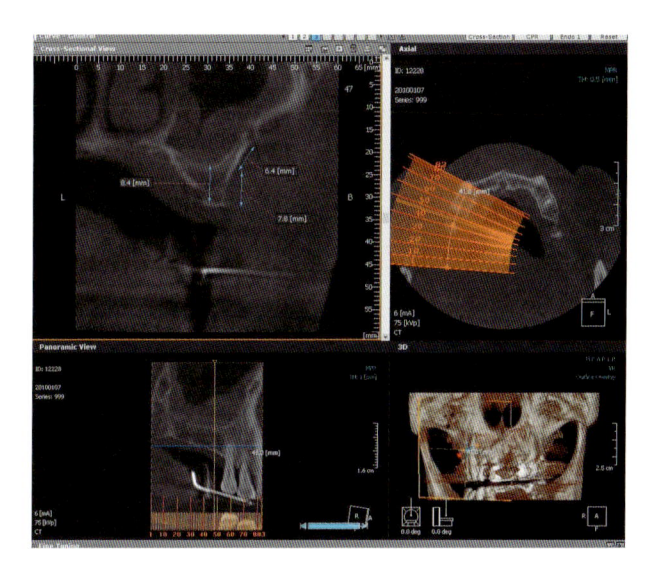

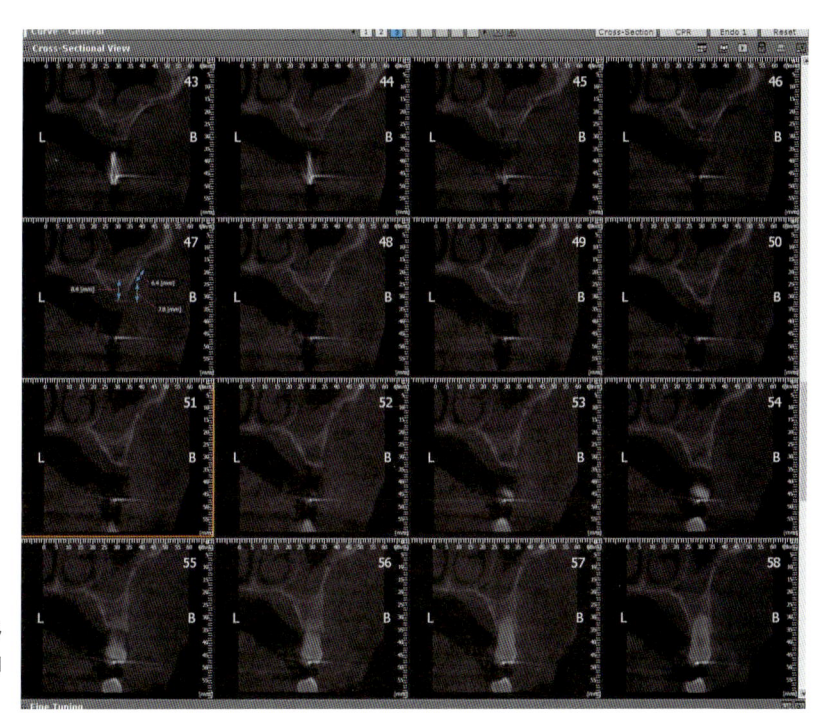

図17e 上歯槽動脈の走行はインプラント埋入予定である6|部より近心にいくに従い，上方に向かっている．

147

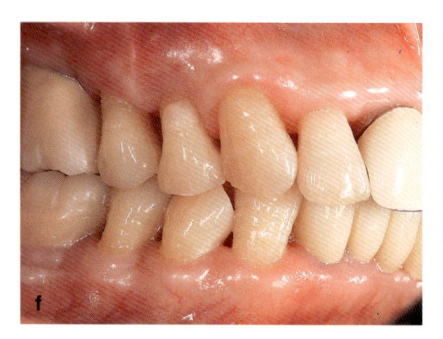

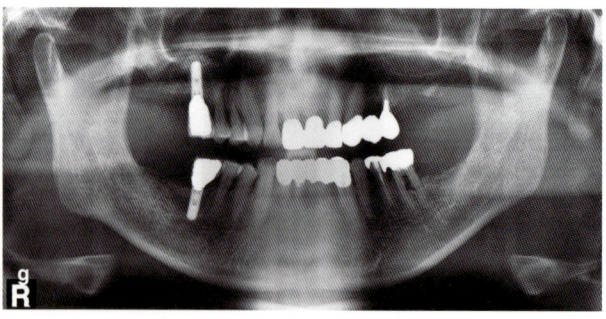

図17f, g 術後の口腔内写真およびパノラマエックス線写真.

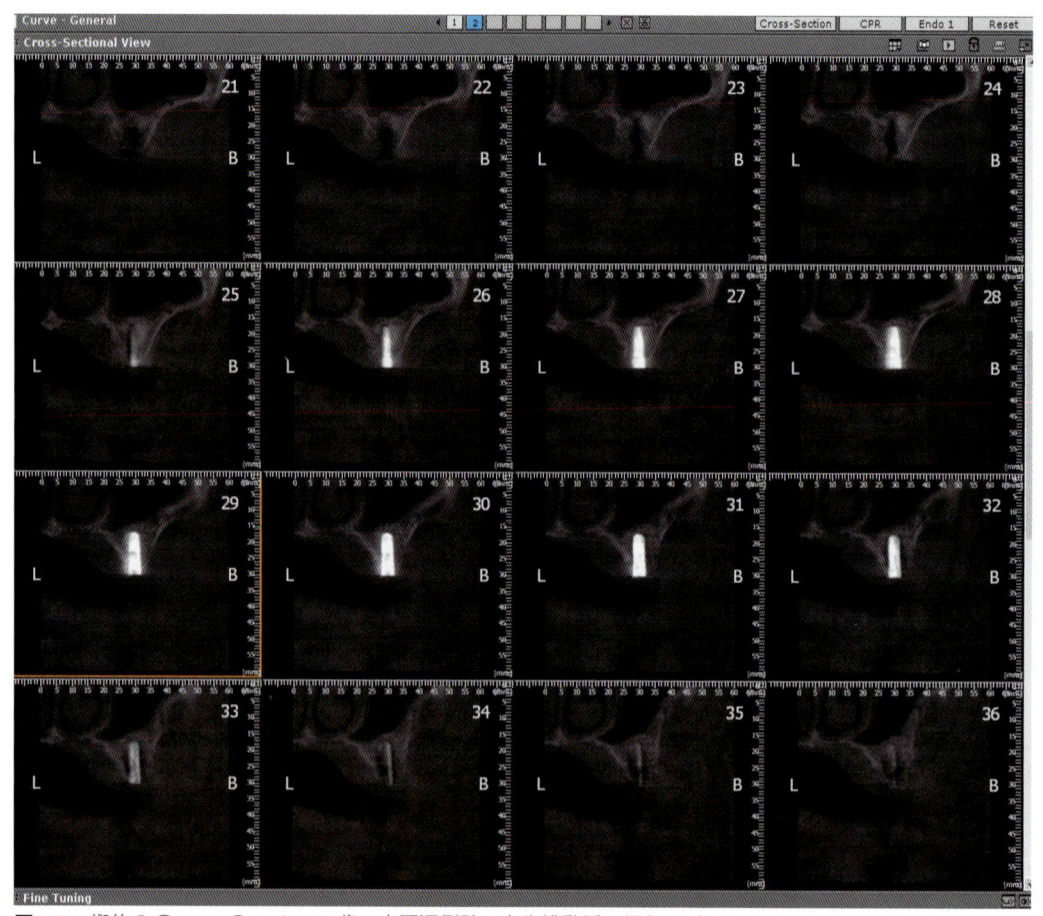

図17h 術後の Cross Sectional 像．上顎洞側壁の上歯槽動脈の損傷を避けるため，オステオトームテクニックでインプラント埋入を行った．挙上部が上歯槽動脈に近接しているのがわかる．

> **Point 53** 16分割で血管の走行状態を把握
>
> 　上歯槽動脈の走行は，二次元的なエックス線では，なかなか見つけにくい．上歯槽動脈を切断してしまうと，大量出血を起こしてしまう．術前に CBCT で確認することにより，安全な手術が可能となる．また，Cross Sectional 像の9分割や16分割でみることにより，術野付近の血管の走行のイメージがつきやすくなる．

2.6. 上顎臼歯部インプラント

傾斜埋入により，サイナスフロアエレベーションを避けた症例

図18a 従来の二次元画像では，欠損部の骨頂から上顎洞底までの距離がなく，十分な長さのインプラントを埋入するにはサイナスフロアエレベーションが必要と診査・診断していた．

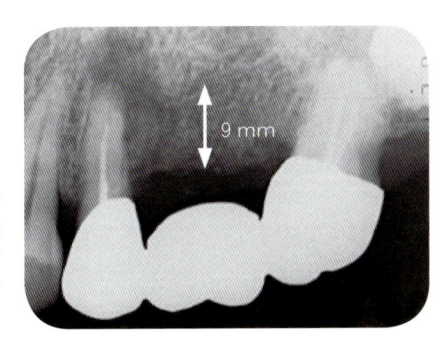

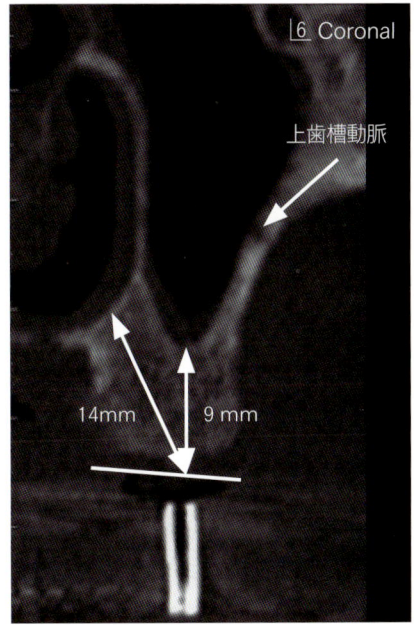

図18b 「PreVista」導入前の医科用 CT 画像．「PreVista」を導入する前は，医科用 CT 撮影施設などに依頼していた．診断用ステントを装着し，インプラント埋入予定部位の|6欠損部を CBCT 撮影した三次元画像をみると，Coronal 像で上顎洞の形態，隔壁の状態，残存骨量，正確な洞底までの距離，骨幅，骨傾斜，上歯槽動脈が確認できる．

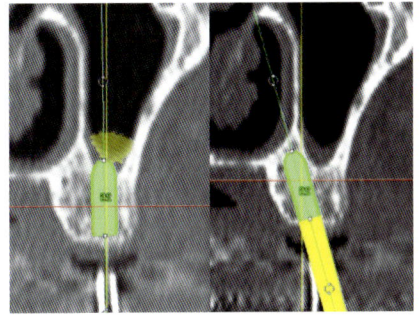

図18c シミュレーションにより，上顎洞を干渉せずに|6相当部の上顎洞と鼻腔の間に補綴に問題ない範囲で頬舌的傾斜埋入が可能と診断（右図）．

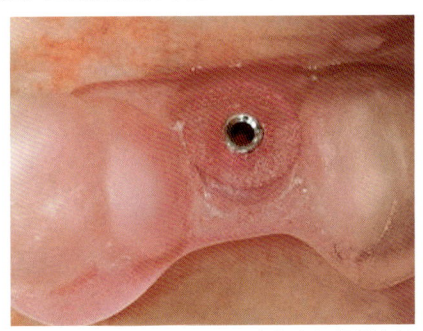

図18d シミュレーションをもとに歯牙支持のサージガイドを設計，製作．写真は1stドリル用のサージガイドを示す．

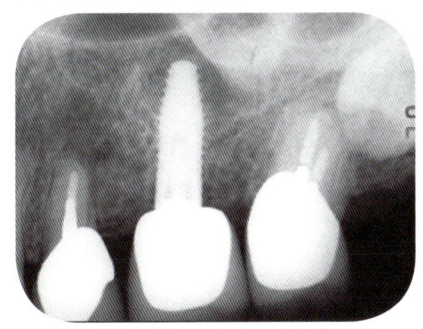

図18e 術後のデンタルエックス線写真．二次元像では上顎洞内にインプラントが穿孔しているようにみえる．

Point 54　CBCT により低侵襲な処置も可能

インプラントは希望しても，サイナスフロアエレベーションは希望しない最小限の処置を望む患者も少なくはない．CBCT により頬舌的な傾斜埋入の可能なことがわかり，最小限の処置が可能となった．

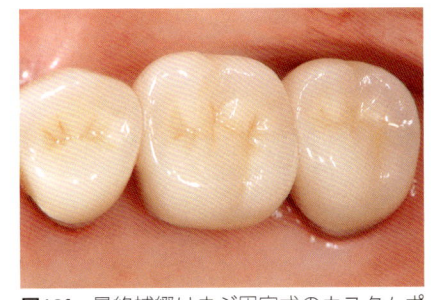

図18f 最終補綴はネジ固定式のカスタムポストを製作し，金属焼付ポーセレンクラウンによるセメント仮着タイプの上部構造とした．

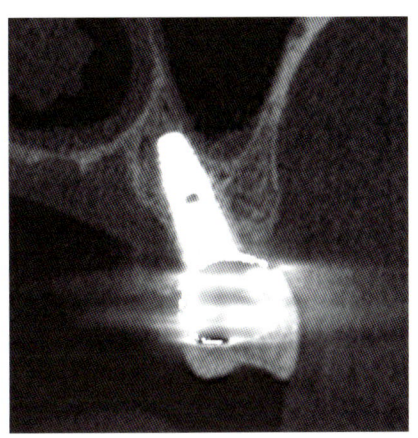

図18g 最終補綴物装着後の「PreVista」による CBCT 像．上顎洞を干渉せずに上顎洞と鼻腔の間に十分なサイズのインプラントを埋入し，確固たる咬合の回復が得られた．

私のとっておきのCBCT活用法

「VR像で上顎洞の形状をみる」

VR（Volume Rendering）像で不透明度を調整することにより，軟組織を観察することができる．いろいろな方向から切断してみることで，上顎洞内の多くの情報を得ることが可能である．二次元では得られない上顎洞内の複雑な隔壁や肥厚のイメージをつかむことができ，上顎洞にアプローチする際の助けとなる．

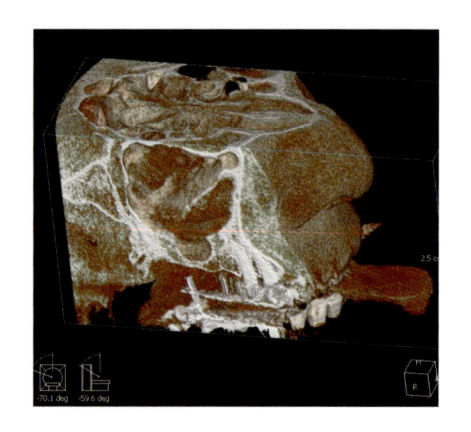

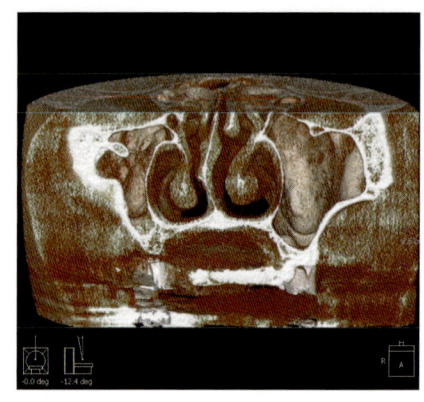

同一患者の上顎洞であるが，このような複雑な形状は二次元像では到底想像できない．

まとめ

CBCT導入のきっかけとなり，その恩恵を一番被ったのは，上顎臼歯部インプラントではなかろうか？ 二次元的な診断のみでうまくいったケースも多いが，二次元像とCT像を比較してみると，二次元像のみではわれわれの診断できなかったことがいかに多いか驚かされる．

われわれ臨床家は，診断や治療がたまたまうまくいけばよいのではなく，確実な結果が要求される．そのためには，三次元的にみることのできるCBCTは不可欠なものであろう．

参考文献

1. 山道信之，糸瀬正通．サイナスフロアエレベーション．東京：クインテッセンス出版，2008．
2. 山道信之，林佳明，牧角新蔵，河原三明，水上哲也．インプラントイマジネーション．東京：クインテッセンス出版，2004．
3. 野阪泰弘．CTで検証するサイナスフロアエレベーションの落とし穴．東京：クインテッセンス出版，2010．
4. 園田哲也．上顎洞形態によるアプローチ法を考える（前編）・（中編）・（後編）．補綴臨床 2010；43(5)：566-580，43(6)：688-701，2011；44(1)：92-106．

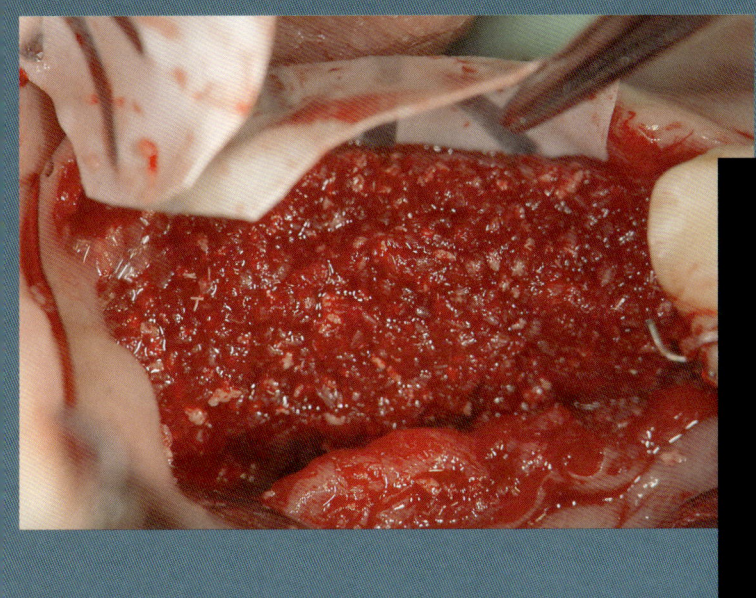

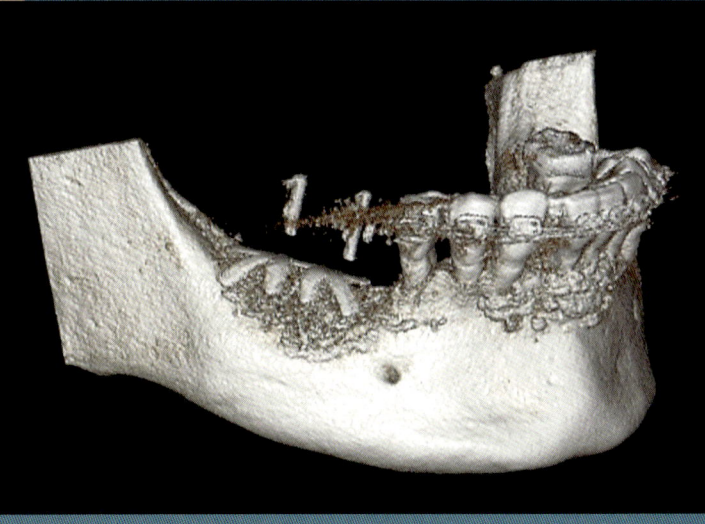

2.7. 下顎インプラント
―― 安心・安全で予知性のあるインプラント治療に不可欠な CBCT

解説　林　美穂

なぜ，下顎前・臼歯部のインプラント治療に歯科用 CBCT が必要か？

医療事故回避には，解剖学的見地から下顎の状態を三次元的に把握することが重要

インプラント治療の普及にともない，医療事故や訴訟が多発している．なかでも下顎における下歯槽神経麻痺と舌下動脈やオトガイ下動脈の損傷は代表的である[1,2]．このような医療事故を回避するためには，解剖学的見地から下顎の状態を三次元的に把握することが重要である．

以前は大学病院などの特別な施設を除き，CT を日常的に活用できる一般開業医は少なかった．しかし近年では，CBCT の普及により一般開業医においても CT 撮影ができる時代になってきた．その結果，二次元的なデンタル・パノラマエックス線画像では知ることのできなかった多くの情報をいつでも容易に得ることができ，正確な診断，安心・安全で確実なインプラント埋入を行ううえで CBCT が必要不可欠なものとなってきた．

また，術前の診査，シミュレーション，術中，術後，経過にいたるまで，詳細な情報をわれわれに与えてくれる CBCT の普及により，患者が安心して治療を受けられることは言うまでもない．そして，これによりわれわれ歯科医師のストレスの軽減はもとより，術者自身の技術の研鑽にもに大いに役立つと考えられる．

表1 に下顎インプラント治療時における CBCT の有効性を列記した[3]．

表1　下顎インプラント治療時における CBCT の有効性．
①下顎骨形態の三次元的診査
②下顎管やオトガイ孔，分枝の位置・形態の三次元的診査
③骨質・骨密度の診査
④骨内異物の三次元的診査
⑤病変，病巣の三次元的診査
⑥顎関節の三次元的診査
⑦骨折の三次元的診査
⑧インプラント周囲の骨量・骨質の三次元的診査
⑨インプラント周囲炎の三次元的診査

CBCT活用"ベーシック編"

■ デンタルとCBCT，二次元と三次元の見え方の比較

サージカルステント試適時の術前デンタルエックス線写真とCBCTの比較

　デンタルエックス線写真では近遠心的なインプラント埋入位置を決定することができるが，二次元画像であるため頬舌的な骨幅，骨形態などの詳細な情報は得ることができない（**図1a〜c**）．そのため，デンタルエックス線写真だけでは頬舌的なインプラント埋入ポジションの最終決定は困難である．同時に，デンタルエックス線写真では下顎管やオトガイ孔などの骨内における三次元的な位置[2,4]を知ることも難しい．

CBCTでみるとここまでわかる

　このケースにおいて，6と7では歯槽骨の形態が大きく異なっていることがCBCT画像より読影することができる（**図1d,e**）．
　7では舌側歯槽骨頂が頬側歯槽骨頂よりも高いことがCBCTのCross Sectional像から読影できる．また，舌側には顎下腺窩があるため[4]，インプラント窩ドリリング時の舌側への穿孔に気をつける必要があるが，術前の診査，シミュレーションにより安全にインプラント埋入を行うことができる．
　6では頬側骨の陥凹がみられ，頬舌の骨幅が不足していることがCross Sectional像から読影できる．インプラントを埋入するにはGBRを行いstaged approachで

二次元画像の限界を知ることも重要

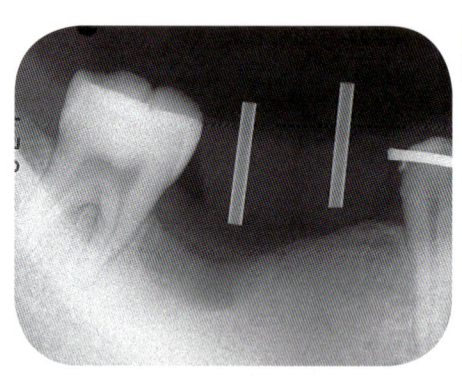

図1a
図1b

二次元診断では……

- 頬舌的な骨幅を知ることができない．
- 下顎管やオトガイ孔の位置を正確に（三次元的に）知ることができない．
- 正確な骨質，骨密度を知ることができない．
- 舌下腺窩や顎下腺窩の形態を知ることができない．
- 隣在歯根との三次元的な位置関係を知ることができない．
- 歯槽骨頂部の正確な形態を知ることができない．

図1c

二次元診断の限界!!

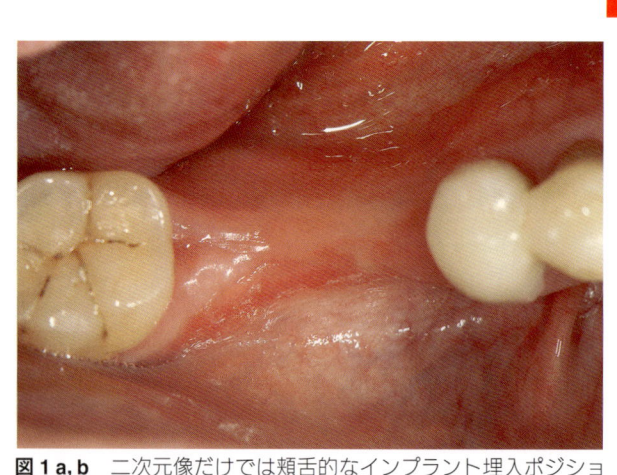

図1a,b 二次元像だけでは頬舌的なインプラント埋入ポジションの最終的決定は困難だということがよくわかる．

2.7. 下顎インプラント

行う必要がある[5~8]．Coronal や Cross Sectional 像では下顎管の三次元的な位置・骨形態を知り計測することができるため，インプラント埋入方向やインプラントサイズの決定が確実なものとなる．

また，骨質に関しても読影することができるため，術前のシミュレーションや術前準備がより確実なものとなり，術中のストレスを軽減できる．

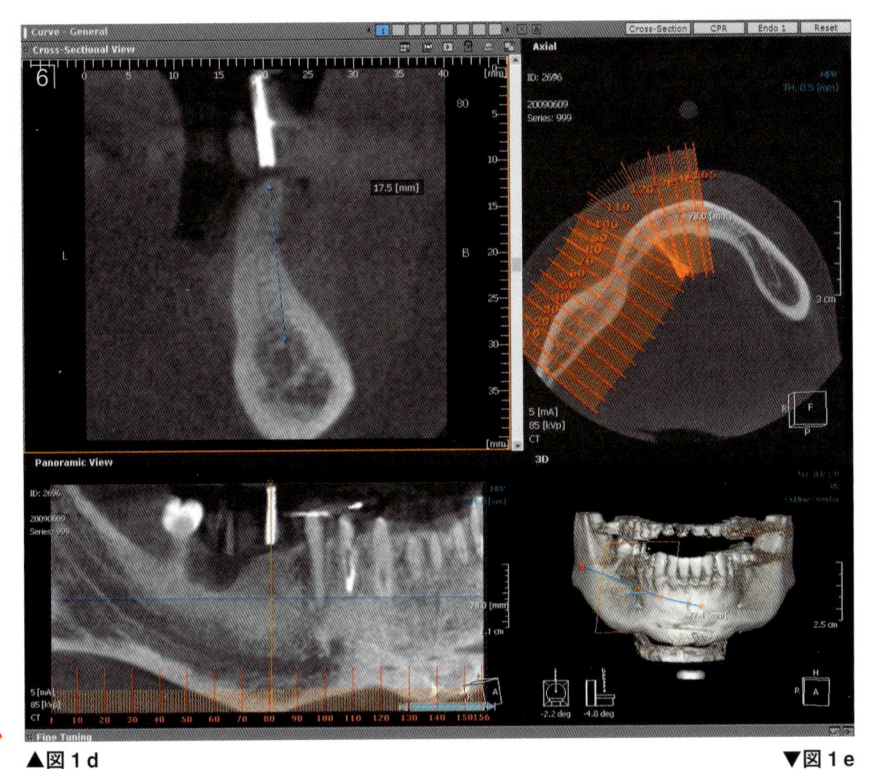

▲図1d　▼図1e

CBCTだとここまでわかる

Point 55 術前診査にはCBCTは必須!!

二次元画像では知ることのできない頬舌的骨形態，骨質，下顎管との位置関係などを術前に知ることができる．

図1d, e　三次元でみると歯槽骨の形態の違いが明らかだ．

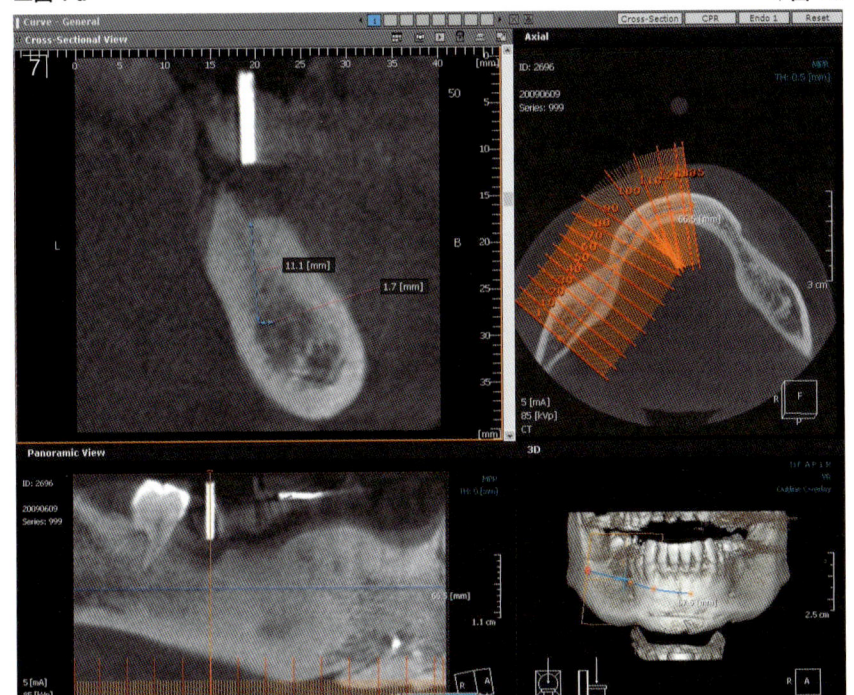

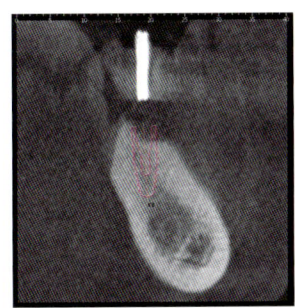

図1f
図1g

図1f, g　術前にシミュレーションを行うことができるだけでなく，インプラント埋入予定部の骨質も把握することができる．

153

CBCT 画像のスライス法

5⏋を例にスライス法を知る

　CBCT 画像のスライス法については，まだまだ不慣れな医療従事者も多いと思われる．ここでは 5⏋を例にスライス法を説明していく（図2）．

画像のスライスの順序

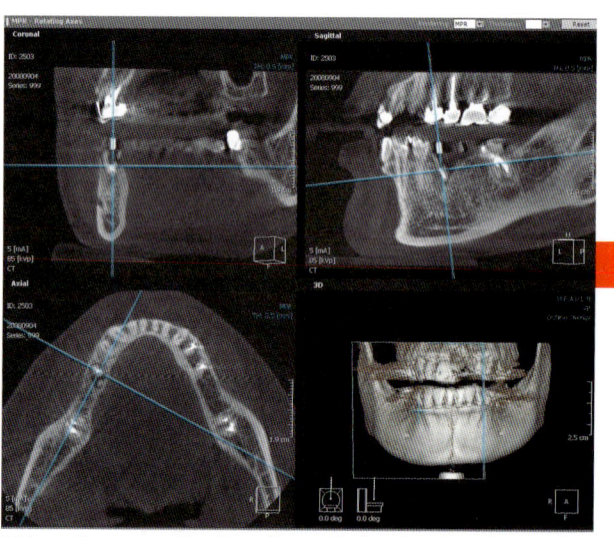

図2a Coronal, Sagittal 像の十字ガイドをインプラント埋入予定のサージカルステントの方向で，骨内のインプラント埋入部位に合わせる．また Axial 像においては，近遠心の歯列上に十字のガイド位置がくるように調節する．この時点ですでに詳細な情報を得ることができる．

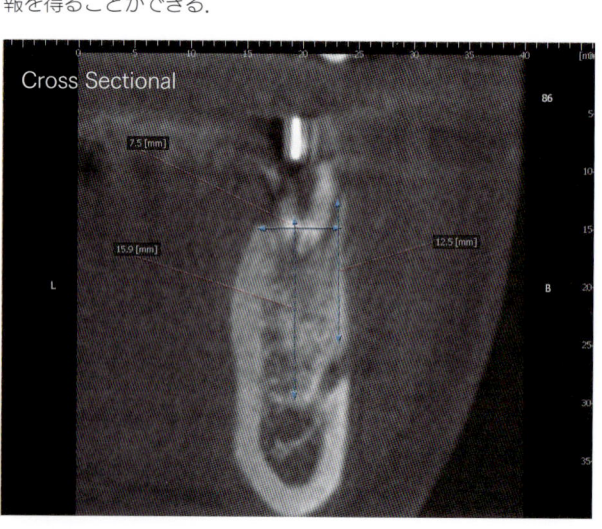

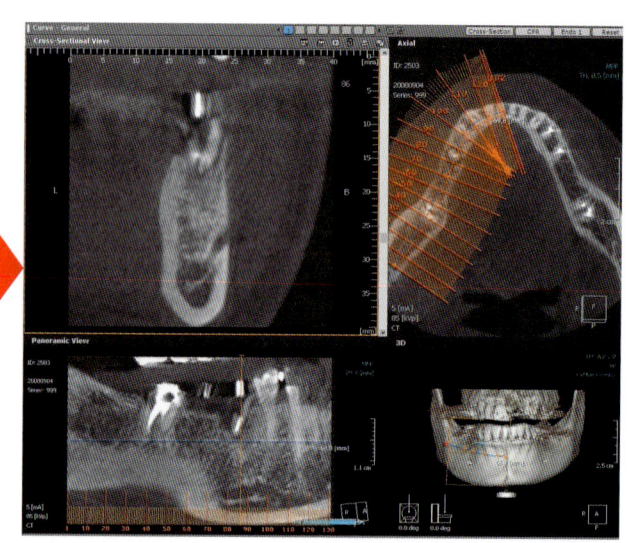

図2b 図2a の Axial 像上において任意に厚みを設定し歯列に直交する平面でスライスしていくことにより，Cross Sectional 像として再構築することができる．本図では0.5mm でスライスしている．

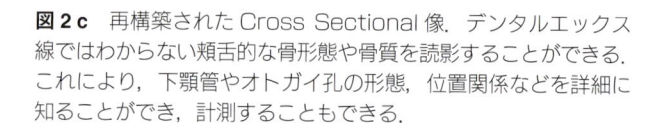

図2c 再構築された Cross Sectional 像．デンタルエックス線ではわからない頬舌的な骨形態や骨質を読影することができる．これにより，下顎管やオトガイ孔の形態，位置関係などを詳細に知ることができ，計測することもできる．

2.7. 下顎インプラント

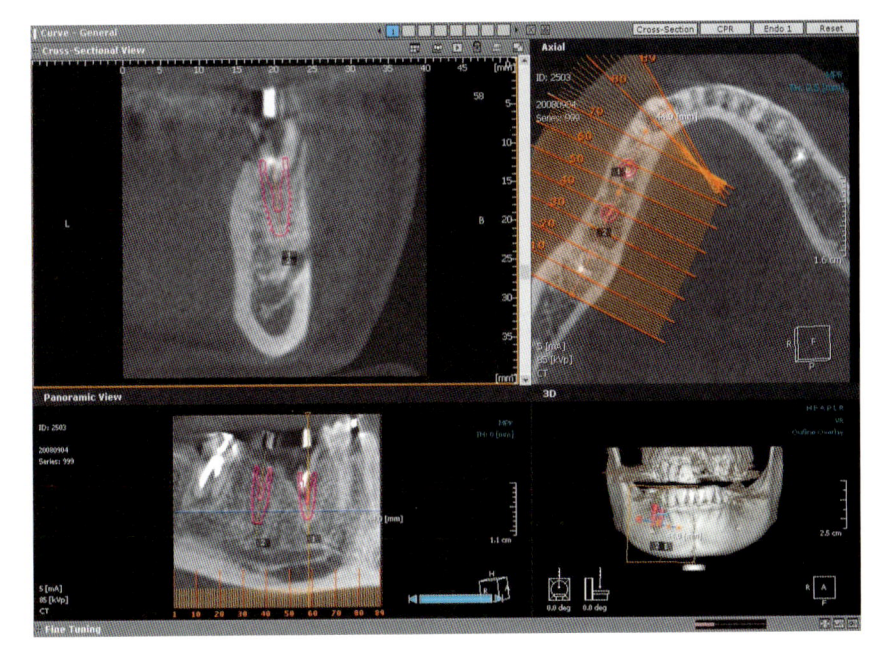

図2d 埋入したいインプラントのサイズを選び，画像上にシミュレーションすることができる．この機能があることでインプラントと下顎管などの位置関係がバーチャル化され，実際のインプラント埋入時のイメージができ安心して手術に臨むことができる．また，実際の埋入方向，インプラントの種類，サイズを決定することができる．

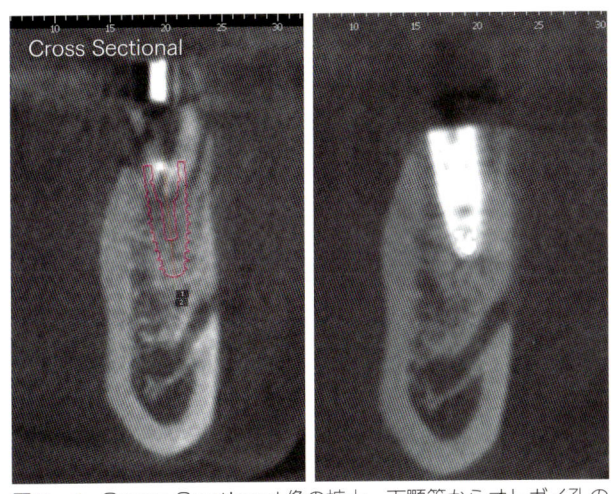

図2e,f Cross Sectional像の拡大．下顎管からオトガイ孔の開口部が，シミュレーションによるインプラント埋入位置直下に存在する．
図2e｜図2f

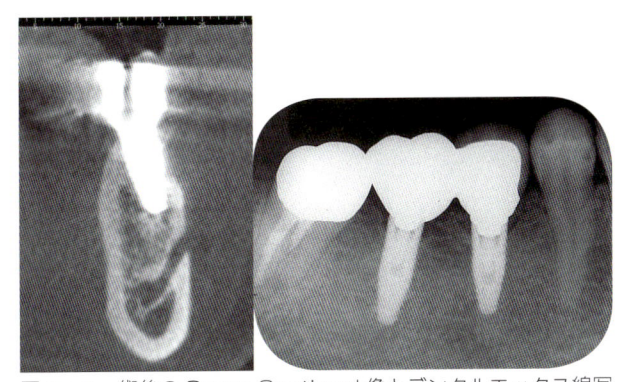

図2g,h 術後のCross Sectional像とデンタルエックス線写真．ほぼ，術前のシミュレーションどおりにインプラントが埋入されている．
図2g｜図2h

Point 56 CBCT画像のスライスが重要！

　CBCT画像のスライス次第では，大きなミスにつながることもある．最初の十字ガイドの合わせる位置決めを慎重に行うことが重要である．

155

診断・治療が変わる"目から鱗"編

■ CBCTで診断すれば安心！二次元，三次元診断で最善の治療が行えたケースから学ぶ

二次元画像での診断だけでは不安なケースに遭遇したことはなかっただろうか？ 患者・術者双方にとって安全という裏づけが現代では必須となっている．

以下に，二次元診断とともにCBCTで診断を行った結果，より安心に治療に臨めた2つのケースを提示する（図3，4）．

これもCBCT使用の恩恵の1つである．

二次元診断をより詳細に確定できた症例1：ソケットプリザベーション

デンタルエックス線での診断

CBCTでの診断

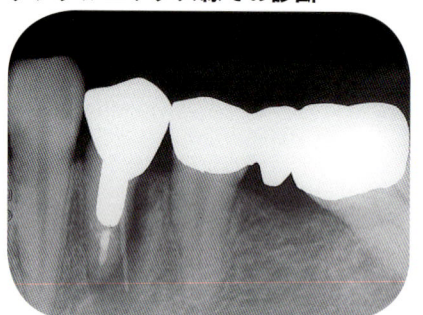

図3a　デンタルエックス線での診断．⌊4が歯根破折．違和感を覚えてから6か月以上経過していることもあり，周囲の骨は大きく吸収していた．歯槽堤の温存のため抜歯と同時にソケットプリザベーションを行ったほうがよいと診断した．

双方が同じ診断結果に!!

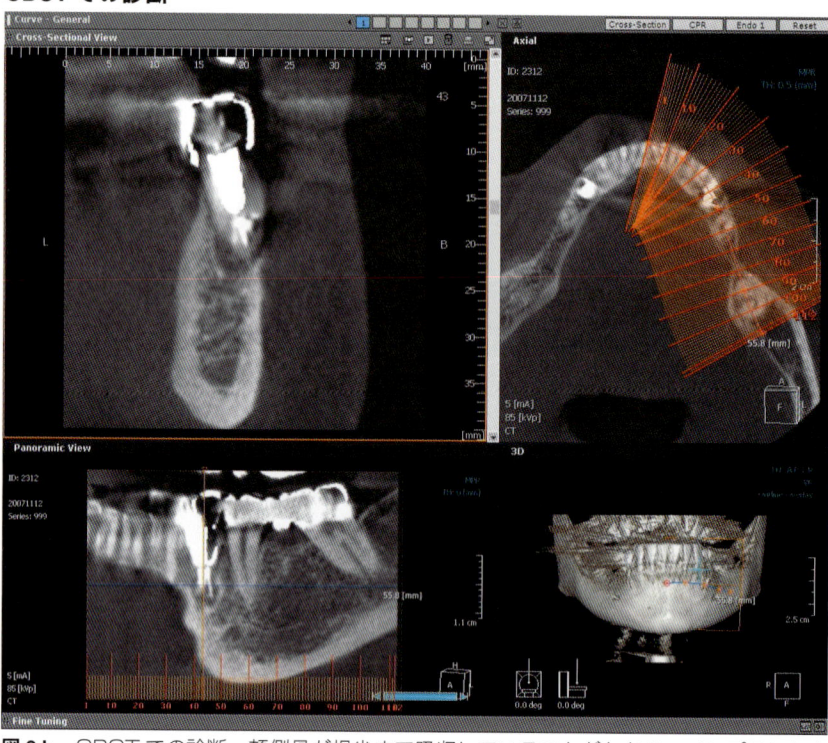

図3b　CBCTでの診断．頰側骨が根尖まで吸収していることがわかる．インプラントを埋入するためには骨造成が必須であると診断し，できるだけ歯槽堤を温存するためにソケットプリザベーションは有効な方法だと判断した[9]．

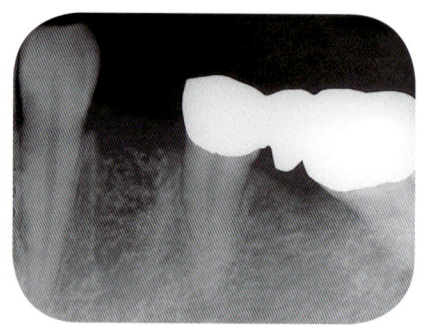

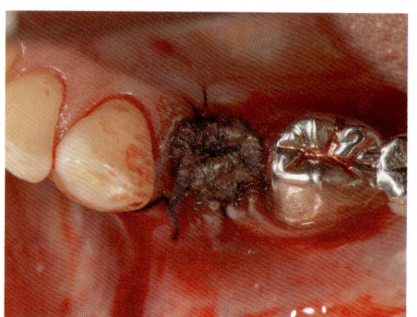

図3c～e　ソケットプリザベーション時のデンタルエックス線写真，口腔内写真，抜去歯．

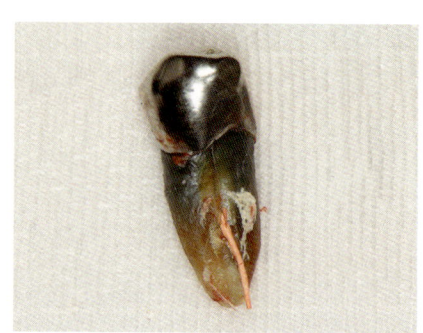

図3c｜図3d｜図3e

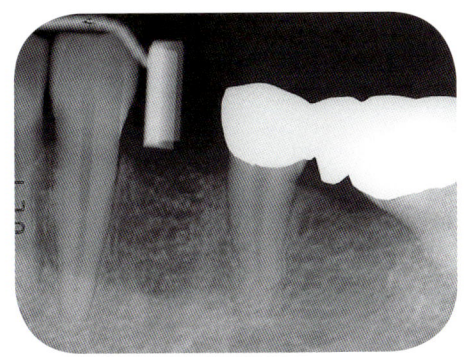

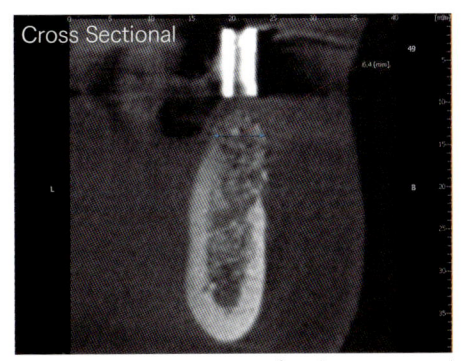

2.7. 下顎インプラント

図3 f, g　サージカルステント試適時のデンタルエックス線写真とCross Sectional像．ソケットプリザベーションを行った結果，頬側骨の高さが維持されている．

図3f｜図3g

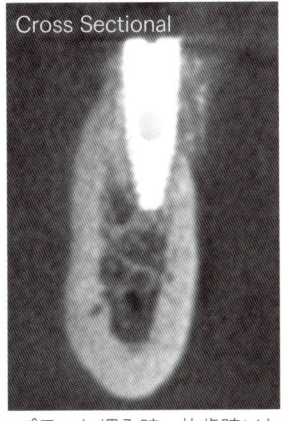

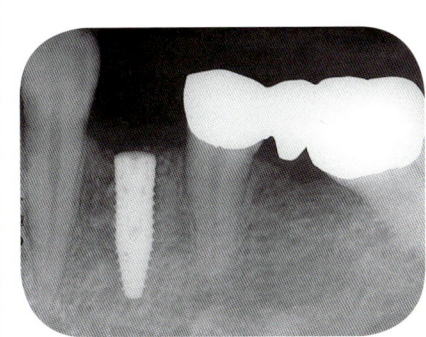

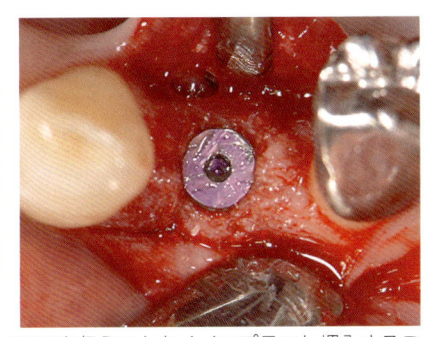

図3 h〜j　インプラント埋入時．抜歯時ソケットプリザベーションを行ったため，結果的にGBRを行うことなくインプラント埋入することができた．

図3h｜図3i｜図3j

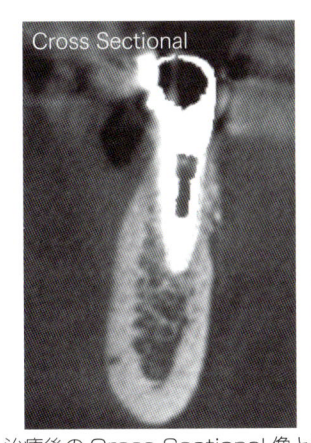

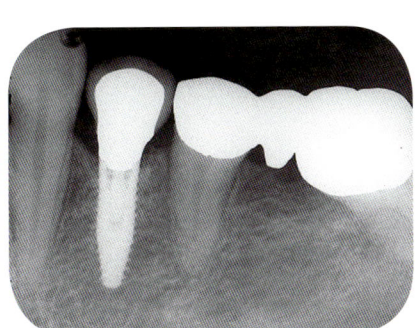

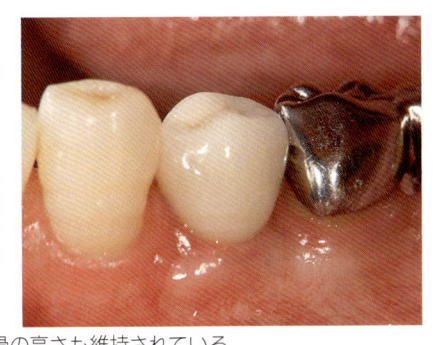

図3 k〜m　治療後のCross Sectional像とデンタルエックス線写真，口腔内写真．頬側骨の高さも維持されている．

図3k｜図3l｜図3m

> **Point 57** 最小の侵襲で最大の効果
>
> CBCTによりデンタルエックス線での診断を確定的にすることは，大きなメリットである．これにより最善の治療法を術前に選択することができ，よりよい治療結果へとつながることが多い．

二次元診断をより詳細に確定できた症例2：骨造成

デンタルエックス線での診断

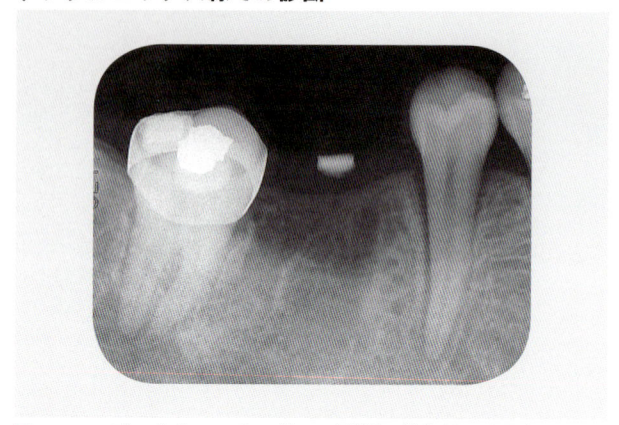

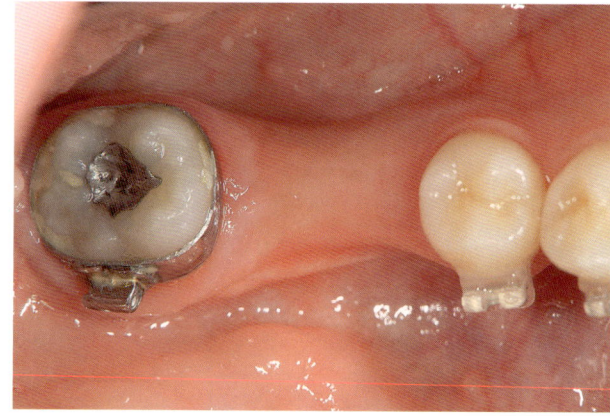

図4 a, b デンタルエックス線での診断．抜歯後6か月経過している．デンタルエックス線写真と口腔内写真から6̄部は骨質が軟らかい（Type 3）か，もしくは歯槽骨頂付近の頬側骨が吸収しているのではないかと推測した．

CBCT での診断

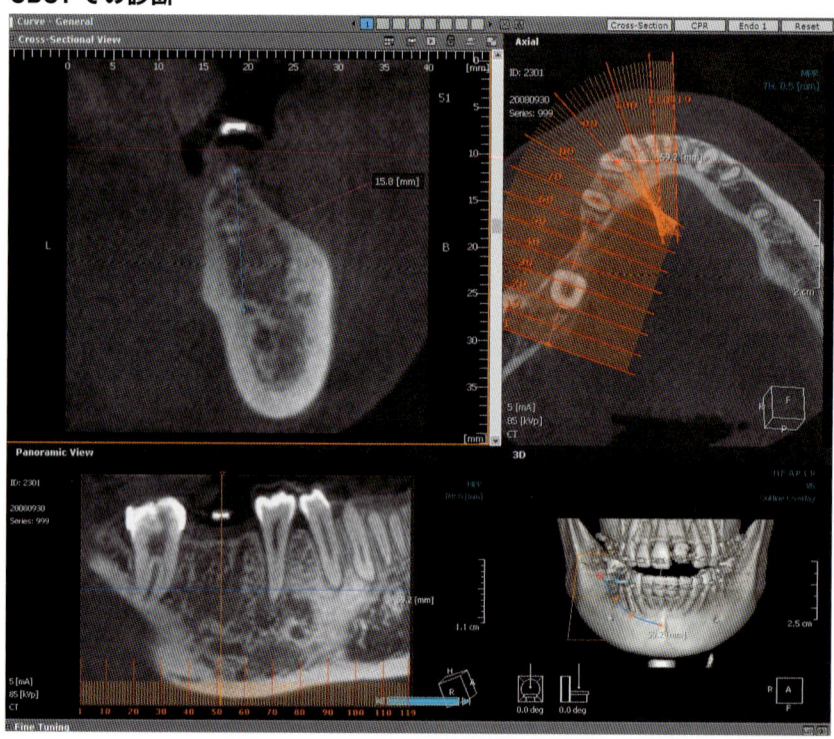

図4 c CBCT での診断．デンタルエックス線で診断したように，抜歯窩周囲の骨質は軟らかいことがわかり，歯槽頂周辺の頬側骨も吸収している．山道・糸瀬の CT 画像による下顎骨形態の分類（Cross Sectional）では，B型（頬側骨欠損型）に属する[6,8]．

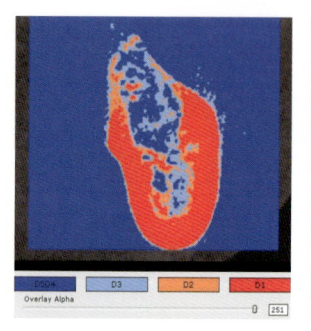

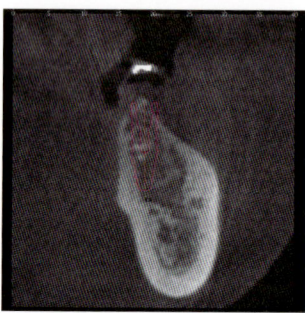

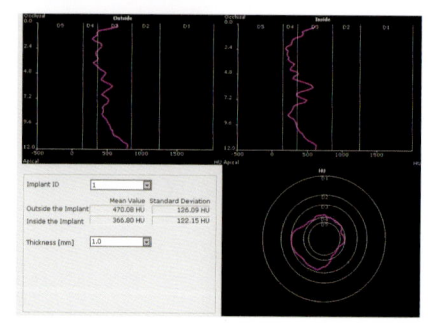

図4 d　図4 e　図4 f

図4 d 埋入前 CBCT カラー画像．
図4 e, f インプラント埋入シミュレーションと骨密度の分布図．埋入予定部の骨質はD3～4で軟らかいことが読みとれる．

2.7. 下顎インプラント

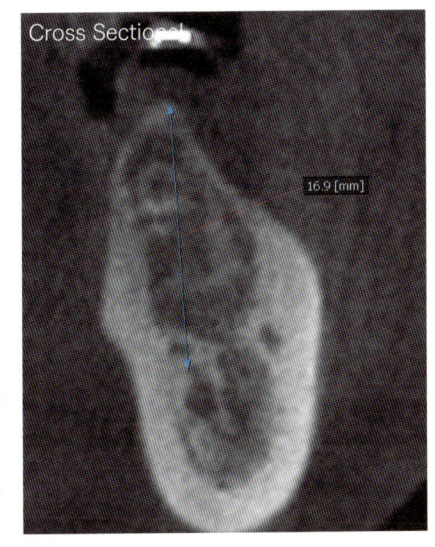

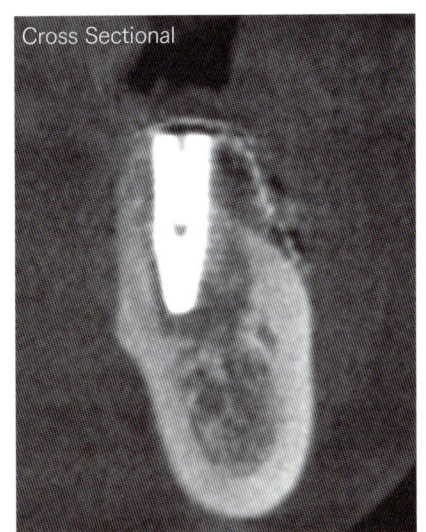

図4g,h　歯槽骨頂から下顎管までの距離は16.9mmであり，骨内長12mmのインプラントを埋入するには十分であったが，歯槽骨頂部付近の頬側骨が吸収しているために，φ3.7mmのインプラントを埋入することとしたが，頬側のスクリューは一部露出するであろうことが術前のCBCTより予測できる．

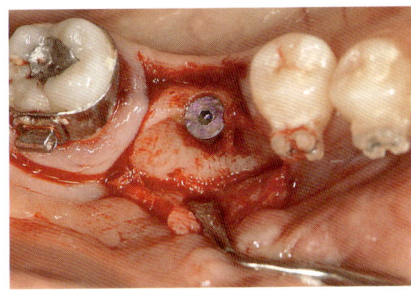

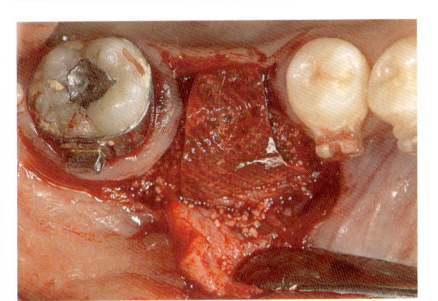

図4i,j　インプラント埋入と同時に頬側にGBRを行った．頬側に骨移植材を填入し，その上にチタンメッシュを設置，さらに吸収性メンブレンを設置した．

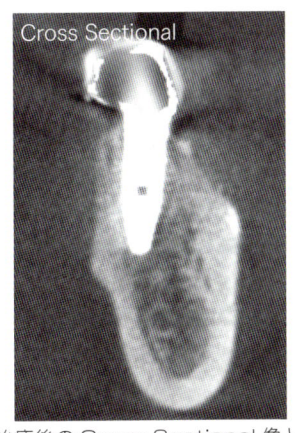

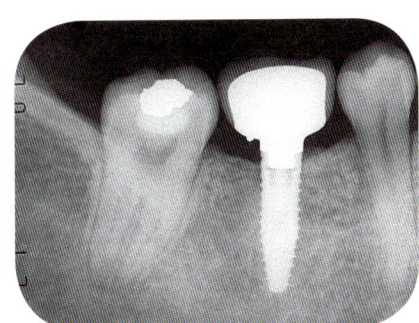

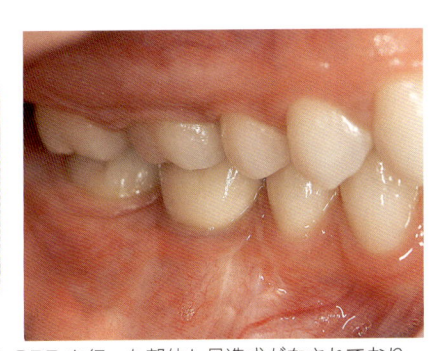

図4k〜m　治療後のCross Sectional像とデンタルエックス線写真，口腔内写真．頬側のGBRを行った部位も骨造成がなされており，良好である．

Point 58　術前に骨の詳細な情報を知る

CBCTを用いて診断を行っていなかった頃は，術前に骨の形態や骨質を詳細に知ることができなかった．術前に撮影をし，シミュレーションすることで安心・安全にインプラント埋入を行うことができる[10, 11]．

CBCTで確認したら想像以上に難症例！

二次元診断だけでインプラントを埋入していた頃のケースをCBCTで術後評価してみると，"ヒヤリ・ハット"なケースであったという経験をしたことがないだろうか？　また，CBCTで診断を行った結果，二次元診断結果よりも思った以上に難症例と判断されたケースに遭遇することも多いのではないだろうか？　CBCTを使用しなければ治療の失敗を招いたかもしれないと考えると，やはり適切な機器を用いての診断を行う必要性を実感した3つのケースを提示する（図5〜7）．

CBCTは必須との思いを改めて強くしたケースである．

術後にCBCTで確認したら問題のあった症例1：埋入方向に問題のあったケース

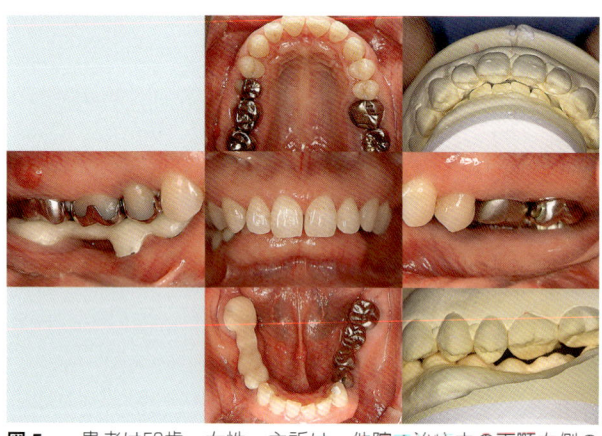

図5a　患者は50歳，女性．主訴は，他院で治療中の下顎左側の歯の痛み，顎が痛くガクガクするとのこと．上顎の歯列の舌側に下顎歯列がはまりこんでいる．下顎前歯は上顎の口蓋粘膜を噛んでいるため，粘膜に圧痕が認められる．左側臼歯部は上下顎ともにバーティカルストップはなく，すれ違い咬合である．

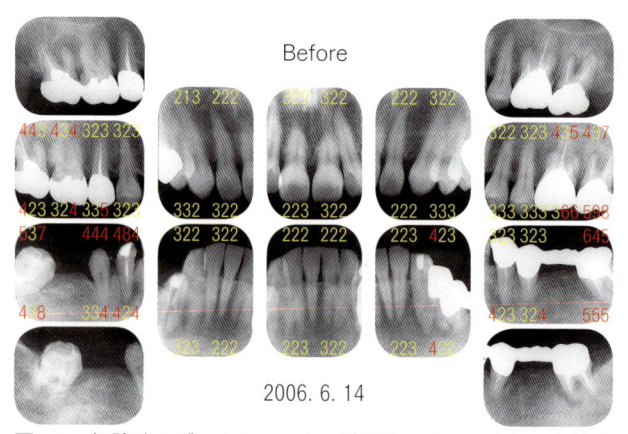

図5b　初診時のデンタルエックス線写真．上下臼歯部に中等度の骨欠損が生じていることから，咬合性の因子により臼歯部が崩壊してきていると診断できる．4|，|7，|7は歯根破折により抜歯とした．

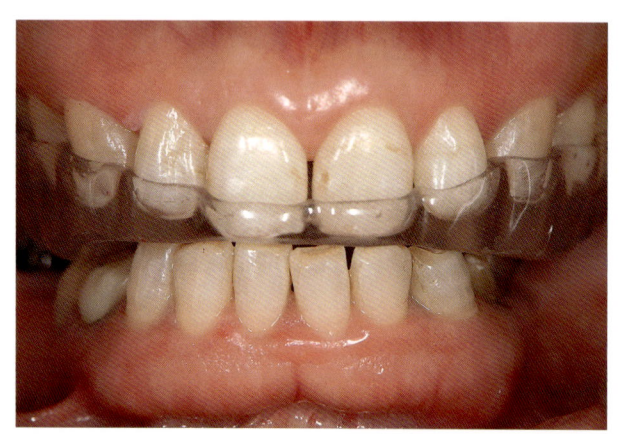

図5c　スプリントにて適正な顎位を模索する．スプリントを装着すると下顎は前方に誘導され，顎位の改善を必要とすることを再確認できた．

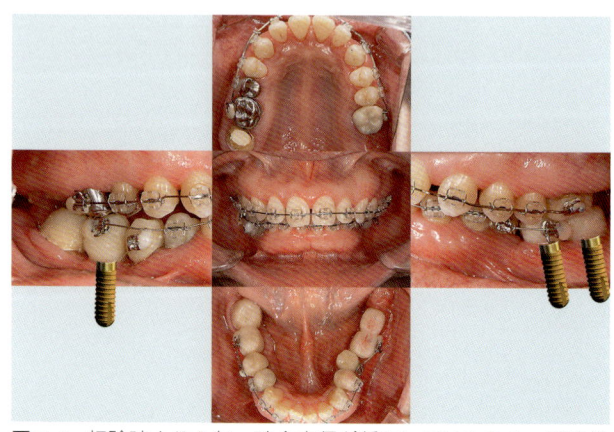

図5d　初診時より1年．咬合高径が低下していたため，咬合挙上し矯正を行わなければブラケットを装着することができなかった．矯正前に下顎臼歯部にインプラントを行う目的は，咬合挙上しブラケット装着のスペースを確保するためと，大臼歯部インプラントをアンカーとすることにより下顎小臼歯の舌側傾斜を是正する必要があったためである．

2.7. 下顎インプラント

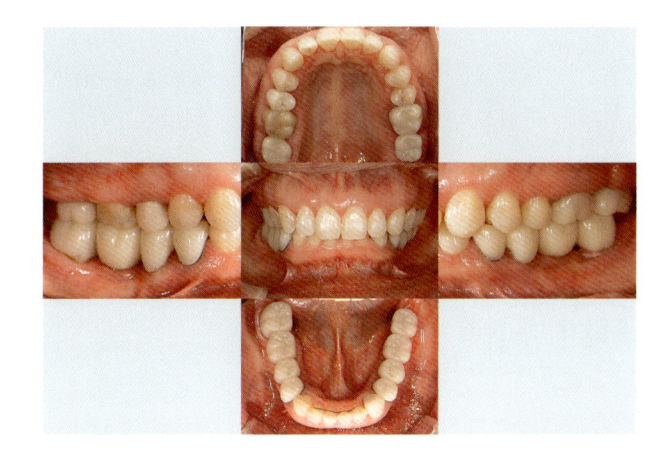

図5 e 最終プロビジョナルレストレーション装着時．初診時より2年半で矯正治療終了．その後，プロビジョナルレストレーションにて最終的な咬合関係を確立していく．

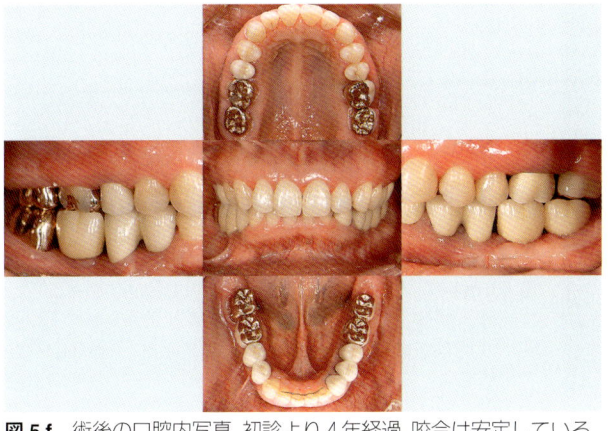

図5 f 術後の口腔内写真．初診より4年経過．咬合は安定している．

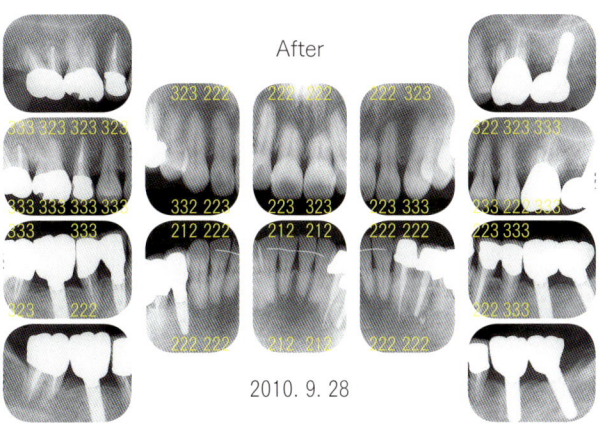

図5 g 同デンタルエックス線写真．骨レベルも平坦化し安定している．

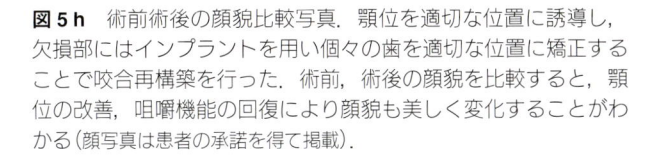

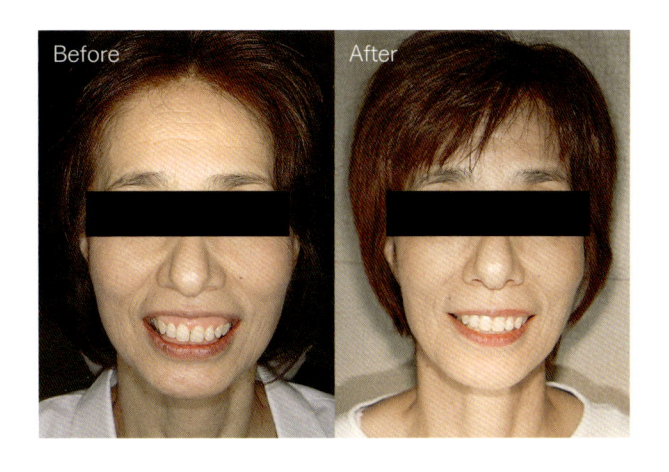

図5 h 術前術後の顔貌比較写真．顎位を適切な位置に誘導し，欠損部にはインプラントを用い個々の歯を適切な位置に矯正することで咬合再構築を行った．術前，術後の顔貌を比較すると，顎位の改善，咀嚼機能の回復により顔貌も美しく変化することがわかる（顔写真は患者の承諾を得て掲載）．

161

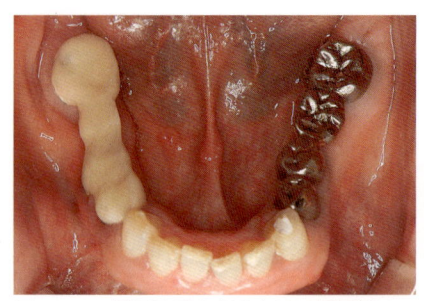

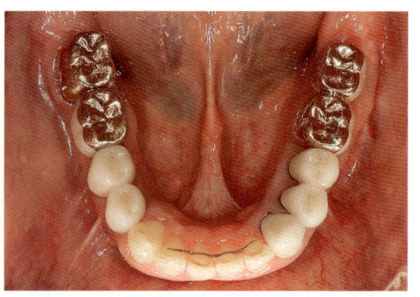

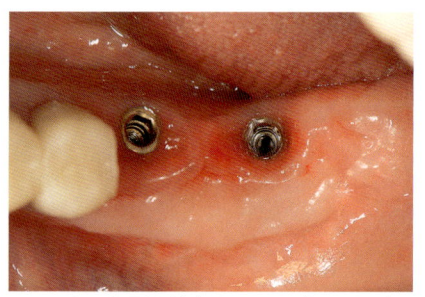

図5i〜k　矯正治療を行うために矯正前にアンカーとなる臼歯部へインプラント埋入を行った．そのため歯列を拡大することができたが，インプラントは術前のアーチの位置に埋入されたままポジションを変更することができず，最終修復物製作時に苦労することとなった．

図5i｜図5j｜図5k

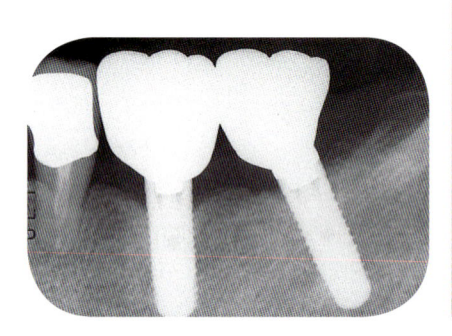

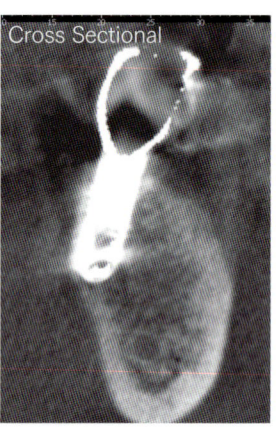

図5l｜図5m

図5l, m　デンタルエックス線写真では問題なくインプラント埋入がなされているが，|7部のインプラントが三次元的に適切な位置に埋入されていないことを，後のCBCTでの撮影にて知ることとなった．

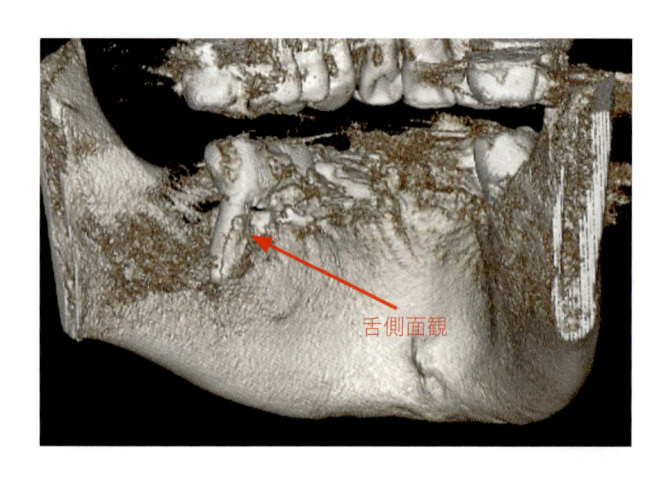

図5n　舌側面観の三次元画像．舌側骨より|7のインプラントが一部露出，もしくは薄い骨のみで被覆されていることが読みとれる．術前にCT撮影をしていれば，このようなことは回避できたと考える．顎舌骨筋が付着している顎下腺窩は，術前にCTにより骨形態を把握しておくことが重要である[4, 12]．

Point 59　矯正治療を併用する場合は必ずCBCTで撮影を！

　矯正治療でインプラントをアンカーに用いる場合は，残存歯の位置関係が術前術後でどのように変化するかを考え，トップダウンでインプラント埋入ポジションを決定しなければならない．
　時にはGBR後にインプラント埋入を行い，その後，矯正治療に入らなければならないケースもある．

2.7. 下顎インプラント

術後にCBCTで確認したら問題のあった症例2：インプラント周囲炎で撤去ケース

図6a｜図6b

図6a,b ⏧7にインプラント埋入後3年経過した後，インプラント周囲炎によりインプラントを撤去した症例．患者は67歳，男性．喫煙：20本／1日．インプラント周囲には角化粘膜がなく，清掃性が悪い．長年にわたるヘビースモーカーでもあることから，インプラント周囲炎を引き起こしたと考えられる．

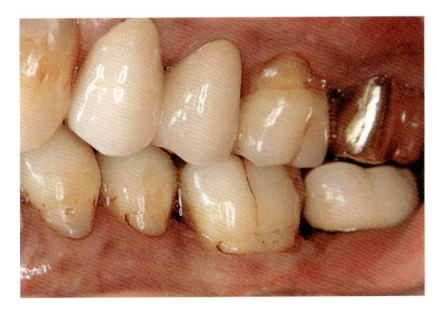

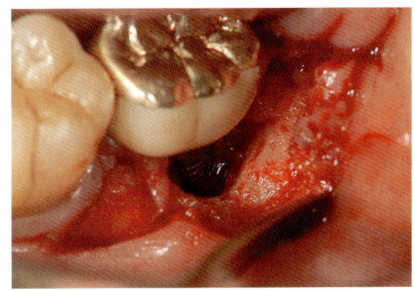

図6c｜図6d

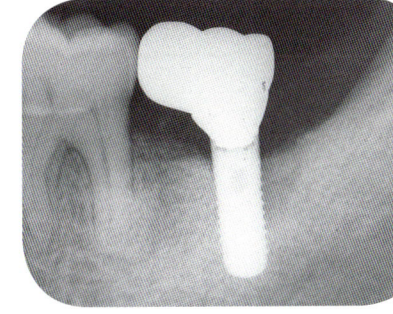

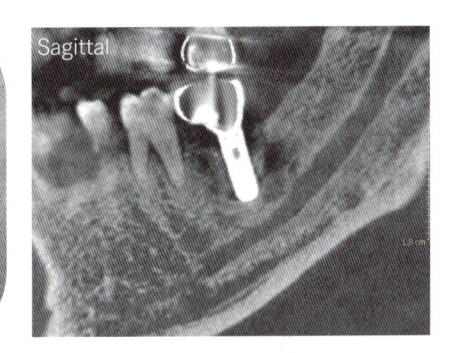

図6c,d デンタルエックス線写真ではインプラント遠心部に骨吸収像がみられるが，Sagittal像では，より広範囲に炎症像がみられる．

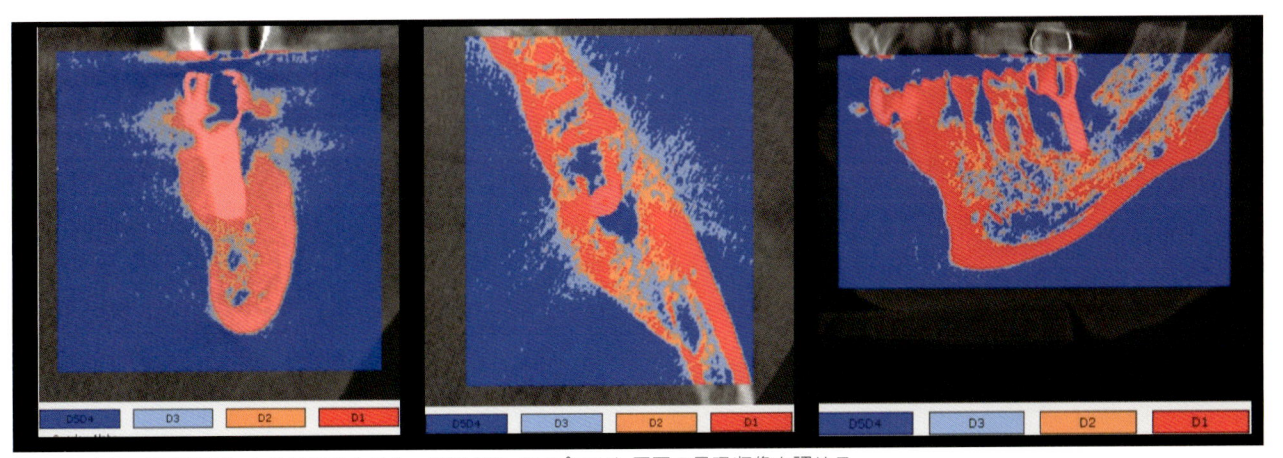

図6e カラー画像表示により骨質をみると，明らかにインプラント周囲の骨吸収像を認める．

> **Point 60** カラー画像で骨状態（骨密度）を把握！
>
> デンタルエックス線では不鮮明である骨吸収像も，カラー画像で表すと明らかである．インプラント埋入後の骨の経年的評価にも，カラー画像による骨質評価は有効である．

術後に CBCT で確認したら問題のあった症例 3：術中に下歯槽神経を圧迫したケース

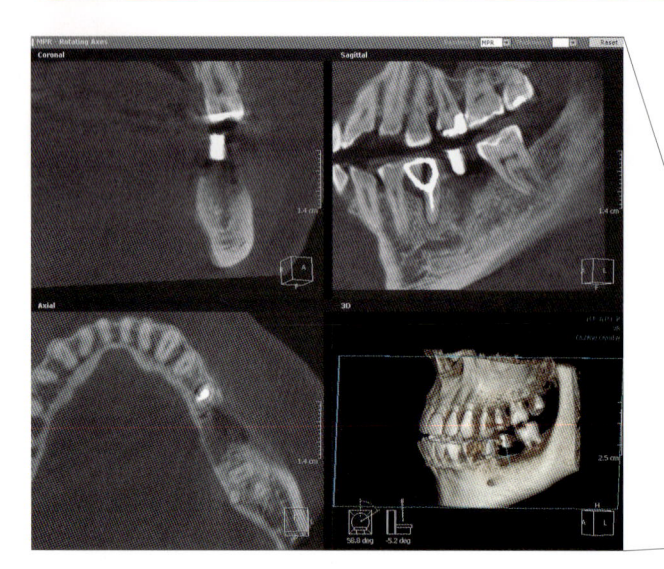

> **Point 61** 骨質 D4 のような軟らかい骨は要注意！
>
> CBCT で撮影を行って診断をし，気をつけていても，骨質が軟らかいときはドリルやインプラントが深く挿入されやすいため，注意が必要である．

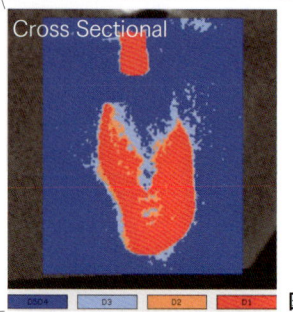

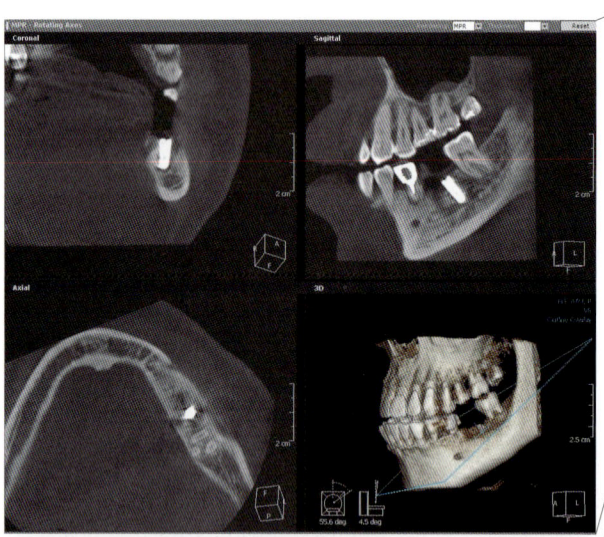

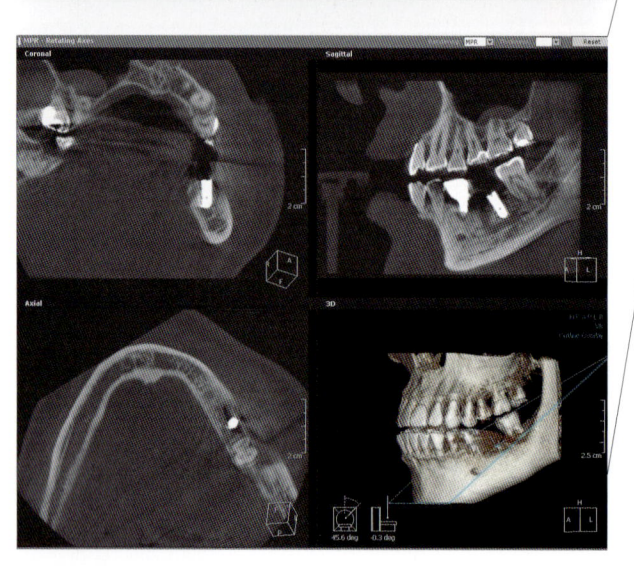

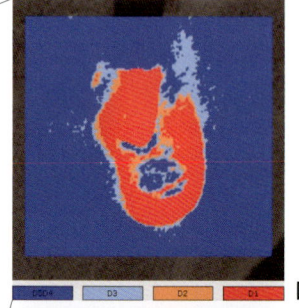

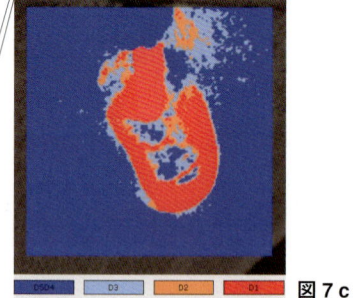

図 7 a　術前の CBCT 像．サージカルステントを参考にインプラント体の埋入方向と一致させた状態で断層を切り，歯槽骨頂から下顎管までの距離を把握したうえでドリリング操作を行った．CBCT カラー画像からは下顎管上部に D4，D5（青）の骨が存在することがわかる．

図 7 b　術中の CBCT 像．骨質が軟らかかったため，インプラント体が予定深度より深く埋入され，下顎管を圧迫してしまった．埋入窩から拍動性の出血がみられなかったため，血管損傷には至っていないと判断した．「6」相当部位では，下歯槽神経が下顎管内で脈管の下方に位置していることが多い[12]ことから，神経損傷も回避できている可能性が高い．

図 7 c　術後の CBCT 像．歯冠側へインプラント体を引き上げ，下顎管への圧迫を解放した．翌日の来院時には，口唇やオトガイ部に麻痺はなかった．術中に CBCT 撮影を行い，状況を的確に判断できたためにトラブル回避へとつながった．

2.7. 下顎インプラント

一見難症例かと思われたが CBCT で安全な治療ができた！

二次元診断においては，難症例と考えられたが，CBCT 画像を利用することにより，スムーズな治療が行えた症例を提示する（図8〜10）．

二次元と三次元診断の違いを強く感じたケースである．

難症例と考えられたが CBCT で安全な治療ができた症例1：骨吸収と下顎管の位置を正確に把握できる

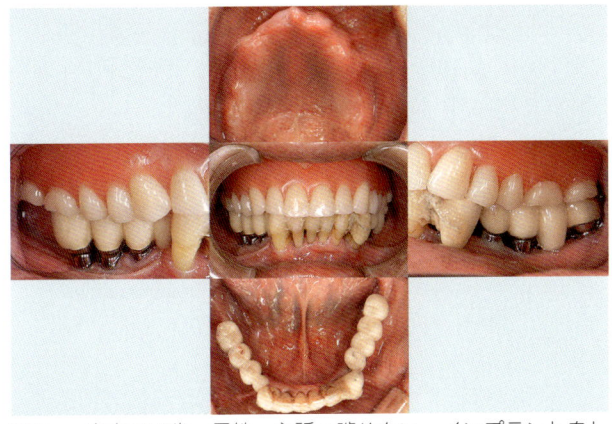

図8a 患者は58歳，男性．主訴：噛めない，インプラントをしてほしい，下の前歯がグラグラし，口臭が気になる．既往歴：他院で10年ほど前に下顎にインプラントをしている．患者は義歯が合わず，取り外しが嫌でインプラントにしてほしいと前医からの紹介で来院．最初に咬合調整を行い，義歯の安定を図ることから治療を開始した．

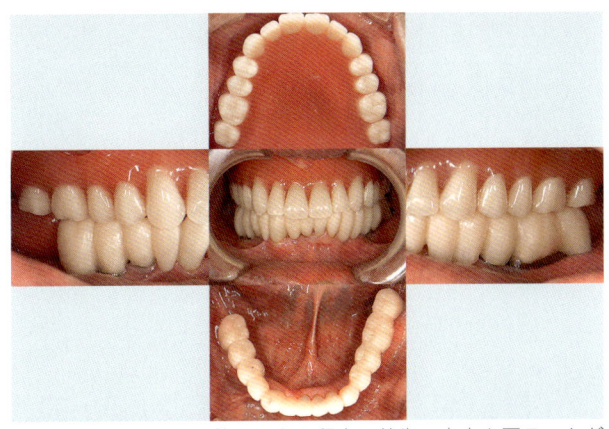

図8d 最初の咬合調整で，ある程度の義歯の安定を図ることができた．咬合診断を行い初期治療へと移行した．下顎の修復物をプロビジョナルレストレーションに変え，上顎は治療用義歯を製作し，顎位を安定させていった．

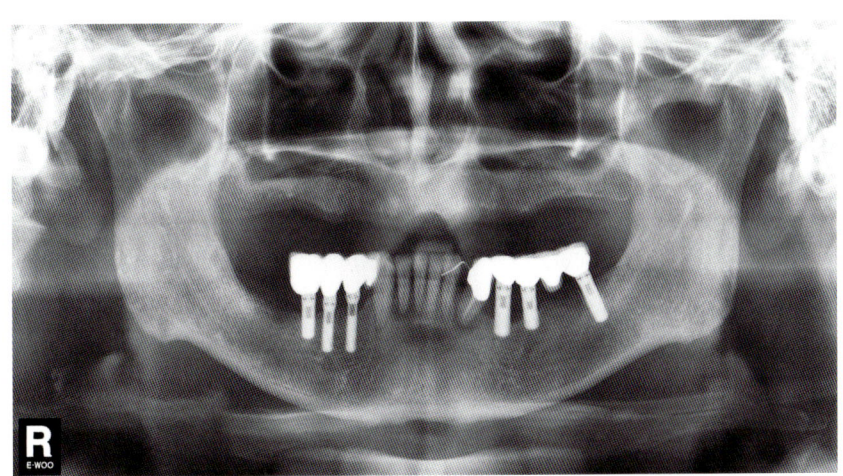

図8b, c 下顎には計6本のインプラントが埋入されていたが，「4 5 インプラントは，インプラント周囲炎により排膿もあり骨吸収が顕著であったため，最終的に撤去することとした．

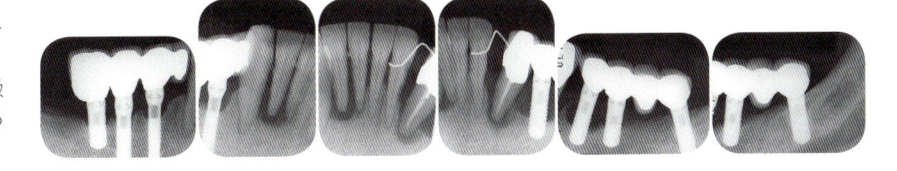

165

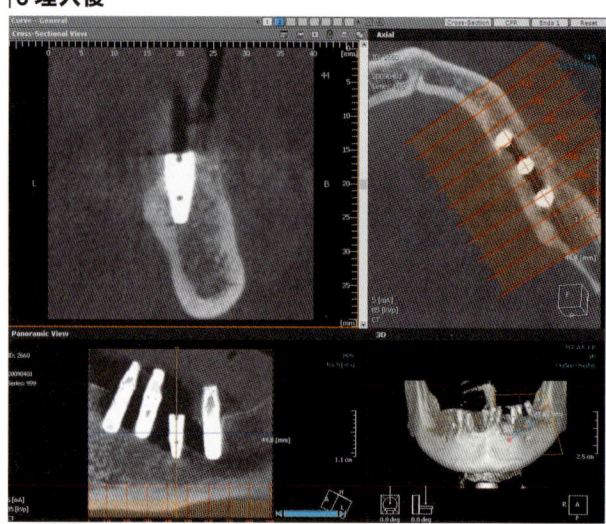

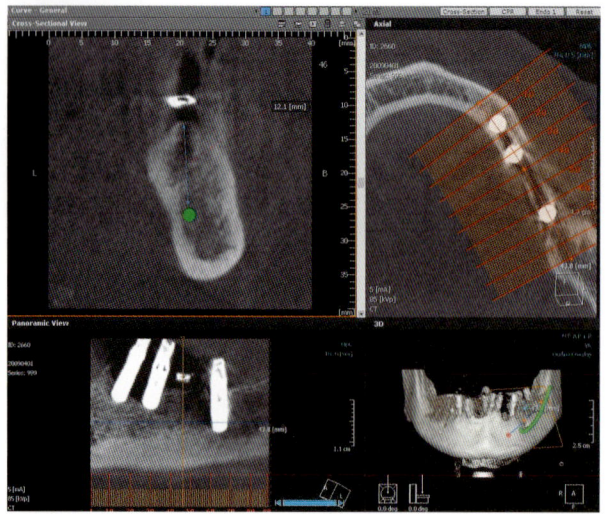

図8 e, f ｢6にまずインプラントを埋入し，他の部位には順次インプラント埋入を行っていく． 図8e｜図8f

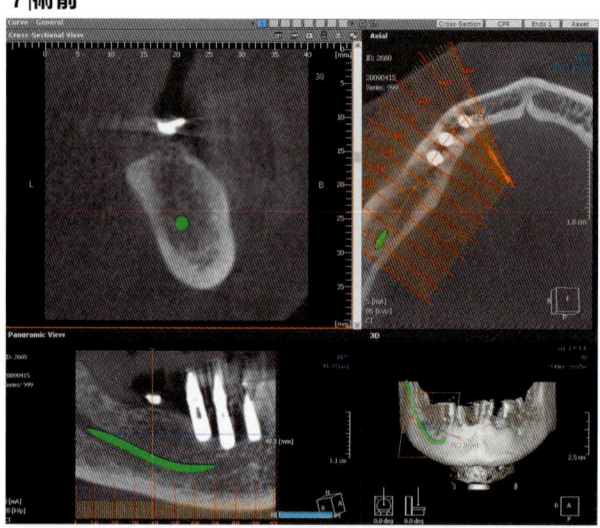

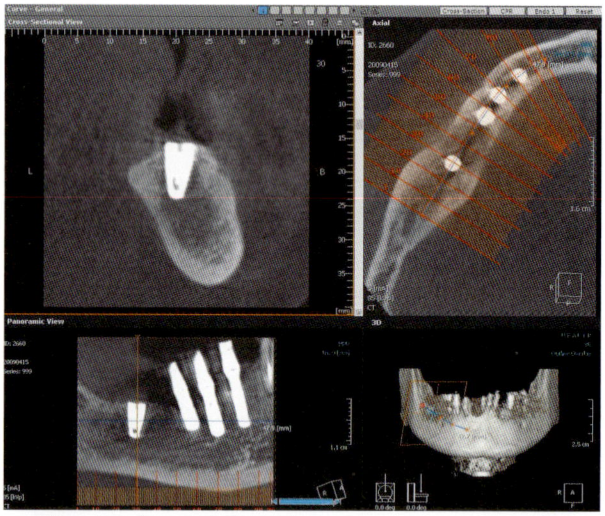

図8 g, h 7｣の下顎管の位置と歯槽頂からの距離を術前に確認することで，安全にインプラント埋入ができる． 図8g｜図8h

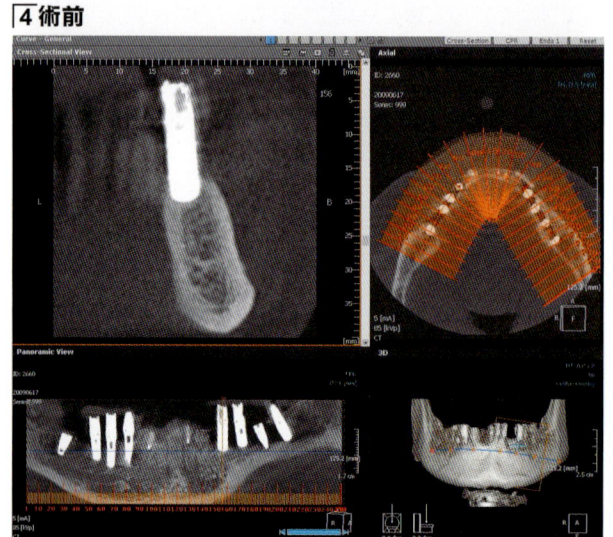

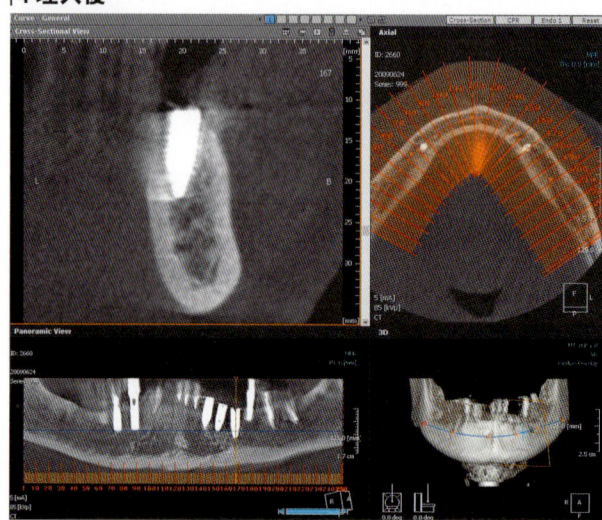

図8 i, j 術前の画像より｢4のインプラントは骨吸収が著しいため，撤去して同時にインプラントを埋入する． 図8i｜図8j

2.7. 下顎インプラント

|2 3術前

|2 3埋入後

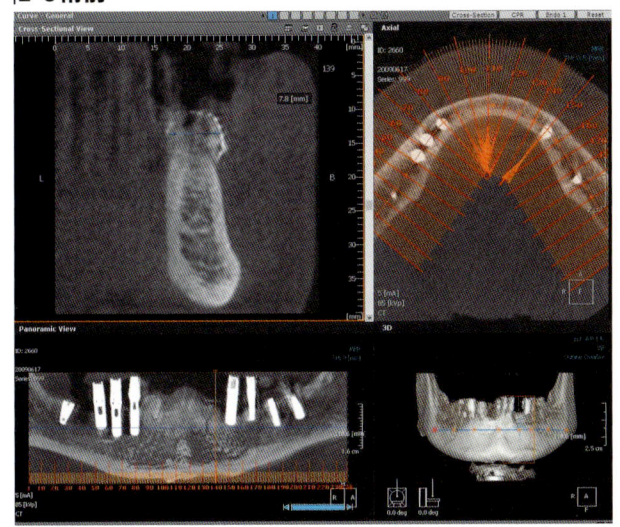

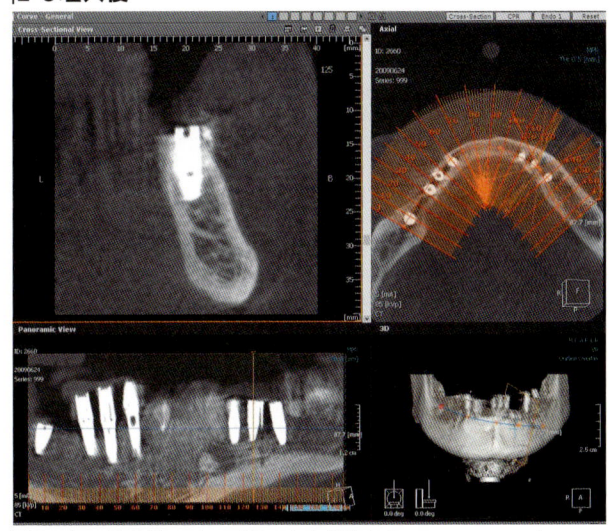

図8k, l |2 3は歯周病により骨欠損が著しかったため，抜歯後にGBRを行った．その後，インプラントを埋入した． 図8k 図8l

図8m
図8n

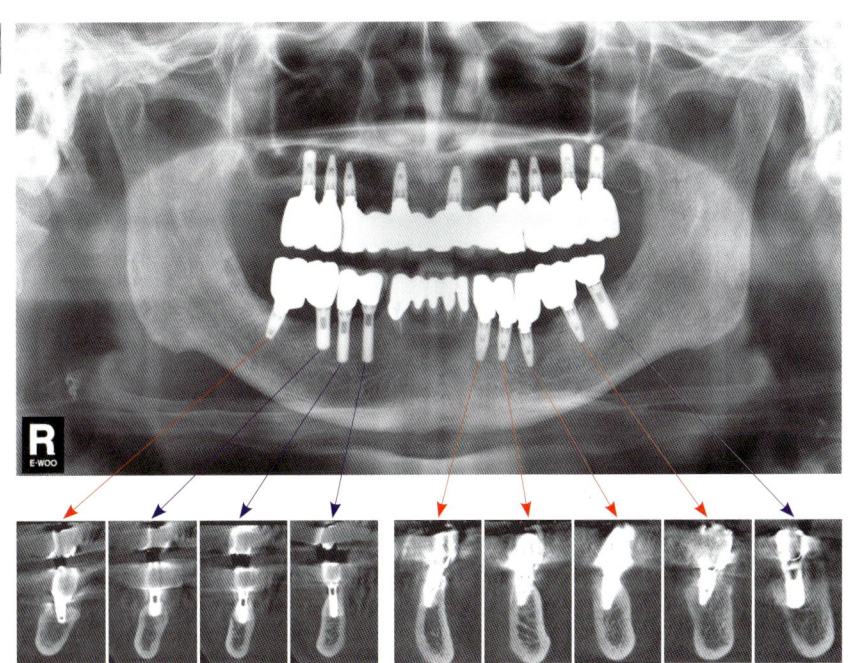

図8m, n 術後のパノラマエックス線と下顎インプラントのCross Sectional画像（既存のインプラント→，新たに埋入したインプラント→）．

図8o 術後の口腔内写真．CBCTを用いて確実に診断ができ，安全にインプラント埋入を行うことができた．上下顎ともにCBCTがなければインプラント治療は行えなかったであろうケースである．

Point 62 術前にインプラント埋入がされているケースは難しい

術前に他院でインプラント埋入がすでに施されているケースに遭遇する．この場合，撤去を行わなければならないときや，新たな埋入ポジションがすでに埋入されているインプラントによって制限されることがあり，綿密な診査・診断が必要である．

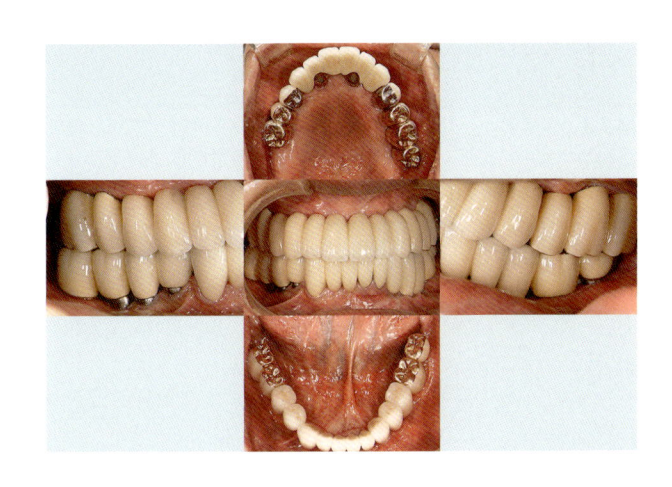

難症例と考えられたがCBCTで安全な治療ができた症例2：セメント質腫を避けインプラント埋入

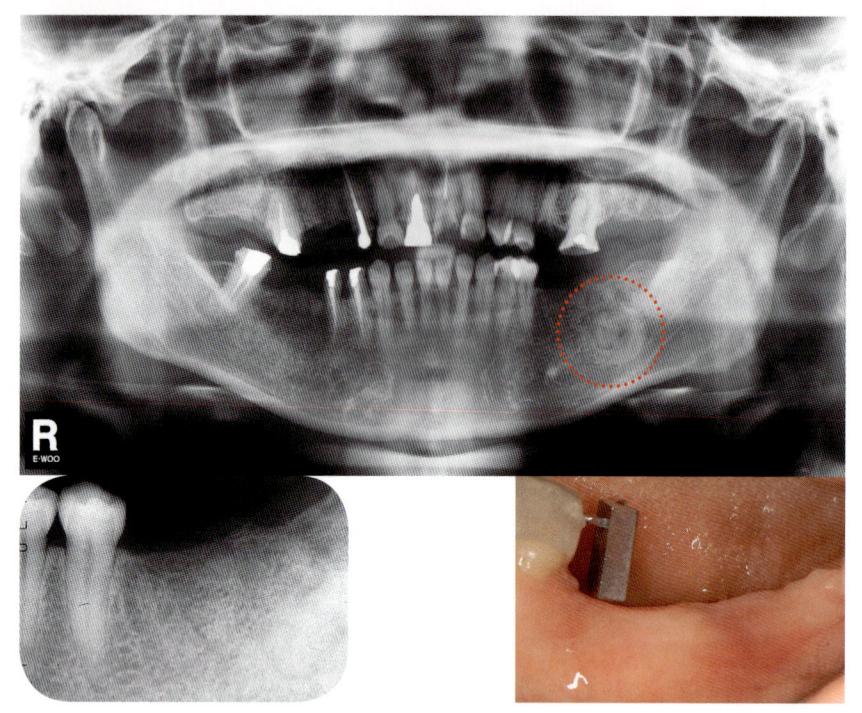

図9a
図9b | 図9c

図9a～c 「7部にセメント質腫の存在を確認できる．位置的にも撤去することは断念し，セメント質腫を避けてインプラント埋入を行う計画とした．デンタルエックス線写真では，三次元的な位置を把握することができないため，CBCTにより確実な位置と形態，大きさを確認する必要がある[6]．

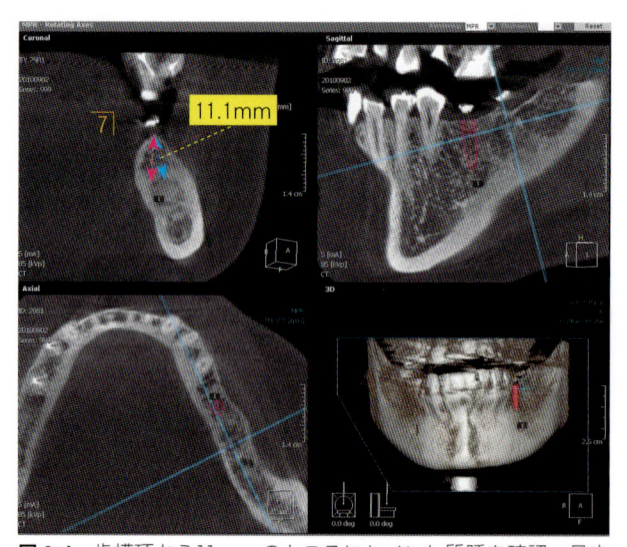

図9d 歯槽頂から11mmのところにセメント質腫を確認．骨内長10mmのインプラントを埋入するには，頬舌的にインプラントを傾斜させて埋入する必要がある．

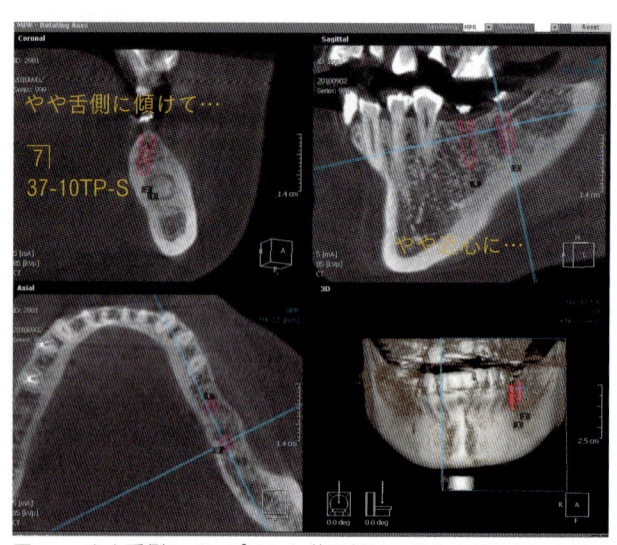

図9e やや舌側にインプラント体を傾けて埋入することにより，セメント質腫を避けることができるとシミュレーションから診断した．

2.7. 下顎インプラント

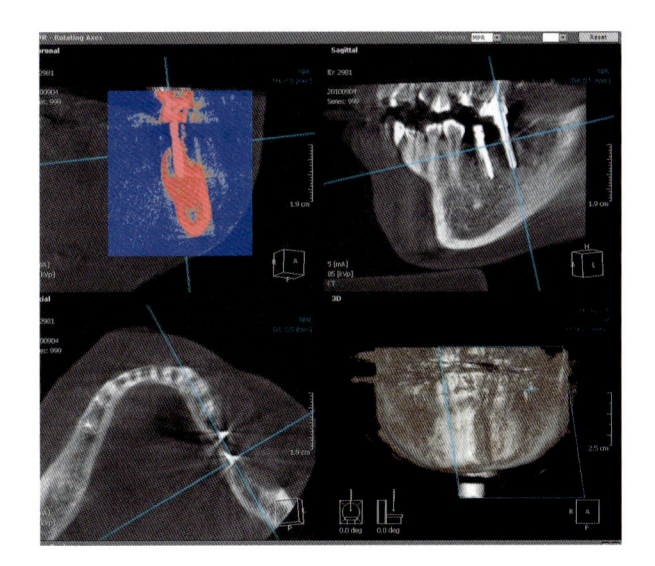

図9f ファーストドリルでドリリングした段階で，トライアルガイドを挿入しCBCTを撮影することにより，セメント質腫との位置関係を再度確認することができる．必要であればこの時点で方向修正を行うことで危険を回避することができる．

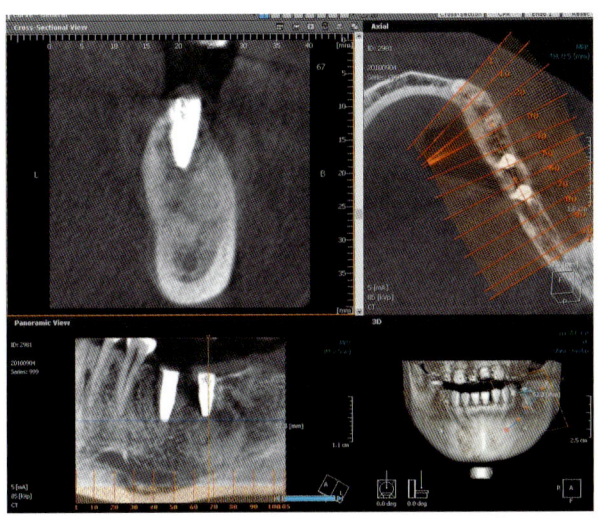

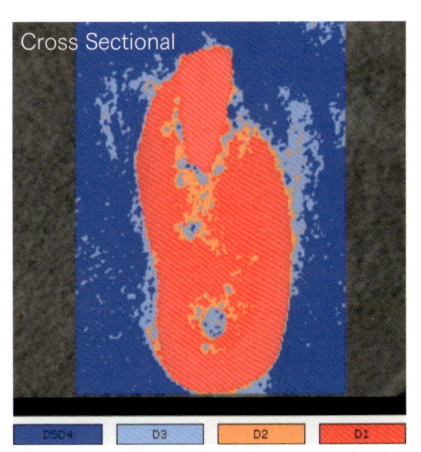

図9g, h インプラント埋入後のCross Sectional像．セメント質腫を避け，インプラント埋入を行うことができた．
図9g｜図9h

Point 63 骨内異物は必ずCBCT撮影を！

骨内に異物や異常像がある場合は，三次元的にその位置や大きさを把握しておかなければならない．

169

難症例と考えられたが CBCT で安全な治療ができた症例 3：骨質 D1 ケース

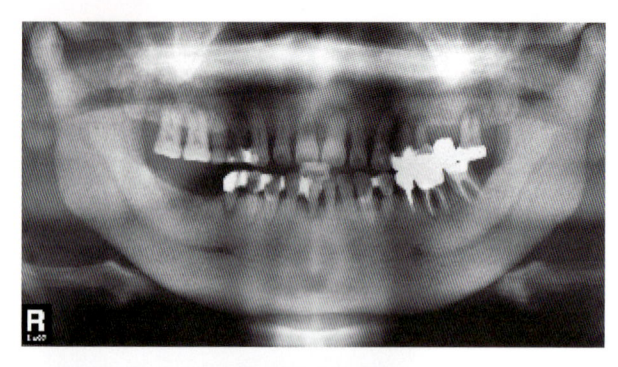

図10a 初診時のパノラマエックス線写真．骨質が D1 の場合は骨内の血液供給が乏しいため，インプラントに適さないことが多いとされる[10]．

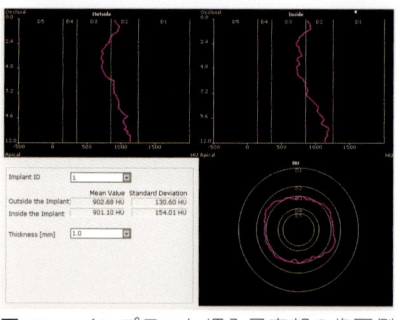

図10b インプラント埋入予定部の歯冠側から根尖側への骨密度の分布，および形成窩周囲と内部での骨密度の平均値を表示．

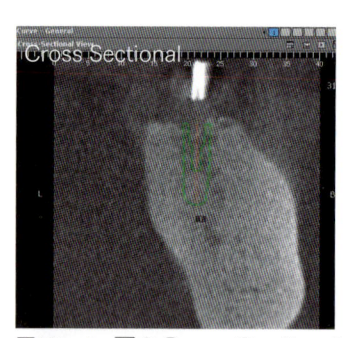

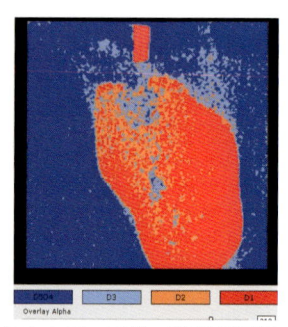

図10c, d 7̄ の Cross Sectional 像とカラー画像．頬舌の骨幅が大きく全体的に D1 の骨質を呈しているが，インプラント埋入部は D2～D3 の骨質であることがわかった．

図10c｜図10d

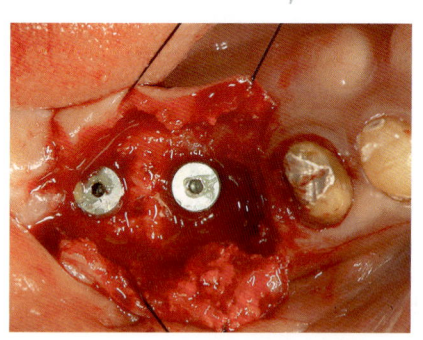

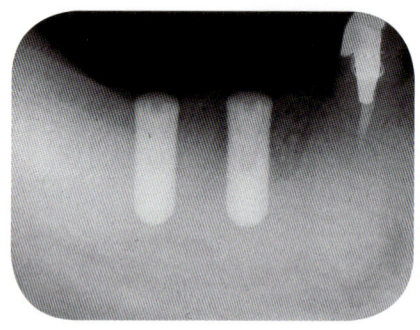

図10e｜図10f

図10e, f ドリリング時に骨から出血があること（血液供給）を確認する必要がある．

Point 64　骨質 D1 は要注意！

　硬すぎる D1 のような骨は血液供給が乏しく，インプラントの初期固定はよいが，インプラント脱落の原因になりやすい．インプラント窩形成時に骨内より出血があることを確認する必要がある．骨質 D1 のような場合で，骨内から出血がまったくみられないときは，インプラント埋入を断念することもある．
　また，下顎管周囲は骨質が D1 のことも多く，ドリリングに困難をきたす場合もある．

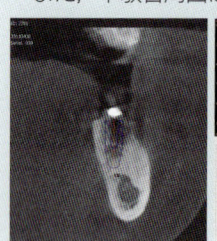

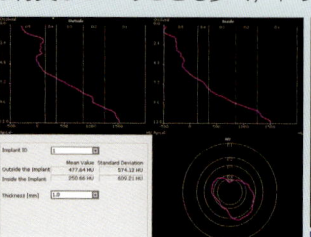

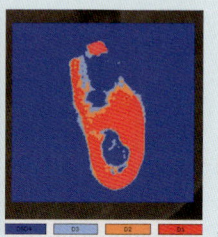

図11a｜図11b｜図11c

図11a～c 埋入前シミュレーションにより，インプラント先端部分に相当する骨質が D1 であることがわかる．

2.7. 下顎インプラント

私のとっておきの CBCT 活用法

「今後の課題は顎関節症を引き起こさないインプラント治療」

CBCT では顎関節の撮影を行うことができる[13]．左右の顎関節の形態や開閉口時の左右差などを診ることができ，診断や治療を行ううえで非常に有効である．

とくにインプラント治療を行うにあたっては，顎関節の診査・診断をしておかなければ，後にトラブルを引き起こしかねない．天然歯には歯根膜が存在するがインプラントには歯根膜がない．義歯の場合，咬合に問題があれば義歯が動き外れることで，うまく不適切な力を逃がしてくれる．口腔内のインプラント本数が多くなればなるほど，顎関節へダイレクトに力が伝わりやすい．要するに不適切な顎位のままでボーンアンカードブリッジなどのインプラント治療を行うと，天然歯だけの場合に比べ，顎関節にダメージを与えやすいといえるのではないだろうか．

おそらく，"インプラント治療には CBCT が不可欠"といわれる時代が到来していることは，誰もが感じていることであろう．

"木を見て森を見ず"という治療を行いがちな昨今の歯科治療であるが，診査・診断をしっかりと行い，患者の生体と向き合った治療をする必要があると筆者は考えている．

"インプラントバブルからインプラントトラブル時代へ"といわれる今後の課題は，顎関節症を引き起こさない予知性の高いインプラント治療にあるのかもしれない．

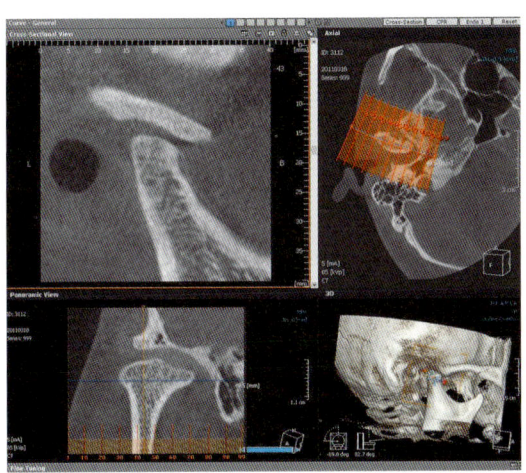

図12a 右側顎関節 CBCT 画像．

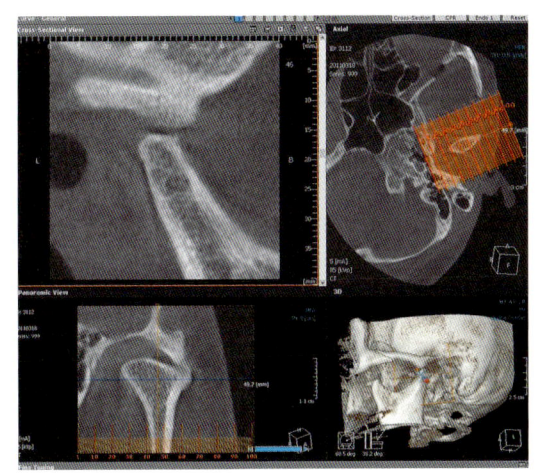

図12b 左側顎関節 CBCT 画像．

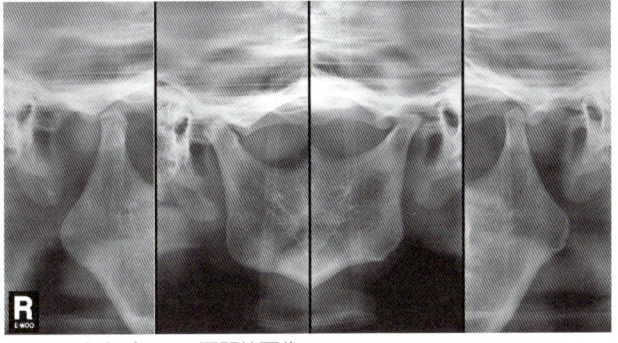

図12c 左右パノラマ顎関節画像．

図12 CBCT では顎関節の撮影も可能である．二次元画像と比較して，より詳細な情報を得ることができる．

まとめ

インプラント治療において，CBCT撮影はもはや不可欠であるといえる．二次元的なエックス線画像では読影不可能であった情報を三次元的に詳細に術者が知ることで，安心・安全にインプラント手術を行うことができる．術前の診査，シミュレーション，術中・術後経過に至るまで，ごまかしの効かない詳細な情報をわれわれに与えてくれるCBCTは，術者・患者双方における安心・安全を手に入れることができるだけでなく，術者のスキル向上においても歯科治療における大きな役割を担ってくるといえるであろう．

参考文献

1. 北村清一郎，高橋章，安田清次郎．インプラント植立の手技のエビデンスを考える．①下顎インプラント．歯界展望 2006；107(4)：738-743.
2. 上條雍彦．口腔解剖学．4．神経学．東京：アナトーム社，1965.
3. 林美穂，原田武洋，山口康介，梶原浩喜．CTなしではできない診断を知ろう！／明日に役立つ臨床アドバイス：CT画像診断編：第6回(最終回)下顎インプラント治療でのCBCTの使いどころ．the Quintessence 2010;29(12):156-162.
4. 上條雍彦．口腔解剖学．1．骨顎．東京：アナトーム社，1965.
5. 山道信之，林佳明，牧角新蔵，河原三明，水上哲也．インプラントイマジネーション．東京：クインテッセンス出版，2004.
6. 山道信之，糸瀬正通．バーティカルボーンオグメンテーション―形態からみる難易度別アプローチ―．東京：クインテッセンス出版，2011.
7. 山道信之，原田武洋，糸瀬辰昌，山田昭仁，茂岡優子，糸瀬正通．歯科用コーンビームCTによる下顎臼歯部骨形態の検証．Part2．下顎前歯部における有歯顎群，欠損顎群の比較検討．Quintessence DENT Implantol 2009;16(5):11-20.
8. 山道信之，原田武洋，糸瀬辰昌，山田昭仁，茂岡優子，糸瀬正通．歯科用コーンビームCTによる下顎臼歯部骨形態の検証．Part3．下顎における垂直的骨造成の難易度別アプローチ．Quintessence DENT Implantol 2009;16(6):39-48.
9. 金成雅彦，山道信之．ソケットプリザベーションによる歯槽骨容積の保存率．Quintessence DENT Implantol 2008;15(1):51-56.
10. 林孝文，佐野司，岡野友宏．画像診断ガイドラインから見るインプラント治療における骨の質の評価．シリーズ：安全と安心を提供するためのCTによる三次元画像の活用．日本歯科評論 2008；68(12):101-107.
11. Miles DA. Color atlas of cone beam volumetric imaging for dental applications. Chicago : Quintessence Publishing Co Inc, 2008.
12. 矢島安朝，阿部伸一，井出吉信．臨床家のための解剖学 Lecture．下顎：インプラント医療事故回避のための解剖学．歯界展望 2010;116(2):280-285.
13. Peltonen LI, Aarnisalo AA, Käser Y, Kortesniemi MK, Robinson S, Suomalainen A, Jero J. Cone-beam computed tomography: a new method for imaging of the temporal bone. Acta Radiol 2009;50: 543-548.

索　　引

あ
悪性リンパ腫 …………………………………… 76

い
医科用 CT ………………………………………… 22
医療被曝 ………………………………………… 10
インフォームドコンセント …………… 53, 66
インプラント矯正 …………………………… 106

え
エナメル上皮腫 ………………………………… 77
エンド - ペリオ病変 ………… 26, 40, 56, 57

お
オステオトームテクニック ……………… 128
オトガイ下動脈 ……………………………… 151
オトガイ棘 ……………………………………… 18
オトガイ孔 ……………………………… 18, 152

か
外傷 ……………………………………………… 67
開窓処置 ………………………………………… 77
ガイデッドサージェリー ………………… 111
下顎管 ……………………………… 18, 19, 69, 152
顎関節 …………………………………………… 85
顎関節症 ……………………………………… 171
顎下腺窩 ………………………………… 19, 152
顎機能検査 ……………………………………… 85
顎舌骨筋線 ……………………………………… 19
顎態模型 ………………………………………… 85
隔壁 …………………………………… 127, 130
下歯槽神経麻痺 ……………………… 67, 151
画質 ……………………………………………… 19
過剰歯 …………………………………………… 85
カラー画像 …………………………………… 163

き
頬骨弓 ………………………………………… 131
急性上顎洞炎 ………………………………… 131

く
空間分解能 ……………………………………… 9
クレーター状の骨縁下欠損 ………………… 23

こ
後継永久歯 ……………………………………… 88
硬口蓋 ………………………………………… 131
口唇圧 …………………………………………… 85
骨梁 ……………………………………… 22, 23
コーンビーム形式 ……………………………… 9
国際放射線防護委員会 ……………………… 11
骨質 …………………………………………… 151
骨折線 …………………………………………… 80
骨内異物 ……………………………… 151, 169
骨密度 ………………………………… 13, 151, 163
固有歯槽骨 ……………………………………… 45
コルチコトミー ……………………… 91, 102
根管充填 ………………………………………… 50
根近接 …………………………………………… 26
混合歯列期 ……………………………………… 88
根尖病変 ………………………………………… 45
コントラスト分解能 …………………………… 9
根分岐部病変 …………………… 23, 54, 55
根癒合 …………………………………………… 26

さ
サージカルステント ………………………… 157
サイナスフロアエレベーション ………… 127
撮影時間 ………………………………… 9, 19
撮影範囲 ………………………………………… 19

し
自家歯牙移植 …………………………………… 82
歯原性腫瘍 ……………………………………… 67
歯原性腫瘍・嚢胞 ……………………………… 67
歯根間距離 ……………………………………… 35
歯根嚢胞 ………………………………………… 60

173

歯根膜腔 …… 69
歯性上顎洞炎 …… 61
自然挺出 …… 82
歯槽硬線 …… 45, 69
歯槽頂線 …… 23
実効線量 …… 10
集合性歯牙腫 …… 78, 79
寿命短縮日数 …… 11
上顎洞炎 …… 67
上顎洞底 …… 127
上顎洞粘膜の肥厚 …… 128
上歯槽動脈 …… 127, 130
ショートインプラント …… 128
診断用テンプレート …… 111
信頼性 …… 19

す
水酸化カルシウム製剤 …… 53, 56
スカウト撮影 …… 12
スティッチング機能 …… 12

せ
正中過剰歯 …… 87
舌 …… 85
舌圧 …… 85
舌下動脈 …… 151
切歯管 …… 112, 122
切歯管囊胞 …… 123
セファロ分析 …… 91
前歯部叢生 …… 86

そ
臓器吸収線量 …… 10
叢生 …… 86
ソケットプリザベーション …… 116, 156, 157

た
唾石症 …… 81

ち
チタンメッシュ …… 124
貯留囊胞 …… 131

つ
2×4（ツーバイフォー） …… 86

て
低位舌 …… 89
ティッシュマネジメント …… 111

と
樋状根 …… 46
頭部エックス線規格写真 …… 85
トータルディスクレパンシー …… 91

ね
捻転 …… 86

は
パーフォレーション …… 22, 26, 45
抜歯後即時埋入 …… 119
抜歯／非抜歯 …… 91
反対咬合 …… 86, 87

ひ
肥厚 …… 130
被蓋関係 …… 87
鼻腔 …… 112
非歯原性腫瘍・囊胞 …… 67
被曝 …… 10
被曝線量 …… 9

ふ
不正歯列 …… 85
フラップデザイン …… 111
フラップレス …… 119

へ
ヘミセクション …… 22

ほ
ホーレータイプのリテーナー …… 91
ボーンサウンディング …… 24
ボーンハウジング …… 85, 92
補綴主導型インプラント …… 111, 113

み
未萌出歯 …… 86

も
モーションアーティファクト …… 12

模型分析 ……………………………………… 91

ら

ラテラルウィンドウテクニック …………………… 128

り

リッジエキスパンジョンオステオトミー …………… 138
隆起 …………………………………………… 130

A

ALARA の原則 ……………………………… 11

D

DICOM ……………………………………… 13

F

FOV ………………………………………… 12

G

Glickman の分類 …………………………… 74

L

LAN 工事 …………………………………… 20

M

MPR ………………………………………… 14

P

Panoramic 像 ……………………………… 15
PAOO ……………………………………… 85, 91

S

staged approach …………………………… 152

T

TAD ………………………………………… 85, 102

V

VR …………………………………………… 14, 16

W

Wits の分析 ………………………………… 91

175

おわりに

　歯科用コーンビーム CT（CBCT）が登場するまで一般開業医で利用できる画像診断といえば，デンタルエックス線写真やパノラマエックス線写真であった．これらの二次元的な画像を用いた診査のもと，診断が行われてきたが，CBCT により構成された三次元画像は今まで見たことのなかった情報を含有し，より正確な診査診断と治療計画につながるようになった．そして，これにより術者は安全な医療を提供でき，患者は安心して受診できるようになったといえる．そんな恩恵をもたらした CBCT をチェアサイドで活用するための解説書である本書を，最後にもう一度ここで振り返ってみる．

　1 章は，初心者でもわかるように CBCT の仕組み，特徴とその全貌を明らかにした．

　2 章からは，実際の臨床でどう活用するかについて，7 つの治療域に分けて示した．

2.1．CBCT に基づいた歯周治療診査，診断へと至る具体的手法および臨床例を解説．今後，再生治療などの高度な技術のニーズが増えるため，CBCT による診査診断は欠かせない．

2.2．歯根の形態や数を正確に診査し，歯根周囲の病変について三次元的に把握することにより，的確な歯内治療が行える点をいっそう明確にしている．

2.3．抜歯・小外科治療で問題となるのは術中術後のトラブルである．術前の正確な診査診断はトラブル回避につながる．また，三次元画像をもとに術前のシミュレーションをしておくことで，術中に不安を抱えることなく素早く手術を遂行できる．

2.4．矯正治療の際に解剖学的および臨床上の診査診断に CBCT を用いる有効性を示した．歯槽骨と歯との関係をボリュームレンダリングで把握することで，治療法の選択や治療期間の予測がより正確になると考えられる．

2.5～7　インプラント治療の際に，術前の診査，術中のトラブル回避，術後の経過観察において活用する方法を示した．インプラント埋入における解剖学的診査診断の重要性を理解してもらうため，顎骨の形態と神経血管の解剖に重点をおいた．

以上，どう活用すれば臨床現場で真に役立てられるのかに焦点をあてた．本書を手にとった読者諸氏には繰り返し読んで，CBCT を臨床で用いる勘所を早くつかんでほしい．そして，今後 CBCT を導入される先生方は自分にあった機種をみつけて，臨床で積極的に活用してほしい．

　CBCT の活用は必ず患者の利益につながり，患者からもこれらを応用した歯科医療が求められる時代がついに到来したのである．われわれは試行錯誤のなか，現在，日常臨床に応用している．今後，CBCT を活用した歯科医療は広がりと発展をみせる可能性を多いに秘めている．歯科医療のますますの発展に期待したい．

　本書の刊行にあたって数多くの調査と資料を提供して下さった諸先生方，北峯康充氏をはじめとする the Quintessence 編集部ご一同に厚く謝意を表します．

2011 年 8 月吉日
山道信之

執筆者略歴

●監修

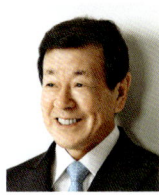

糸瀬正通(いとせ・まさみち)

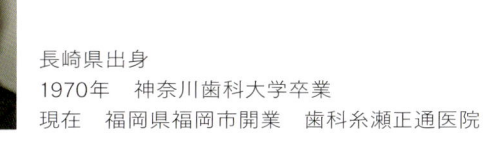

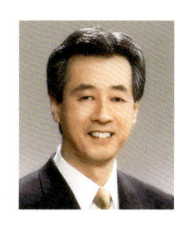

長崎県出身
1970年　神奈川歯科大学卒業
現在　福岡県福岡市開業　歯科糸瀬正通医院

山道信之(やまみち・のぶゆき)

福岡県出身
1972年　神奈川歯科大学卒業
現在　福岡県福岡市開業　山道歯科医院

●著

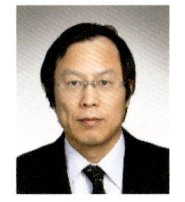

水上哲也(みずかみ・てつや)

福岡県出身
1985年　九州大学歯学部卒業
現在　福岡県福津市開業　水上歯科クリニック

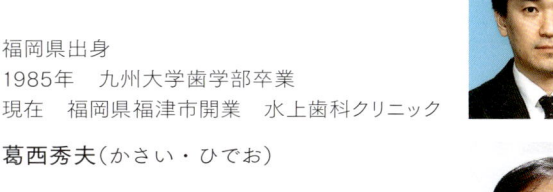

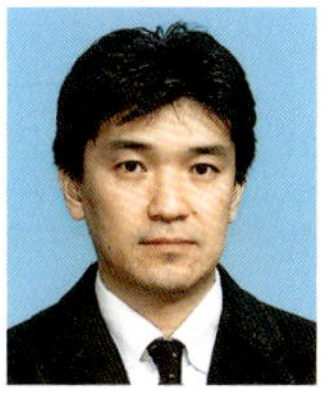

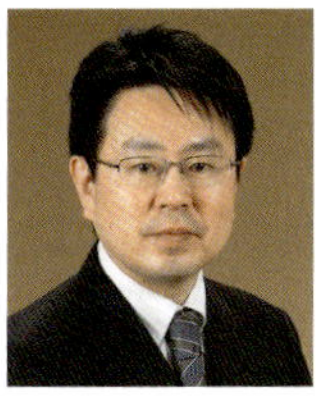

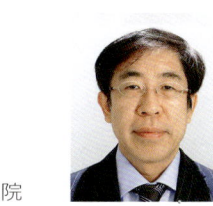

安東俊夫(あんどう・としお)

福岡県出身
1988年　北海道大学歯学部卒業
現在　福岡県大野城市開業　安東歯科医院

葛西秀夫(かさい・ひでお)

福岡県出身
1984年　福岡歯科大学卒業
現在　福岡県福岡市開業　かさい歯科医院

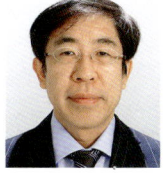

荒木秀文(あらき・ひでふみ)

福岡県出身
1989年　福岡歯科大学卒業
現在　福岡県春日市開業　荒木歯科医院

泥谷高博(ひじや・たかひろ)

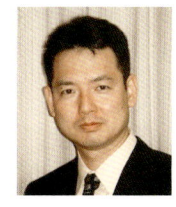

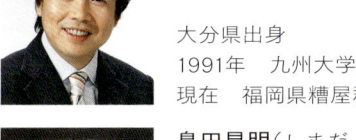

大分県出身
1991年　九州大学歯学部卒業
現在　福岡県糟屋郡開業　ひじや歯科医院

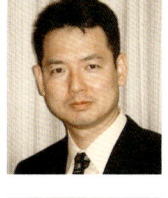

金成雅彦(かねなり・まさひこ)

福島県出身
1991年　九州歯科大学卒業
現在　山口県防府市開業　クリスタル歯科

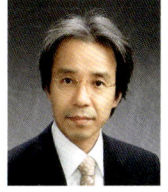

島田昌明(しまだ・まさあき)

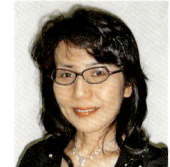

島根県出身
1985年　広島大学歯学部卒業
現在　山口県防府市開業　しまだ歯科医院

吉村理恵(よしむら・りえ)

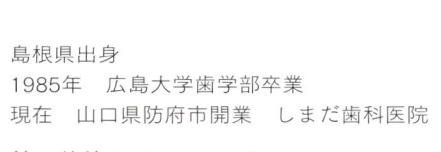

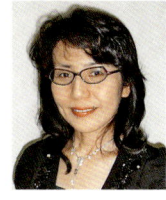

鹿児島県出身
1983年　福岡歯科大学卒業
現在　福岡県太宰府市開業　よしむら歯科医院

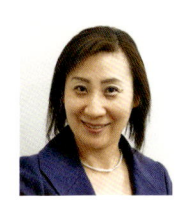

林　美穂(はやし・みほ)

福岡県出身
1992年　日本歯科大学卒業
現在　福岡県福岡市開業　歯科・林美穂医院

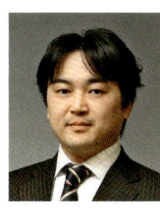

柳　智哉(やなぎ・ともちか)

北海道出身
1996年　東京歯科大学卒業
現在　北海道滝川市開業　滝川歯科医院

ATLASで学ぶ　歯科用コーンビームCT診断のポイント64

2011年9月10日　第1版第1刷発行

監　　修　糸瀬　正通／山道　信之

発 行 人　佐々木　一高

発 行 所　クインテッセンス出版株式会社
　　　　　東京都文京区本郷3丁目2番6号　〒113-0033
　　　　　クイントハウスビル　電話 (03)5842-2270(代表)
　　　　　　　　　　　　　　　　(03)5842-2272(営業部)
　　　　　　　　　　　　　　　　(03)5842-2275(ザ・クインテッセンス編集部)
　　　　　web page address　http://www.quint-j.co.jp/

印刷・製本　サン美術印刷株式会社

Ⓒ2011　クインテッセンス出版株式会社　　　　　　禁無断転載・複写
Printed in Japan　　　　　　　　　　　落丁本・乱丁本はお取り替えします
　　　　　　　　　　　　　　　　　ISBN978-4-7812-0221-1　C3047

定価はカバーに表示してあります